高等职业学校"十四五"规划药学类及中医药类专业新形态一体化特色教材

中药调剂技术

主　　编　易东阳　刘桓宇

副主编　梁　娜　李洪淼　周莉江

编　　者　（按姓氏笔画排序）

刘佳琪　（河南推拿职业学院）

刘桓宇　（辽宁医药职业学院）

李洪淼　（辽宁农业职业技术学院）

汪庆玲　（重庆三峡医药高等专科学校）

林华天　（广东创新科技职业学院）

易东阳　（重庆三峡医药高等专科学校）

周莉江　（乐山职业技术学院）

徐　婵　（永州职业技术学院）

梁　娜　（湖南食品药品职业学院）

华中科技大学出版社

中国·武汉

内 容 简 介

本书是高等职业学校"十四五"规划药学类及中医药类专业新形态一体化特色教材。

本书包括六个模块,分别是中药调剂知识准备、中药饮片调剂技术、中成药的调剂、中药储存与养护、药学服务、现代中药智能调配。

本书适用于高职高专中药学专业,也可作为中药制药、中药材生产与加工等专业的教学用书。

图书在版编目(C)P)数据

中药调剂技术/易东阳,刘桓宇主编. —武汉:华中科技大学出版社,2022.8(2025.2重印)
ISBN 978-7-5680-8584-7

Ⅰ. ①中… Ⅱ. ①易… ②刘… Ⅲ. ①中药制剂学 Ⅳ. ①R283

中国版本图书馆 CIP 数据核字(2022)第 135121 号

中药调剂技术   易东阳   刘桓宇   主编
Zhongyao Tiaoji Jishu

策划编辑:史燕丽
责任编辑:毛晶晶   余 琼
封面设计:原色设计
责任校对:刘小雨
责任监印:周治超
出版发行:华中科技大学出版社(中国·武汉)   电话:(027)81321913
        武汉市东湖新技术开发区华工科技园   邮编:430223
录   排:华中科技大学惠友文印中心
印   刷:武汉开心印刷有限公司
开   本:889mm×1194mm   1/16
印   张:14.75
字   数:453 千字
版   次:2025 年 2 月第 1 版第 2 次印刷
定   价:49.90 元

高等职业学校"十四五"规划药学类及中医药类专业新形态一体化特色教材编委会

网络增值服务

使用说明

欢迎使用华中科技大学出版社医学资源网 yixue.hustp.com

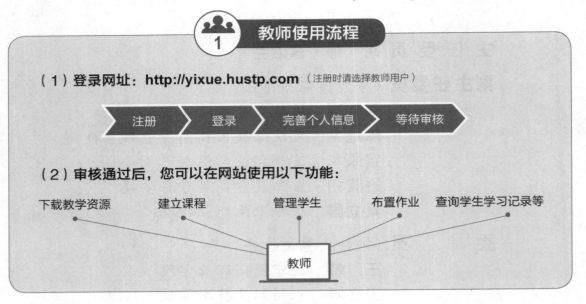

① 教师使用流程

（1）登录网址：**http://yixue.hustp.com** （注册时请选择教师用户）

注册 ▷ 登录 ▷ 完善个人信息 ▷ 等待审核

（2）审核通过后，您可以在网站使用以下功能：

下载教学资源　　建立课程　　　管理学生　　布置作业　　查询学生学习记录等

教师

② 学员使用流程

（建议学员在PC端完成注册、登录、完善个人信息的操作）

（1）PC 端操作步骤

　　① 登录网址：http://yixue.hustp.com（注册时请选择普通用户）

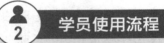

注册 ▷ 登录 ▷ 完善个人信息

　　② 查看课程资源：（如有学习码，请在个人中心－学习码验证中先验证，再进行操作）

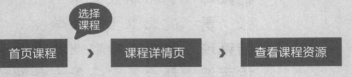

选择课程

首页课程 ＞ 课程详情页 ＞ 查看课程资源

（2）手机端扫码操作步骤

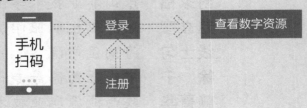

手机扫码　→　登录　→　查看数字资源

注册

前言

  本书为高等职业学校"十四五"规划药学类及中医药类专业新形态一体化特色教材。本书适用于高职高专中药学专业,也可作为中药制药技术专业、中药材生产与加工专业等的教学用书。

  中药调剂技术一直是中药学等专业的核心技能,学科发展较为成熟,教材内容与体系也一直变化不大。2015年,教育部发布了《普通高等学校高等职业教育(专科)专业目录(2015年)》,将中药专业改为中药学专业。国家执业药师资格考试大纲对执业药师药学服务方面的综合性职业能力提出了更高的要求。新冠肺炎疫情的暴发对所有中药学专业人员的互联网+中药调剂服务能力提出了新要求。以上变化对高职高专中药学专业的专业建设和课程建设产生了深远影响,广大中药学专业教育工作者应从教材建设的角度出发,改变思维,创新发展。

  为加快高等职业教育人才培养,适应经济社会发展的实际需要,推动中医药高职高专教育的发展,培养中医药高级技术技能型人才,本书按照高等职业学校"十四五"规划药学类及中医药类专业新形态一体化特色教材编写会议精神,坚持"三基、五性"基本原则,以满足中药药师(士)、中药调剂员、中药材购销员、医药商品购销员、医药商品储运员的岗位职业能力要求、素质培养要求,结合国家执业药师资格考试要求与全国职业院校技能大赛中药传统技能赛项要求,精简理论讲述,体现互联网+要求进行编写。本书的主要特点如下:①体现了现代中药学服务的最新要求,在传统《中药调剂技术》教材的基础上增加了"中药处方点评""中药不良反应"等内容。②体现了"岗课赛证"相融合的要求,将岗位职业能力要求、全国技能大赛要求、执业药师资格考试要求与教材内容进行融合。③紧密对接时代发展要求,将现代中药智能调配作为中药调剂的重要内容加入教材。

  全书共分为六个模块,分别由九位老师编写,其中模块一及实训二由汪庆玲编写;模块二的项目一、二、三及实训一由易东阳编写;模块二的项目四、五、六及实训三、四由李洪森编写;模块二的项目七、八、九及实训五由周莉江编写;模块三及实训六、七、八由刘佳琪编写;模块四及实训九由刘桓宇编写;模块五的项目一、二,实训十及附录由林华天编写;模块五的项目三、四由徐婵编写;模块六及实训十一由梁娜编写。

  本书参阅了部分专家的研究成果和论著,在此一并表示衷心感谢。同时因编者时间及水平有限,不足之处在所难免,恳请广大读者不吝赐教。

编　者

目录

模块三　中成药的调剂

模块四　中药储存与养护

模块五　药学服务

模块六　现代中药智能调配

模块一

中药调剂知识准备

　　中药调剂是一项专业操作技术,发展至今已历经数千年,蕴藏着前人的经验与智慧,既传承了中医药传统文化和技术,也结合了现代科学技术的发展成果。根据调剂对象不同,中药调剂可分为中药饮片调剂和中成药调剂。中药调剂员是从事调剂的人员,负责的岗位工作流程主要包括审方、计价、调配、复核、包装、发药等。按照国家职业资格证书要求,中药调剂员需具备调剂专业知识和技能,严格履行岗位职责,依法进行中药调剂。

学习目标

（1）掌握中药调剂的概念。
（2）熟悉中药调剂员的任职资格、职责和中药调剂岗位的工作依据。
（3）了解中药调剂的发展简史。

PPT

任务一 中药调剂的概念及分类

一、中药调剂的概念

中药调剂是指调剂员以中医药理论为基础，依据医师处方或患者需求，按照配方程序和原则，及时、准确地将中药饮片或中成药调配给患者使用的过程，包含审方、计价、调配、复核、包装、发药六个程序，它是一项负有法律责任的专业操作技术。中药调剂技术是研究中药调剂的起源发展、理论知识与调剂操作技能的学科。

中药调剂古时也称"合剂""合药分剂"，蕴含着中医药传统文化，传承至今的行之有效的理论、经验和方法凝聚着前人的智慧结晶。它具有临方调配、专业性强等特点，调配而成的中药具有预防、保健、治疗等作用，可用于预防疾病、促进康复，保障人体健康。

二、中药调剂的分类

中药包含了中药材、中药饮片和中成药。根据调配对象和操作技术的不同，中药调剂可分为中药饮片调剂和中成药调剂。

（一）中药饮片调剂

中药饮片是在中医药理论指导下，根据辨证论治、调剂制剂的需要，对中药材进行特殊加工炮制的制品。包括生品和炮制品，只有中药饮片才能直接用于临床调剂或制剂生产。中药饮片调剂是根据医师处方要求，将加工后合格的不同中药饮片调剂成可供患者内服、外用的制剂的过程。

（二）中成药调剂

中成药是以中药饮片为原料药，在中医药理论指导下，按规定的处方和方法，加工成一定剂型，标明药物作用、规格、功能主治、剂量、服法、注意事项等，供医师、患者直接选用的药品。中成药调剂是根据医师处方要求，调配各种中成药，或者根据患者的轻微病症，对患者的中成药非处方药用药进行指导的过程。

任务二 中药调剂的发展简史

PPT

中药调剂在我国起源较早，据《战国策》，这项古老的技术最早可追溯至夏禹时期，经前辈先贤长期的实践探索与经验积累，现已发展成为一门具有较强专业性、技术性的学科。远在夏禹时期，我们的祖先已能人工酿酒。在甲骨文和金文里就有许多关于酿酒的文字记载，甲骨文中有"鬯其酒"，卜辞中有"卜鬯贞"，金文里有"锡汝鬯一卣"之句。关于鬯其酒，东汉班固《白虎通义·考黜》释为"鬯者，以百草之香，郁金合而酿之，成为鬯"；东汉许慎《说文解字》曰，"以秬酿郁草，芬芳攸服以降神也"。郁金以块根入药，具有活血止痛、行气解郁、清心凉血、利胆退黄的功效，可见甲骨文所载"鬯其酒"指的是芳香药酒，这是较早的中药调剂实践。此后，中药调剂技术伴随着医药合体和分家而逐步形成、发展和丰富，在现代科学技术的推动下，逐渐发展成为一门守正创新的学科。其发展过程大致分为以下几个阶段。

一、中药调剂技术的初步形成期

夏商时期医学不分科、医药不分家，还未出现医药类书籍，此时的医学处于初级阶段，人们对疾病的认识水平和诊疗技术水平较低，不具备成体系的行医场所。汤剂是中医临床用药的主要剂型之一，医师常将多种药物混合煎煮后用于临床。一般认为汤剂始创于商代，源于商代伊尹所著的《汤液经法》。《汤液经法》是烹饪与用药经验相结合的产物，故有伊尹始创汤剂之说。商代以前人们习用单味药，中药汤剂的使用表明当时即存在中药饮片调剂。到了周代，医学开始分科，并建立了较为完整的医政组织和严格的考核制度。《周礼·天官》记载，官医设置随医学分科而有五种：①医师，是众医之长，隶天官冢宰，掌管医政和医疗，又设府（保管人员）、史（记录）、徒（役使）辅佐工作。②食医，掌管王用饮食。③疾医（内科医生）。④疡医（外科医生）。⑤兽医，掌疗兽病，疗兽疡。此时医药仍未分家，医药一体，疾病治疗离不开药物，有药物的临床应用就有调剂的需求。

我国现存最早的医学方书《五十二病方》，约成书于战国时期，载有病名103个，治疗方剂283首，药物247种，涉及药物的储藏、炮制、制剂、配伍等，说明当时对调剂知识已有大概的记载。我国现存最早的中医学著作《黄帝内经》，分为《灵枢》《素问》两个部分，是我国古人在对生命现象的长期观察、大量的临床实践及对解剖学知识的简单了解基础上，对人体的生理、病理、诊断、治疗和预防等问题的总结，奠定了中医学的理论基础，书中比较全面地介绍了中药调剂的基本知识与操作技能。例如，半夏秫米汤，其功效为化痰和胃，用法为"以流水千里以外者八升，扬之万遍，取其清五升煮之，炊以苇薪，火沸，置秫米一升，治半夏五合，徐炊，令竭为一升半，去其滓，饮汁一小杯，日三，稍益，以知为度"，可见半夏秫米汤便是该时期的调剂实例。我国现存的最早的药物学著作《神农本草经》，载药365种，以三品分类法，将药物分为上、中、下三品，该书概述了药物的七情和合、四气五味等，论述了药物的采集、加工、炮制和制剂，记载了临床用药原则和服药方法，强调辨证论治，所论药物适应病症达170多种，如"药性有宜丸者，宜散者，宜水煮者，宜酒渍者，宜膏煎者，亦有一物兼宜者，亦有不可入汤酒者，并随药性，不得违越"，对中药调剂理论知识起到了奠基作用。

1956年，在河南陕县（今陕州）的隋代墓葬中出土了一件西汉末年铸有王莽"始建国"（公元9年）年号的铜撮（撮是中国古代市制容量单位，一升的千分之一）。铜撮的发现说明汉代便有了调剂工具。从中医学理论体系的构建，调剂理论知识体系、调剂实操的逐步建立，到调剂工具的出现，代表着调剂技术的初步形成。

二、中药调剂专业知识的形成期

西周时期，设有官办的藏药机构。《周礼》载："医师，上士二人、下士四人、府二人、史二人、徒二十人"，"掌医之政令，聚毒药以共医事"。此时医师为掌管医药行政及医疗工作的最高长官，组织医疗活动，"凡邦之有疾病者，疕疡者造焉，则使医分而治之"。府、史、徒则主要负责药物的调剂与保管。医药分家后，医药工作进一步细化，专门从事药物工作的人需有中药调剂专业知识和技术，意味着中药调剂专业知识开始形成。

到秦汉时期，随着生产力水平的提高，中医药得到快速发展。《汉书·郊祀志》中出现了"本草待诏"的官职，指不在宫中专门任职，当宫廷需要时应诏进宫处理有关本草事宜的医官；《后汉书·百官志》中有药丞、尚药监、中官药长、尝药太监等官职，其中尚药监是宫廷中层医官，主要对和合、修制、供奉御药的整个过程实行监督，可见，中药调剂分工愈发细化、内容愈发丰富。此时民间开始出现私营药肆（店），医药商业开始兴起，中药的加工、储存、调配等均在药店内完成。随着药房调剂知识的逐渐积累，中药调剂理论也逐渐成熟。

在成都市青白江区汉墓出土的西汉铜臼（捣药工具），表明汉代人发明了捣药工具，使用药罐装取矿物类中药。此外，汉代《雷公药对》中对药物七情和合的记载，东汉张仲景《伤寒杂病论》中对理法方药、辨证论治、汤剂煎煮等的记载，进一步丰富了中药调剂理论知识。医药分工，专职药事官职的出现，以及药事管理的细化、内容的丰富均代表着中药调剂专业知识的形成。

三、中药调剂技术的成熟发展期

(一)北魏至隋唐,专门的药房机构形成

北魏至隋唐时期,除了中药调剂更加专业、细化,相应的药房机构也逐渐形成。北魏时期,出现"药局"一词,除设置太医令外,开始在中央重要管理机构门下省设"尚药局",并设置太医博士、太医助教等官职;西晋、南北朝时期,《册府元龟》载:北齐门下省,统尚药局,有典御二人,侍御师四人,尚药监四人,总御药之事。尚药局是指负责皇帝医疗事务的中央机构,对药房调剂事务要求更加严格、细致、规范。

梁代陶弘景的《本草经集注》中有对药物的产地、采集时间、炮制、用量、服法、真伪等与疗效关系的论述,设"合药分剂"专篇论述药物调剂方面的内容,参考古今用药度量衡,规定了汤、酒、膏、丸的制作规范,该书进一步发展了中药调剂理论。

隋唐时期,经济迅速恢复和发展。由于在此之前西北少数民族的内迁,以及初唐发达的交通和贸易,西域和印度文化的不断输入,药品数目和种类不断增加,药房机构也初具规模。唐代的太医署分为医学和药学两个部分,医学教育分为4个科——医科、针科、按摩科、咒禁科。药学教育以药园为基地、以药园师为教师,通过种药实践培养学生,在药园中学习的人便称为药园生。药科主要负责药物的种植、采收、加工、保管等各环节,也涉及中药调剂。此时期第一部官修本草著作——《新修本草》诞生,由苏敬等23人撰于公元659年。该书"普颁天下,营求药物,羽毛鳞介,无远不臻;根茎花实,有名咸萃";涉及药物应用时,则"详探秘要,博宗方书"。《新修本草》也是我国第一部药典,它的出现,使药物工作有法可依、有章可循。唐代孙思邈的《备急千金要方》记载了大量处方用药、服药等中药调剂知识,并介绍了秤、斗、升、合、铁臼、箩筛、刀、玉 糙、磁钵等中药调剂工具,可见中药调剂理论知识及中药调剂工具已大大丰富。

(二)宋代至元代,药事管理产生、完善

宋金元时期是我国古代医药管理制度发展变化较大的时期,医事管理机构趋于统一,归于一个部门管理。宋代,政府在太常寺下设"太医署",翰林院下设"翰林医官院"和"翰林御药院",均为医药管理机构。翰林医官院的设立,改变了秦汉以来我国医药事务管理上的不协调局面,使医药分工更明确。在此时期,完善的国家药局开始建立,并将药物调剂知识作为考核翰林医官的重要内容。《宋史·职官志》记载,殿中省总六局,掌药局,掌和剂诊候之事,并设有皇家专用的"御药院"和专管药物的最高药政机构"尚药局",公元1076年设置修合药所(卖药所)及太医局熟药所。大规模公办药局的建立,使政府把药政管理纳入了正规轨道,政府经营制药、卖药,并使用国家统一组织编修和颁布的方剂、本草为制药依据。

宋代,民间药铺也得到发展,首都街道两旁药铺林立,开封地区代表性药铺有"时楼大骨传药铺""金紫医官药铺""大鞋任家产科""丑婆婆药铺""荆筐儿药铺"等,杭州有"潘节干熟药铺""张家生药铺""陈直翁药铺""梁道实药铺""杨将领药铺""仁爱堂熟药铺""三不欺药铺""金药臼楼太丞药铺""金马杓小儿药铺""保和大师乌梅药铺""双葫芦眼药铺""郭医产药铺"等,均为有名药铺。

元朝政府沿袭宋制,设有御药院和典药局(掌修制东宫药饵),主要保管各地贡献药品和负责汤剂制造。另设有面向民间的药事机构——广惠司、广济提举司、大都惠民局等,药事机构既制药也卖药,并行使药事管理职能。《元曲章》载,元朝政府重视药品管理,一再明令禁售毒剧药品。公元1268年,元中书省刑部奉圣旨,严禁售乌头、附子、巴豆、砒霜等药。公元1272年,禁止假医游街售药,规定买、卖毒药致人死者,均处死。公元1311年,禁售大戟、芫花、藜芦、甘遂等毒剧中药,至今仍为用药禁忌。

(三)明清时期,中药调剂知识全面而丰富

在明代,医药分工日趋明显,中医师专事诊病处方,药物则掌握在手工业者、商人或医官手中。随着药业的发展,药铺逐渐产生两种分化:一是大店小铺的分化,二是专业的分化,使得经营模式、专业分工越来越细。

调剂知识日渐完善。明代陈嘉谟的《本草蒙筌》收入药物448种,附录388种,对每种药物的气

味、升降沉浮、五行属性、有毒无毒、产地、优劣、采集、炮制、藏留、归经、主治等,均做了较为详细的介绍,对药材的真伪鉴别和储藏尤为重视,如"贸易辨真假"中引谚语"卖药者两只眼,用药者一只眼,服药者全无眼",列举了中药作伪之例。"藏留防耗坏"中云,凡药藏储,宜常提防,倘阴干、曝干、烘干,未尽去湿,则蛀蚀、霉垢、朽烂不免为殃,说明了引起药材发霉的因素。该书对中药调剂中的药材真伪鉴定和储藏具有实际参考意义。明代的《本草纲目》是一部集16世纪以前中国本草学之大成的巨著,著者李时珍考古证今,辨疑订误,广采博收,历经27年,三易其稿编撰而成。全书载药1892种,每种药以正名为纲、释名为目,下列集解、正误、修治、气味、主治、附方等,内容丰富完备,对于中药调剂中辨别中药名的正误、药材的真伪及加工炮制、调配应用等具有重要指导意义。明代缪希雍所著的《炮炙大法》中卷末附有"用药凡例",论述丸散汤膏的制法、煎服药法及宜忌等,对中药调剂知识中的用药禁忌、煎煮服药等内容起着重要的丰富作用。

明清时期设有御药房。明代时该机构掌御用药饵,为内廷采办、储存、配置药品,清时专司带领御医赴各宫请脉,以及煎制药饵。到了清代,太医院内设置了专司药品加工的"切制医生"。中药调剂专业知识的进一步发展,带来了调剂工作的分工、细化。

明清时期是资本主义开始萌芽、发展的时期,私人资本开办的药店开始兴盛,出现了至今仍享有盛名的药店,如汉口叶开泰、北京同仁堂、广州陈李济、杭州胡庆余堂等,这些药店在把好质量关、信誉关等的基础上,丰富了中药调剂知识,将中药调剂中精益求精、求真务实的精神进行了传承、发扬。胡庆余堂制药的祖训是"采办务真,修制务精",生产药品提倡货真价实,"真不二价";陈李济以独特工艺自制的"百年陈皮",是广东三件宝——"陈皮、老姜、禾秆草"中的上品,反映出对调剂的药材质量的重视及制药工艺的创新。晚清时期,杭州大多药店保管药品时采用晒、烘、焙、灰、封、窖、种等方法。大药店栈房分工更细,设细货房、中货房、粗货房、拣药房、刀房、片子房、胶房、丸散房、酒房、鹿房等,以分类保管药材。这些举措对保证药品的质量发挥了很大作用。

四、中药调剂技术的现代化发展

现代中药调剂是指中药调剂员在医院或社会药房根据医师处方,及时、准确地将中药饮片或中成药调配、发售给患者的过程。在此过程中,中药调剂员会进行必要的临方制剂,解答患者的用药咨询,进行合理的用药指导。中药饮片除沿袭传统饮片形式外,也在朝着新型饮片(如小包装饮片、配方颗粒)方向发展。在调配方法上,随着科技的进步,越来越多的医院药房采用了智能药房系统,并朝着现代智能化调配模式发展,如中药饮片智能调配、中成药智能调配、互联网+中药智慧药房调配。借助现代信息化系统,可显著提高调配速度,有效降低劳动强度,减少调配差错事故。

现代中药调剂工作由简单配发药品发展到知识与信息结合型。知识上体现在中药调剂员需掌握各种中药饮片和中成药的功能主治、联合用药特点,参与临床审方、调配、复核、发药等临床工作,协助医师选药和合理用药,收集、整理药物不良反应的资料并及时上报,研究医师处方的用药情况,发现不合格处方,提出不合理用药的依据;协助医师提高用药水平和医疗质量;监督并协助病房做好药品领用、管理和正确使用,以保证药物安全有效,为患者提供药物咨询,准确介绍药物知识。信息上体现在中药调剂员需熟练使用软硬件设施设备,如利用电脑软件计价收费、打印处方,能操作现代调配设备,进行中药智能调配。

中华人民共和国成立以来,我国颁布了一系列法律法规,对中药调剂的调剂环境、岗位要求、规章制度等相关内容均做了详细要求,使中药调剂更加规范和科学。

知识链接

医药起源论

中药调剂与中药息息相关,有药的应用就有医。医药的发展是一个漫长的过程,受到诸多因素的影响。关于医药的起源,主要有以下几种说法。

一、医源于圣人说

医药源于圣人的传说主要有燧人钻木取火,伏羲画八卦,神农尝百草……给医药披上了神话外衣。这些传说源于古人的生活,原始而质朴。此种说法不乏夸大其词,不符合历史事实。

二、医源于巫说

巫产生于原始社会晚期。此时期人们对自然力量不解、恐惧,认为自然界存在着一种超自然的神秘力量,成为巫术产生和发展的基础。在奴隶社会,出现了专职巫术人员,巫师成为具有丰富知识的代表,兼有治病职能。实际上,医学属于自然科学,医源于巫的说法混淆了巫术和医学的关系。

三、医源于动物本能说

这种说法认为,医药起源于人类的本能医疗行为。患病寻求医治是原始本能,以动物行为为基础发展而来,人通过创造性的劳动去认识和掌握某种医疗方法,将本能的医疗行为上升为经验医学。这种说法仍存在缺陷,否定了人类社会实践的决定作用。

任务三 中药调剂员的任职资格与职责

PPT

一、中药调剂员的任职资格

从事中药调剂工作的人员,需具备以下条件之一。

(1)完成中药及相关专业中专及以上学历的学习并取得毕业证书,或取得中药士及以上技术职称者。

(2)取得中华人民共和国执业药师证。

二、中药调剂员职责

(1)中药直接作用于人体,关系着患者的生命健康。中药调剂是中药应用于临床前的重要环节,中药调剂员需时刻牢记自身职责,爱岗敬业,严谨求实,耐心细致,热衷于人民健康事业,救死扶伤,急患者之所急,具有高度的责任心。

(2)中药调剂员自身的知识专业性和调配准确性直接决定了患者用药是否安全有效,中药调剂员需严格掌握中医药理论知识,熟练掌握中药调剂技能,能根据地区、季节、气候、患者病情和体质、医师处方等进行审方和调配;面对需要进一步加工的中药饮片,能正确进行临方炮制;掌握不同中成药的剂型、规格、功能主治、用法用量、使用禁忌等;能灵活处理调配工作中的突发事件;不断学习,提高自己的专业水平和业务能力,及时掌握中医药有关学科的前沿成果、技术;热情主动说明用药注意事项,准确解答患者的用药咨询。

(3)严格贯彻质量第一、安全用药的原则,确保中药无发霉、虫蛀、粘连、泛油、泛糖等质量问题,严格依据有关法律法规准确地调配药物,杜绝以次充好、以假充真、生制不分、乱代乱用。对于问题处方,中药调剂员有权拒绝调配。

(4)熟练掌握毒、麻中药的品种和用法用量,调剂含有毒性中药、麻醉中药等特殊中药的处方时,严格按照有关法律法规进行储存和调配。

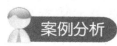案例分析

张铭找工作

张铭是某医科大学药学专业毕业的本科生,平时对中药比较感兴趣,因朋友的介绍,在

毕业之际他想到一家私立医院的中药房从事调剂工作,请问他符合中药调剂员的任职资格吗?

任务四　中药调剂岗位的工作依据

PPT

从事中药调剂必须学习和遵守相关法律法规,包括《中华人民共和国药品管理法》《中华人民共和国药典》《药品经营质量管理规范》《麻醉药品和精神药品管理条例》《医疗用毒性药品管理办法》《处方管理办法》《中药饮片炮制规范》《医疗机构中药煎药室管理规范》等。相关内容节选如下。

一、《中华人民共和国药品管理法》

1984 年 9 月 20 日第六届全国人民代表大会常务委员会第七次会议通过,自 1985 年 7 月 1 日起施行。2019 年 8 月 26 日,新修订的《中华人民共和国药品管理法》经第十三届全国人民代表大会常务委员会第十二次会议表决通过,于 2019 年 12 月 1 日起施行。部分内容节选如下。

第五十条　药品上市许可持有人、药品生产企业、药品经营企业和医疗机构中直接接触药品的工作人员,应当每年进行健康检查。患有传染病或者其他可能污染药品的疾病的,不得从事直接接触药品的工作。

第五十五条　药品上市许可持有人、药品生产企业、药品经营企业和医疗机构应当从药品上市许可持有人或者具有药品生产、经营资格的企业购进药品;但是,购进未实施审批管理的中药材除外。

第五十六条　药品经营企业购进药品,应当建立并执行进货检查验收制度,验明药品合格证明和其他标识;不符合规定要求的,不得购进和销售。

第五十七条　药品经营企业购销药品,应当有真实、完整的购销记录。购销记录应当注明药品的通用名称、剂型、规格、产品批号、有效期、上市许可持有人、生产企业、购销单位、购销数量、购销价格、购销日期及国务院药品监督管理部门规定的其他内容。

第五十八条　药品经营企业零售药品应当准确无误,并正确说明用法、用量和注意事项;调配处方应当经过核对,对处方所列药品不得擅自更改或者代用。对有配伍禁忌或者超剂量的处方,应当拒绝调配;必要时,经处方医师更正或者重新签字,方可调配。药品经营企业销售中药材,应当标明产地。依法经过资格认定的药师或者其他药学技术人员负责本企业的药品管理、处方审核和调配、合理用药指导等工作。

第五十九条　药品经营企业应当制定和执行药品保管制度,采取必要的冷藏、防冻、防潮、防虫、防鼠等措施,保证药品质量。药品入库和出库应当执行检查制度。

第六十九条　医疗机构应当配备依法经过资格认定的药师或者其他药学技术人员,负责本单位的药品管理、处方审核和调配、合理用药指导等工作。非药学技术人员不得直接从事药剂技术工作。

第七十条　医疗机构购进药品,应当建立并执行进货检查验收制度,验明药品合格证明和其他标识;不符合规定要求的,不得购进和使用。

第七十一条　医疗机构应当有与所使用药品相适应的场所、设备、仓储设施和卫生环境,制定和执行药品保管制度,采取必要的冷藏、防冻、防潮、防虫、防鼠等措施,保证药品质量。

第七十二条　医疗机构应当坚持安全有效、经济合理的用药原则,遵循药品临床应用指导原则、临床诊疗指南和药品说明书等合理用药,对医师处方、用药医嘱的适宜性进行审核。

医疗机构以外的其他药品使用单位,应当遵守本法有关医疗机构使用药品的规定。

第七十三条　依法经过资格认定的药师或者其他药学技术人员调配处方,应当进行核对,对处方所列药品不得擅自更改或者代用。对有配伍禁忌或者超剂量的处方,应当拒绝调配;必要时,经处方医师更正或者重新签字,方可调配。

二、《药品经营质量管理规范》

《药品经营质量管理规范》于 2000 年 4 月 30 日以国家药品监督管理局局令第 20 号公布,2012 年

11月6日卫生部部务会议第1次修订。《国家食品药品监督管理总局关于修改〈药品经营质量管理规范〉的决定》于2016年6月30日经国家食品药品监督管理总局局务会议审议通过。部分内容节选如下。

第二十二条 企业应当配备符合以下资格要求的质量管理、验收及养护等岗位人员：

（一）从事质量管理工作的，应当具有药学中专或者医学、生物、化学等相关专业大学专科以上学历或者具有药学初级以上专业技术职称；

（二）从事验收、养护工作的，应当具有药学或者医学、生物、化学等相关专业中专以上学历或者具有药学初级以上专业技术职称；

（三）从事中药材、中药饮片验收工作的，应当具有中药学专业中专以上学历或者具有中药学中级以上专业技术职称；从事中药材、中药饮片养护工作的，应当具有中药学专业中专以上学历或者具有中药学初级以上专业技术职称；直接收购地产中药材的，验收人员应当具有中药学中级以上专业技术职称。

第三十条 质量管理、验收、养护、储存等直接接触药品岗位的人员应当进行岗前及年度健康检查，并建立健康档案。患有传染病或者其他可能污染药品的疾病的，不得从事直接接触药品的工作。身体条件不符合相应岗位特定要求的，不得从事相关工作。

第八十三条 企业应当根据药品的质量特性对药品进行合理储存，并符合以下要求：

（一）按包装标示的温度要求储存药品，包装上没有标示具体温度的，按照《中华人民共和国药典》规定的储藏要求进行储存；

（二）储存药品相对湿度为35%～75%；

（三）在人工作业的库房储存药品，按质量状态实行色标管理，合格药品为绿色，不合格药品为红色，待确定药品为黄色；

（四）储存药品应当按照要求采取避光、遮光、通风、防潮、防虫、防鼠等措施；

（五）搬运和堆码药品应当严格按照外包装标示要求规范操作，堆码高度符合包装图示要求，避免损坏药品包装；

（六）药品按批号堆码，不同批号的药品不得混垛，垛间距不小于5厘米，与库房内墙、顶、温度调控设备及管道等设施间距不小于30厘米，与地面间距不小于10厘米；

（七）药品与非药品、外用药与其他药品分开存放，中药材和中药饮片分库存放；

（八）特殊管理的药品应当按照国家有关规定储存；

（九）拆除外包装的零货药品应当集中存放；

（十）储存药品的货架、托盘等设施设备应当保持清洁，无破损和杂物堆放；

（十一）未经批准的人员不得进入储存作业区，储存作业区内的人员不得有影响药品质量和安全的行为；

（十二）药品储存作业区内不得存放与储存管理无关的物品。

第八十四条 养护人员应当根据库房条件、外部环境、药品质量特性等对药品进行养护，主要内容是：

（一）指导和督促储存人员对药品进行合理储存与作业。

（二）检查并改善储存条件、防护措施、卫生环境。

（三）对库房温湿度进行有效监测、调控。

（四）按照养护计划对库存药品的外观、包装等质量状况进行检查，并建立养护记录；对储存条件有特殊要求的或者有效期较短的品种应当进行重点养护。

（五）发现有问题的药品应当及时在计算机系统中锁定和记录，并通知质量管理部门处理。

（六）对中药材和中药饮片应当按其特性采取有效方法进行养护并记录，所采取的养护方法不得对药品造成污染。

（七）定期汇总、分析养护信息。

第一百四十八条　仓库应当有以下设施设备：

（一）药品与地面之间有效隔离的设备；

（二）避光、通风、防潮、防虫、防鼠等设备；

（三）有效监测和调控温湿度的设备；

（四）符合储存作业要求的照明设备；

（五）验收专用场所；

（六）不合格药品专用存放场所；

（七）经营冷藏药品的，有与其经营品种及经营规模相适应的专用设备。

第一百四十九条　经营特殊管理的药品应当有符合国家规定的储存设施。

第一百五十条　储存中药饮片应当设立专用库房。

第一百五十一条　企业应当按照国家有关规定，对计量器具、温湿度监测设备等定期进行校准或者检定。

第一百五十九条　企业应当对营业场所温度进行监测和调控，以使营业场所的温度符合常温要求。

第一百六十条　企业应当定期进行卫生检查，保持环境整洁。存放、陈列药品的设备应当保持清洁卫生，不得放置与销售活动无关的物品，并采取防虫、防鼠等措施，防止污染药品。

第一百六十一条　药品的陈列应当符合以下要求：

（一）按剂型、用途以及储存要求分类陈列，并设置醒目标志，类别标签字迹清晰、放置准确。

（二）药品放置于货架（柜），摆放整齐有序，避免阳光直射。

（三）处方药、非处方药分区陈列，并有处方药、非处方药专用标识。

（四）处方药不得采用开架自选的方式陈列和销售。

（五）外用药与其他药品分开摆放。

（六）拆零销售的药品集中存放于拆零专柜或者专区。

（七）第二类精神药品、毒性中药品种和罂粟壳不得陈列。

（八）冷藏药品放置在冷藏设备中，按规定对温度进行监测和记录，并保证存放温度符合要求。

（九）中药饮片柜斗谱的书写应当正名正字；装斗前应当复核，防止错斗、串斗；应当定期清斗，防止饮片生虫、发霉、变质；不同批号的饮片装斗前应当清斗并记录。

（十）经营非药品应当设置专区，与药品区域明显隔离，并有醒目标志。

第一百六十二条　企业应当定期对陈列、存放的药品进行检查，重点检查拆零药品和易变质、近效期、摆放时间较长的药品以及中药饮片。发现有质量疑问的药品应当及时撤柜，停止销售，由质量管理人员确认和处理，并保留相关记录。

第一百六十三条　企业应当对药品的有效期进行跟踪管理，防止近效期药品售出后可能发生的过期使用。

第一百六十七条　销售药品应当符合以下要求：

（一）处方经执业药师审核后方可调配；对处方所列药品不得擅自更改或者代用，对有配伍禁忌或者超剂量的处方，应当拒绝调配，但经处方医师更正或者重新签字确认的，可以调配；调配处方后经过核对方可销售。

（二）处方审核、调配、核对人员应当在处方上签字或者盖章，并按照有关规定保存处方或者其复印件。

（三）销售近效期药品应当向顾客告知有效期。

（四）销售中药饮片做到计量准确，并告知煎服方法及注意事项；提供中药饮片代煎服务，应当符合国家有关规定。

第一百六十八条　企业销售药品应当开具销售凭证，内容包括药品名称、生产厂商、数量、价格、批号、规格等，并做好销售记录。

第一百六十九条 药品拆零销售应当符合以下要求：

（一）负责拆零销售的人员经过专门培训；

（二）拆零的工作台及工具保持清洁、卫生，防止交叉污染；

（三）做好拆零销售记录，内容包括拆零起始日期，药品的通用名称、规格、批号、生产厂商、有效期、销售数量、销售日期、分拆及复核人员等；

（四）拆零销售应当使用洁净、卫生的包装，包装上注明药品名称、规格、数量、用法、用量、批号、有效期以及药店名称等内容；

（五）提供药品说明书原件或者复印件；

（六）拆零销售期间，保留原包装和说明书。

三、《麻醉药品和精神药品管理条例》

《麻醉药品和精神药品管理条例》是为加强麻醉药品和精神药品的管理，保证麻醉药品和精神药品的合法、安全、合理使用，防止流入非法渠道而制定的。2005 年 7 月 26 日经国务院第 100 次常务会议通过，由国务院于 2005 年 8 月 3 日发布，自 2005 年 11 月 1 日起施行。部分内容节选如下。

第四条 国家对麻醉药品药用原植物以及麻醉药品和精神药品实行管制。除本条例另有规定的外，任何单位、个人不得进行麻醉药品药用原植物的种植以及麻醉药品和精神药品的实验研究、生产、经营、使用、储存、运输等活动。

第二十二条 国家对麻醉药品和精神药品实行定点经营制度。国务院药品监督管理部门应当根据麻醉药品和第一类精神药品的需求总量，确定麻醉药品和第一类精神药品的定点批发企业布局，并应当根据年度需求总量对布局进行调整、公布。药品经营企业不得经营麻醉药品原料药和第一类精神药品原料药。但是，供医疗、科学研究、教学使用的小包装的上述药品可以由国务院药品监督管理部门规定的药品批发企业经营。

第二十八条 全国性批发企业和区域性批发企业向医疗机构销售麻醉药品和第一类精神药品，应当将药品送至医疗机构。医疗机构不得自行提货。

第三十条 麻醉药品和第一类精神药品不得零售。禁止使用现金进行麻醉药品和精神药品交易，但是个人合法购买麻醉药品和精神药品的除外。

第三十二条 第二类精神药品零售企业应当凭执业医师出具的处方，按规定剂量销售第二类精神药品，并将处方保存 2 年备查；禁止超剂量或者无处方销售第二类精神药品；不得向未成年人销售第二类精神药品。

第三十六条 医疗机构需要使用麻醉药品和第一类精神药品的，应当经所在地设区的市级人民政府卫生主管部门批准，取得麻醉药品、第一类精神药品购用印鉴卡（以下称印鉴卡）。医疗机构应当凭印鉴卡向本省、自治区、直辖市行政区域内的定点批发企业购买麻醉药品和第一类精神药品。设区的市级人民政府卫生主管部门发给医疗机构印鉴卡时，应当将取得印鉴卡的医疗机构情况抄送所在地设区的市级药品监督管理部门，并报省、自治区、直辖市人民政府卫生主管部门备案。省、自治区、直辖市人民政府卫生主管部门应当将取得印鉴卡的医疗机构名单向本行政区域内的定点批发企业通报。

第三十八条 医疗机构应当按照国务院卫生主管部门的规定，对本单位执业医师进行有关麻醉药品和精神药品使用知识的培训、考核，经考核合格的，授予麻醉药品和第一类精神药品处方资格。执业医师取得麻醉药品和第一类精神药品的处方资格后，方可在本医疗机构开具麻醉药品和第一类精神药品处方，但不得为自己开具该种处方。医疗机构应当将具有麻醉药品和第一类精神药品处方资格的执业医师名单及其变更情况，定期报送所在地设区的市级人民政府卫生主管部门，并抄送同级药品监督管理部门。医务人员应当根据国务院卫生主管部门制定的临床应用指导原则，使用麻醉药品和精神药品。

第四十条 执业医师应当使用专用处方开具麻醉药品和精神药品，单张处方的最大用量应当符合国务院卫生主管部门的规定。对麻醉药品和第一类精神药品处方，处方的调配人、核对人应当仔细核对,签署姓名,并予以登记;对不符合本条例规定的,处方的调配人、核对人应当拒绝发药。麻醉药品和精神药品专用处方的格式由国务院卫生主管部门规定。

第四十一条 医疗机构应当对麻醉药品和精神药品处方进行专册登记,加强管理。麻醉药品处方至少保存 3 年,精神药品处方至少保存 2 年。

第四十七条 麻醉药品和第一类精神药品的使用单位应当设立专库或者专柜储存麻醉药品和第一类精神药品。专库应当设有防盗设施并安装报警装置;专柜应当使用保险柜。专库和专柜应当实行双人双锁管理。

第四十八条 麻醉药品药用原植物种植企业、定点生产企业、全国性批发企业和区域性批发企业、国家设立的麻醉药品储存单位以及麻醉药品和第一类精神药品的使用单位,应当配备专人负责管理工作,并建立储存麻醉药品和第一类精神药品的专用账册。药品入库双人验收,出库双人复核,做到账物相符。专用账册的保存期限应当自药品有效期期满之日起不少于 5 年。

第四十九条 第二类精神药品经营企业应当在药品库房中设立独立的专库或者专柜储存第二类精神药品,并建立专用账册,实行专人管理。专用账册的保存期限应当自药品有效期期满之日起不少于 5 年。

第七十三条 具有麻醉药品和第一类精神药品处方资格的执业医师,违反本条例的规定开具麻醉药品和第一类精神药品处方,或者未按照临床应用指导原则的要求使用麻醉药品和第一类精神药品的,由其所在医疗机构取消其麻醉药品和第一类精神药品处方资格;造成严重后果的,由原发证部门吊销其执业证书。执业医师未按照临床应用指导原则的要求使用第二类精神药品或者未使用专用处方开具第二类精神药品,造成严重后果的,由原发证部门吊销其执业证书。

未取得麻醉药品和第一类精神药品处方资格的执业医师擅自开具麻醉药品和第一类精神药品处方,由县级以上人民政府卫生主管部门给予警告,暂停其执业活动;造成严重后果的,吊销其执业证书;构成犯罪的,依法追究刑事责任。

处方的调配人、核对人违反本条例的规定未对麻醉药品和第一类精神药品处方进行核对,造成严重后果的,由原发证部门吊销其执业证书。

四、《医疗用毒性药品管理办法》

《医疗用毒性药品管理办法》于 1988 年 11 月 15 日经国务院第 25 次常务会议通过,1988 年 12 月 27 日中华人民共和国国务院令第 23 号发布、施行。部分内容节选如下。

第五条 毒性药品的收购、经营,由各级医药管理部门指定的药品经营单位负责;配方用药由国营药店、医疗单位负责。其他任何单位或者个人均不得从事毒性药品的收购、经营和配方业务。

第六条 收购、经营、加工、使用毒性药品的单位必须建立健全保管、验收、领发、核对等制度,严防收假、发错,严禁与其他药品混杂,做到划定仓间或仓位,专柜加锁并由专人保管。

毒性药品的包装容器上必须印有毒药标志。在运输毒性药品的过程中,应当采取有效措施,防止发生事故。

第七条 凡加工炮制毒性中药,必须按照《中华人民共和国药典》或者省、自治区、直辖市卫生行政部门制定的《炮制规范》的规定进行。药材符合药用要求的,方可供应、配方和用于中成药生产。

第九条 医疗单位供应和调配毒性药品,凭医师签名的正式处方。国营药店供应和调配毒性药品,凭盖有医师所在的医疗单位公章的正式处方。每次处方剂量不得超过二日极量。

调配处方时,必须认真负责,计量准确,按医嘱注明要求,并由配方人员及具有药师以上技术职称的复核人员签名盖章后方可发出。对处方未注明"生用"的毒性中药,应当付炮制品。如发现处方有疑问时,须经原处方医师重新审定后再行调配。处方一次有效,取药后处方保存两年备查。

第十一条 对违反本办法的规定,擅自生产、收购、经营毒性药品的单位或者个人,由县以上卫生行政部门没收其全部毒性药品,并处以警告或按非法所得的五至十倍罚款。情节严重、致人伤残或死亡,构成犯罪的,由司法机关依法追究其刑事责任。

五、《处方管理办法》

《处方管理办法》于 2007 年 2 月 14 日发布,2007 年 5 月 1 日起施行。《处方管理办法》是为规范处方管理,提高处方质量,促进合理用药,保障医疗安全,根据《中华人民共和国执业医师法》《中华人民共和国药品管理法》《医疗机构管理条例》《麻醉药品和精神药品管理条例》等有关法律、法规制定的。部分内容节选见附录。

→ 目标测试

目标测试答案

一、选择题

(一)单项选择题

1. 中药调剂不包含以下哪个流程?(   )

A. 审方   B. 计价   C. 调配

D. 制备饮片   E. 发药

2. 现存最早的药物学著作是(   )。

A.《神农本草经》   B.《新修本草》   C.《经史政类备急本草》

D.《本草蒙筌》   E.《汤液经法》

3. 中药调剂最早可追溯至(   )。

A. 夏代   B. 商代   C. 周代

D. 秦代   E. 汉代

(二)多项选择题

1. 中药调剂分为(   )。

A. 中药饮片调剂   B. 中成药调剂   C. 中药处方调剂

D. 中药材调剂   E. 药师调剂

2. 中药调剂的工作依据包括(   )。

A.《中华人民共和国药品管理法》

B.《麻醉药品和精神药品管理条例》

C.《医疗用毒性药品管理办法》

D.《药品经营质量管理规范》

E.《中药饮片炮制规范》

二、简答题

1. 简述中药调剂的基本概念。

2. 简述中药调剂员的职责。

(汪庆玲)

中药饮片调剂技术

　　中药饮片调剂按工作流程分为审方、计价、调配、复核、发药等环节。审方、计价是调配前的准备环节,调配是中药饮片调剂的主要内容,复核是确保用药安全的关键,发药是药物到患者手中的最后一环,这是一个不可分割的连续过程。

中药饮片调剂设施和工具

→ 学习目标

(1)掌握斗谱编排的基本原则和注意事项;戥秤等的结构和称量操作步骤。
(2)熟悉中药饮片调剂的基本设施及调剂工具种类;熟悉中药饮片调剂前准备工作内容和要求。
(3)了解除戥秤外的中药调剂工具使用操作方法。

中药饮片调剂目前主要按传统调剂方法进行操作。工作场所主要是社会药房和医院药房。所需要的主要设施有中药饮片斗架、中药调剂台、贵细中药柜、毒性中药柜及冷藏柜等。所用的工具主要有计量工具、碎药工具、捆扎工具及清洁工具等。

任务一　中药饮片调剂设施

PPT

一、中药饮片斗架

(一)中药饮片斗架的设置

中药饮片斗架也称为格斗橱、百眼橱、百药斗,由众多的药斗抽屉组合而成,用于盛装中药饮片,供调剂处方使用。中药饮片斗架是中药饮片调剂室的主要设施,通常要求其封闭严密,能防虫蛀、鼠咬,并防串味、掉屑等,能适合中药饮片的储藏。

中药饮片斗架通常为木制品,也有不锈钢、铝合金等金属制品。规格可根据调剂室面积大小和业务量的多少来确定。一般斗架高约 2 m,宽约 1.5 m,厚约 0.6 m。可按"横七竖八"或"横八竖八"排列,放置 60～70 个药斗。一般中药房可配备此类斗架 3～5 架,并根据工作需要配备几组中药饮片斗架(图2-1-1)。

药斗分大、小两种,小药斗位于斗架的上部,通常设置 3 个,每个药斗又可分为 2～4 个小格。大药斗设在斗柜最下层,通常设置 3 个,下层大药斗不分格或分为 2 格,用来盛装某些体积大而质地轻泡的中药,也可盛装用量大的中药。药斗正面中心是拉手,周围写着斗内的中药名称(图 2-1-2)。

> **知识链接**
>
> #### 药斗上药名的书写
>
> 药斗上的中药名称,多采用楷体书写。①三格斗:在药斗面横写一味药名,左侧竖写一味药名,右侧竖写一味药名。装药时,可按斗面书写的药名顺时针装入,即横写的药名,药物放第一格内;右侧竖写的药名,药物放第二格内;左侧竖写的药名,药物放第三格内。也可按逆时针顺序装入,即横写的药名,药物放入第一格内;左侧竖写的药名,药物放入第二格内;右侧竖写的药名,药物放入第三格内,放药的顺序必须全部统一。②二格斗:在书写药名时,左侧竖写一药名,右侧竖写一药名。装药时,左侧药名之药放第一格内,右侧药名之药放第二格内。在书写时还应注意书写正名正字。

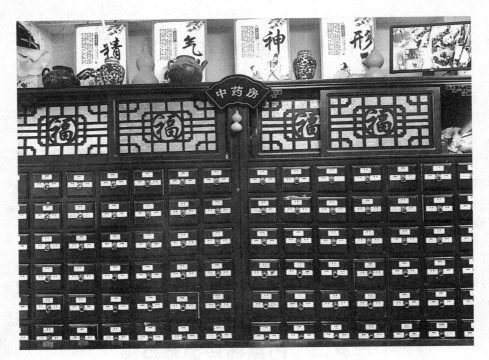

图 2-1-1　中药饮片斗架

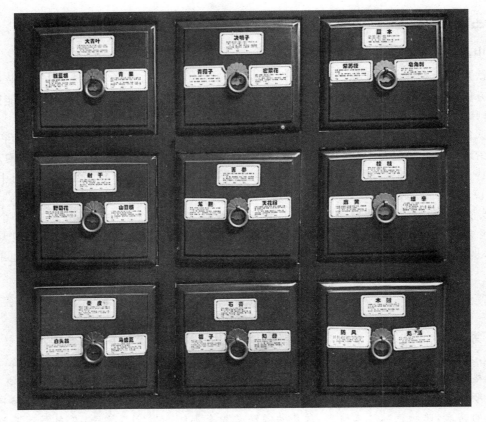

图 2-1-2　药斗

(二)斗谱编排

斗谱是指斗架上药斗内所盛装药物的顺序规律。斗谱的编排主要是为了便于记忆,方便调剂,减轻劳动强度,提高配方速度,避免发生差错事故,同时有利于药品的管理。中药品种繁多,各医院、药房有自己的治疗侧重和用药特点,斗谱不可能千篇一律,但中药行业通过总结多年的实践经验,逐渐形成了一套相对合理的斗谱编排规律,有一定的指导意义。

1.斗谱编排基本原则 中药斗谱通常是根据临床用药情况,并且结合各种药物的性状、颜色、气味、作用等特点进行分类编排的。

(1)常用中药:装入最近的中上层药斗,便于调剂时称取。如黄芩、黄连、黄柏;当归、白芍、川芎;黄芪、党参、甘草;金银花、连翘、板蓝根;防风、荆芥、白芷;酸枣仁、远志与柏子仁;厚朴、香附与延胡索;焦麦芽、焦山楂与焦神曲;柴胡、葛根与升麻;麦冬、天冬与北沙参;砂仁、豆蔻与木香;苦杏仁、桔梗与桑白皮;天麻、钩藤与白蒺藜;陈皮、枳壳与枳实;附子、干姜与肉桂;山药、泽泻与牡丹皮;肉苁蓉、巴戟天与补骨脂等。

(2)不常用中药:质地较轻且用量较少的饮片应装入最远处或上层药斗。如月季花、白梅花、佛手花;玫瑰花、代代花、厚朴花;络石藤、青风藤、海风藤;密蒙花、谷精草、木贼;追地风、千年健与五加皮等。

(3)质重饮片和易于造成污染的饮片:质重饮片(包括矿石类、化石类和贝壳类)和易于造成污染的饮片(炭药类)应放在斗架的下层。质重饮片如石膏、寒水石、海蛤壳;磁石、代赭石、紫石英;龙骨、龙齿、牡蛎;石决明、珍珠母、瓦楞子等。炭药类如大黄炭、黄芩炭、黄柏炭;藕节炭、茅根炭、地榆炭;艾叶炭、棕榈炭、蒲黄炭等。许多药房将炭药类及打成粉末的矿石、贝壳类药材装入瓷罐中另器存放也是一个非常好的办法,可有效避免药物间的污染并防止炭类药物产生安全事故。

(4)质地松泡且用量大的饮片:应放在斗架最下层的大药斗内。如通草与灯心草;芦根与白茅根;茵陈与金钱草;半枝莲与白花蛇舌草;竹茹与丝瓜络;荷叶与荷梗;薄荷与桑叶等。

(5)药斗相邻药物或相邻药斗药物的排列:一般采用下列方式。①按常用中药方剂编排:如四君子汤的党参、白术、茯苓等,四物汤的当归、川芎、白芍、熟地黄等,银翘散中的金银花、连翘、牛蒡子,桑菊饮中的菊花、桑叶、桔梗、薄荷,麻黄汤的麻黄、桂枝、杏仁、甘草等。②按常用配伍排列:一般是医师在处方中经常应用的配伍品种,药物性味功能相近,在治疗中有协同作用的药物。如二母(知母与浙贝母)、二活(羌活与独活)、二术(苍术与白术)、二冬(天冬与麦冬)、二皮(青皮与陈皮)、乳没(乳香与没药)、龙牡(龙骨与牡蛎)、焦三仙(焦山楂、焦神曲、焦麦芽)、焦四仙(焦山楂、焦麦芽、焦神曲、焦槟榔)、知柏(知母与黄柏)、荆防(防风与荆芥)、法半夏与陈皮、生地黄与玄参、枳壳与枳实、川牛膝与怀牛膝、青蒿与地骨皮、桃仁与红花、葛根与升麻、桔梗与前胡、天麻与钩藤等。③按同一品种的不同炮制品排列:生地黄与熟地黄,生甘草与炙甘草,生大黄、酒大黄与熟大黄,法半夏、清半夏与姜半夏,天南星与胆南星,当归与酒当归,干姜与炮姜,生牡蛎与煅牡蛎等。

2.斗谱编排注意事项

(1)性状类似的饮片:不宜放在一起,以防混淆。如山药与天花粉片;炙甘草片与炙黄芪片;天南星片与白附子片;土茯苓与粉萆薢;血余炭与干漆炭;韭菜子与葱子等。

(2)配伍禁忌的饮片:不允许同放一斗或上下、邻近药斗。如甘草与京大戟、甘遂、芫花、海藻;乌头类(附子、川乌、草乌)与半夏的各种炮制品(清半夏、法半夏、姜半夏、半夏曲等)、瓜蒌、瓜蒌皮、瓜蒌子、瓜蒌仁霜、天花粉、白及、白蔹;藜芦与丹参、南沙参、北沙参、玄参、苦参、白芍、赤芍、细辛;芒硝、玄明粉与三棱;人参(生晒参、红参、白糖参等)与五灵脂;丁香、母丁香与郁金;肉桂、官桂、桂枝与赤石脂、白石脂等。

(3)有恶劣气味的中药:不与其他药物放在同一个药斗。如鸡矢藤、阿魏等。

(4)毒性中药和麻醉中药、细料药:不能放在一般药斗内,必须设毒剧药专柜、细料专柜存放。

此外,为防止灰尘污染,有些中药不宜放在一般的药斗内。如熟地黄、龙眼肉、青黛、玄明粉、乳香面、没药面、儿茶面、生蒲黄、血竭面等,宜存放在加盖的瓷罐中或玻璃瓶内,以保持清洁卫生。

中药斗谱编排举例见表 2-1-1 和表 2-1-2。

表 2-1-1 中药斗谱编排参考表（一）

鹿衔草	蛇莓	芦荟	莲房	厚朴花	珠子参	玉米须
鸡骨草	半边莲	贯众	橘叶	鸡冠花	松节	糯稻根
苎麻根	马尾连	鹤虱	橘络	代代花	甘松	酒黄芩
沉香	使君子	地骨皮	娑罗子	炒槐花	马鞭草	胡芦巴
檀香	椿根皮	胡黄连	韭菜子	槐角	榧子	荷梗
降香	苦楝皮	银柴胡	楮实子	槐米	雷丸	荷叶
生甘草	栀子	巴戟天	知母	锁阳	金果榄	苍耳子
炙甘草	焦栀子	补骨脂	盐知母	仙茅	青果	白芷
大枣	生栀子	沙苑子	盐黄柏	肉苁蓉	白果	辛夷
薄荷	龙胆草	山茱萸	柴胡	墨旱莲	白鲜皮	石韦
菊花	苍术	菟丝子	升麻	女贞子	蛇床子	萹蓄
桑叶	葛根	覆盆子	醋柴胡	桑椹	地肤子	瞿麦
玄参	炒白术	炙黄芪	紫花地丁	牡丹皮	酸枣仁	焦山楂
北沙参	生白术	黄芪	蒲公英	山药	远志	焦麦芽
南沙参	焦白术	太子参	败酱草	泽泻	合欢皮	焦神曲
生大黄	黄芩	白薇	荆芥穗	桂枝	连翘	板蓝根
熟大黄	黄连	紫苏子	荆芥	麻黄	金银花	马齿苋
酒大黄	黄柏	牛蒡子	防风	细辛	穿心莲	白头翁
血余炭	茜草炭	炮姜炭	生蒲黄	桑寄生	鸡血藤	木瓜
棕榈炭	黄芩炭	侧柏炭	五灵脂	豨莶草	牛膝	桑枝
荷叶炭	南楂炭	艾叶炭	片姜黄	千年健	川牛膝	石楠叶
生石膏	瓦楞子	生牡蛎	煅牡蛎	煅紫石英	儿茶	浮海石
珍珠母	生瓦楞	生龙骨	煅龙骨	阳起石	海金沙	白石脂
煅石膏	秋石	生龙齿	煅龙齿	阴起石	花蕊石	炉甘石
通草、灯心草、夏枯草、大青叶						

表 2-1-2 中药斗谱编排参考表（二）

鹿衔草	丁香	寻骨风	金莲花	密蒙花	扁豆花	预知子
老鹳草	生艾叶	石上柏	玫瑰花	银杏叶	常山	浮萍
马鞭草	白蔹	卷柏	月季花	蔓荆子	蜂房	白及

续表

高良姜	石楠藤	猪牙皂	生杜仲	龙葵	木贼草	土白术
干姜	石楠叶	皂角刺	芡实	透骨草	秦皮	生苍术
炮姜	石榴皮	生地榆	苏木	功劳叶	藁本	土苍术
延胡索	金樱子	丹参	炒白芍	胖大海	炙百部	虎杖
郁金	海螵蛸	赤芍	白芍	麦冬	桔梗	鸡血藤
香附	桑螵蛸	重楼	川芎	天冬	百部	矮地茶
苦杏仁	木蝴蝶	鱼腥草	全当归	枸杞子	小茴香	生地黄
前胡	西青果	白茅根	当归头	炙首乌	荜茇	熟地黄
白前	锦灯笼	绵萆薢	当归尾	炙黄精	山柰	天花粉
茯苓皮	党参	首乌藤	广藿香	五加皮	陈皮	炙桑皮
茯苓	莲子心	忍冬藤	佩兰	防己	莱菔子	枇杷叶
猪苓	莲子肉	毛冬青	香薷	秦艽	化橘红	炙紫菀
鸡内金	仙鹤草	徐长卿	苦参	威灵仙	青风藤	姜黄
山楂	大蓟	刘寄奴	秦皮	羌活	海风藤	三棱
神曲	小蓟	骨碎补	三颗针	独活	络石藤	莪术
地榆炭	莲房炭	蚕砂	炙龟板	硼砂	枯矾	水红花子
蒲黄炭	茅根炭	夜明砂	炙鳖甲	滑石粉	芒硝	柿蒂
大黄炭	藕节炭	望月砂	穿山甲	滑石块	白矾	木鳖子
生磁石	煅蛤壳	寒水石	金礞石	赤石脂	五倍子	石菖蒲
煅磁石	紫贝齿	石决明	自然铜	伏龙肝	煅赭石	千里光
玄明粉	钟乳石	煅石决明	青礞石	禹粮石	生赭石	白屈菜

旋覆花、丝瓜络、半枝莲、淫羊藿

注:穿山甲现已禁止使用。

二、其他调剂设施

(一)中药调剂台

中药调剂台又称栏柜,是调剂处方的工作台。其规格可以根据调剂室大小而定,一般高约100 cm,宽为60~80 cm。多选用木质框架,木质、铝合金或大理石台面,中药调剂台应平稳,台面光滑,便于调配。中药调剂台内侧设有抽屉,用于存放部分常用饮片或调剂用具(图2-1-3)。中药调剂台和中药饮片斗架通常配套使用。

(二)贵细、毒性中药柜及冷藏柜

贵细中药柜,用于存放贵细中药,如冬虫夏草、牛黄、麝香、哈蟆油等。本类药品因价格昂贵或稀

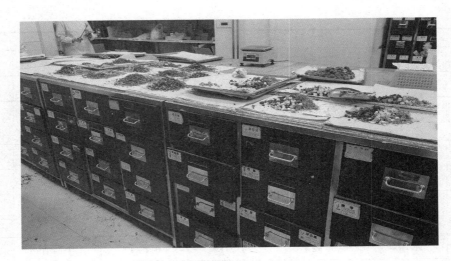

图 2-1-3 中药调剂台

少,存放时应分品种、规格、数量登记于专用账册,实行"三专",即专人、专账、专柜加锁管理,凭处方消耗,定期盘点。

毒性中药柜,用于存放毒性中药,如砒霜、生马钱子、生川乌、生天仙子、斑蝥等。必须按《医疗用毒性药品管理办法》的规定存放和调配,绝不能放在一般药斗内,必须设毒剧药物专柜,做到专柜、专锁、专人、专账管理,严格防止意外恶性事故的发生。

冷藏柜主要用于存放贵重或容易变质的中药饮片。

PPT

任务二 中药饮片调剂前准备

中药饮片斗架的药斗内,常用饮片的储存量一般以一日用量为宜,不常用的饮片品种装一次可用多日。因此,调剂室每日应派专人检查药斗,将缺货品种和数量记录下来,从库房出库相应品种,补充消耗,以供调配使用。有些业务繁忙的单位,每日饮片使用量大,需多次检查补充。查斗、装斗是确保调剂质量的一个重要环节,直接关系到患者的用药质量和治疗效果。

一、查斗

查斗是指检查药斗中饮片的基本情况,了解销售量和储存状态,记录需补充的品种和数量,以及时填补缺药的操作。

(一)查斗的工作内容

(1)检查缺货的品种、数量,记录需补充的品种和数量。

(2)检查药斗名签与药斗内所装药物是否相符。

(3)检查药斗内饮片的质量(清洁度、有无破碎、有无生虫变质等)。

(二)查斗的注意事项

(1)查斗的过程也担负着部分药品养护的责任,工作时必须精神集中,切忌草率。发现饮片质量问题,应立即抽出,立即处理。

(2)查斗时不要猛拉重推,防止饮片溢出串斗。

(3)查斗时记录清晰、准确,防止出错药,重复劳动。

查斗工作一般由两个人配合完成。一人负责拉药斗抽屉,检查缺货的品种和数量;另一人负责记录。每日一般检查1~2次,业务量大的单位检查得要勤一些。每次查斗,以常用药为主,不常用的药可定期检查,也可随需随上。

二、领药

领药是指药品调剂人员根据查斗的结果,填写药品领用单并从库房领取药品的过程。中药调剂所用的一切药品均应定时向药库领取,中药调剂室可安排专人(或装斗人员兼职)负责此项工作,此责任人负责定时(每日或每周)对药品斗架内的中药饮片进行清理检查,并根据饮片的消耗情况、季节变化进行登记,登记所需补充和增领药品的品种和数量,填写药品领用单,并将该单在领取药品的前一日递交药库有关人员备药,药库将可发药品备好后,调剂室领药人员向药库按规定程序领用,领药人员对领取的药品要按药品领用单所列品种、数量,逐一进行核对清点,再分类上架陈列或堆码备用。数量不对或质量不合格的药品,应立即退回药库处理。

中药饮片领用过程中还应注意以下事项。

(1)要科学核定各种药品储存周转限量,既要保证斗架内饮片的充足供应,又要合理周转不致积压。

(2)领进品种的信息(如价格、有效期等)要及时通知装斗、计价、调剂等相关人员,以便于工作。

(3)严格质量管理,对伪品、虫蛀、变质或未按规定进行加工炮制的药品,坚决杜绝领进。

(4)特殊药品(毒、麻药品等)应单独编号列单领取,以符合特殊药品管理有关规定和要求。

(5)严格执行领药复核制度,核对人要格外认真复核。药品领取复核完毕,药库发药人员、领药人员、复核人员均应在药品领用单所规定项下签名,以示负责。

三、装斗

装斗是根据查斗记录中需补充饮片的品种和数量,将需要添加的药物装入药斗的过程。

(一)装斗的程序

1. 领取需补充药物 按查斗记录,从库房中出库所需饮片。

2. 清理药斗 找到需补充饮片的货位,取下药斗,检查药斗内饮片有无破碎、串药、生虫、霉变、走油、结串等现象。在新药装斗前须清理药斗底部的余药,可使用"翻斗"(视频 2-1-1)的方法清理出余药。余药经筛、簸(视频 2-1-2、视频 2-1-3)后,放于纸上,将药斗清理干净。需垫纸盛装药物的斗格,铺好垫纸,用于盛装滑石粉、车前子、葶苈子等细粉或细小种子药品。

视频 2-1-1　翻斗　　　　视频 2-1-2　筛药　　　　视频 2-1-3　簸药

知识链接

翻斗、簸药与筛药

1.翻斗　翻斗是清理药斗的一种方法。药斗是盛装中药饮片的容器,每个药斗分为两格或三格,可装两种或三种饮片。操作前先用手翻动药物,使其疏松,特别是药斗四角的药物,以防药物长时间积累结块。翻斗的方法:以三格药斗为例,将需清理的药斗放前方,一手持药斗前面隔板,另一手持药斗后面隔板,前手向上送扬,后手配合向前上方送,当前斗格内饮片被翻扬出来后,再下压药斗并回撤,反复操作几次可将药斗翻清。分别将两端斗格中的饮片翻扬出来后,中间斗格内的饮片即可被倒出。

2.簸药　簸药是将饮片中的粉尘和杂质分离出去的方法。操作时将中药放在簸箕内,用手控制簸箕上下簸动,把药物的碎屑簸出去。

3.筛药　筛药也是将饮片中的粉尘和杂质分离出去的方法。筛药时,将中药放在药筛中,两手握住药筛边框,一手带,另一手送,用力做圆形甩动,筛掉碎屑,将药物均匀筛开后再聚拢到药筛中间。

3.检查待装饮片 取某一种需补充的中药饮片,按《药品经营质量管理规范》(GSP)的要求先进行质量复核,检查外包装(须符合要求),再打开包装检查饮片质量(必须合格)。

4.装入新药 将合格的新药倒入药斗,再将处理过的余药装在新药上面。

5.装斗复核 新药装完后应进行复核,检查药斗上药名与所补充品种是否相符,避免差错或遗漏。

6.装斗记录 记录装斗饮片的批号、装斗数量、装斗人、装斗时间、复核人等信息。

7.清场 清理装斗使用的器具,收集饮片包装,清洁装斗使用的场地。

(二)中药饮片装斗的注意事项

1.注意中药饮片装斗前的质量检查

(1)包装符合要求:包装无污染,有生产企业的名称、详细厂址、邮政编码、电话或传真、网址,有质量合格标志、检验员签章,标明品名、炮制规格、产地、生产批号、生产日期、批准文号,标示中药饮片的净重。

(2)饮片质量符合要求:中药饮片名称与中药饮片实物相符,中药饮片无质量变异和杂质、异物。

2.坚持"三查三对"的原则 查药斗上书写的药名,应与中药饮片包装合格证名称一致,查看药斗内残存的中药饮片,应与中药饮片包装内品种一致,查药斗内中药饮片规格,应与中药饮片包装内炮制的片型规格一致。绝不允许有错斗情况发生。

3.坚持"先进先出,先产先出"的原则 装斗前应先倒出药斗内残存的中药饮片,清扫斗内的灰尘与死角,并将中药饮片过筛;将新进的中药饮片装斗后,再将原剩下的中药饮片装在上面,避免斗底的饮片积累日久变质,保证质量。

4.中药饮片装斗应留有余地 一般中药饮片(片、段、块、丝)装至药斗容积的 4/5,细小种子类药材,如菟丝子、紫苏子、白芥子等多装至药斗容积的 3/5,以避免调配过程中推拉药斗用力过猛而使中药饮片外溢,导致串斗、混药事故发生而产生不良后果。

装中药饮片时不可按压,防止压碎而影响饮片外观。

任务三 中药饮片调剂工具

PPT

中药饮片调剂工具主要分为计量工具、碎药工具、清洁工具和包装工具四类。

一、计量工具

计量工具是称量药物的衡器。在中药调剂工作中最常用的是戥秤,有部分单位用电子秤。

(一)戥秤

戥秤也叫药戥子、戥子,是称取中药饮片的最常用工具。一般中药饮片的称取使用 250 g 量程的戥秤。

1.戥秤的构造 戥秤是一种单杠杆不等臂秤,由戥纽、戥砣、戥盘、戥杆等部分组成。戥纽是支点,戥砣是力点,戥盘是重点。如图 2-1-4 所示。

戥砣、戥盘通常用金属制成,戥盘用来盛放中药饮片,每个戥秤的戥盘与戥砣是配套的,不可随意换用。戥砣的重量是固定的,使用过程中应避免碰损而导致称量不准。

戥杆采用木质、骨质或金属材料制成。戥杆应光滑平直,戥杆的上表面或内侧面用铜或铅嵌成两排小点以示重量,称为"戥星"。戥杆的一端通过"刀口"与戥盘绳相连,并固定着两个可供手提的短线绳,称为"戥纽",又称"毫"。戥杆细端指向左方时,靠左侧的戥纽称"里纽"(也称"头毫""前毫"),用于称量较轻的药物;靠右侧的戥纽称"外纽"(也称"后毫""二毫"),用于称量较重的药物。

2.戥星的识别 常用戥秤的称量范围为 1～250 g,又称为克戥。称量时提取里纽,戥杆内侧面的戥星从右向左,第一颗星为定盘星,每移动一颗星增加 1 g,依次类推,到杆梢为 50 g;提取外纽,戥杆

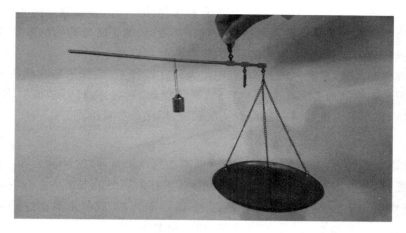

图 2-1-4　戥秤

上表面的戥星从右向左,第一颗星为 50 g,每移动一颗星增加 2 g,依次类推,到杆梢多为 250 g(图 2-1-5)。

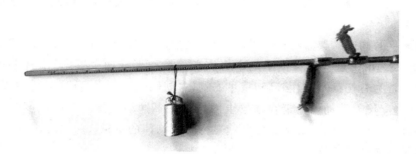

图 2-1-5　戥星

3. 戥秤的使用

(1)使用前:首先检查戥盘与戥砣的号码是否相符,清洁戥盘;然后正确持戥并校戥。

持戥,用左手虎口和食指、中指夹持戥杆,无名指、小指从戥杆下方拢住戥砣绳;右手拇指和食指捏住戥纽,其余三指自然弯曲。向上屈右手腕使手心朝前,提起戥杆,使戥盘悬空(图 2-1-6)。

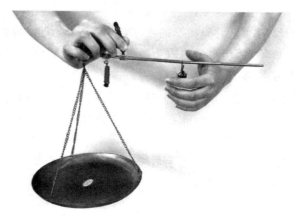

图 2-1-6　持戥

校戥又称对戥,即检查戥秤是否准确。用左手拇指、食指、中指配合将戥砣绳移动至定盘星位置,右手提里纽使戥盘悬空,将戥杆置于眼前,举至齐眉,放开左手,戥杆应呈水平状态,即"齐眉对戥"。若戥杆呈水平状态则可使用,若戥杆不呈水平状态,说明戥秤计量不准,需要调整。

(2)称药:首先看清需称取饮片的剂量,然后左手持戥杆,用拇指、食指和中指将戥砣绳在戥杆上移至欲称量的指数位置,右手取药放入戥盘内,提起戥纽,随即放开,检视戥星的指数和所称药物是否平衡,如有差异,增加或减少药物至戥星的指数和戥杆平衡时,即是所称药物的重量。

(3)使用后:戥秤使用完毕,应用布清洁戥盘,将戥砣放在戥盘中。

长时间不用戥秤时,将戥砣放入戥盘内,戥砣绳缠绕在戥杆上,戥杆平搭在戥盘上,然后将戥秤放进专用的抽屉或不易碰撞的地方。注意轻拿轻放,避免戥盘、戥砣、戥杆等碰撞损伤;保持干燥洁净,避免金属部分生锈;每年到标准计量单位检查一次戥秤,以保证称量准确。

(二)分厘戥

分厘戥,也称毫克戥,是调剂 1 g 以下的中药(如毒性药及细料药)的计量工具。戥杆长约 30 cm,用兽骨或金属制成,称量范围是 0.2~50 g。提取里纽,戥杆内侧面的戥星从右向左,第一颗星为定盘星,每移动一颗星增加 0.2 g,依次类推,到杆梢为 15 g;提取外纽,戥杆上表面的戥星从右向左,第一颗星为 15 g,每移动一颗星增加 0.5 g,依次类推,到杆梢多为 50 g。

(三)架盘药物天平

架盘药物天平是用于称取中药饮片的称量工具之一,通常用于小剂量的贵细药物、毒剧药物等中药饮片的调剂。作为一种等臂托盘天平,架盘药物天平的称量较戥秤精确,其在日常中药调剂中的使用精度一般为 0.1 g。

1.架盘药物天平的构造 架盘药物天平由托盘、横梁、平衡螺母、刻度尺、指针、刀口、底座、分度标尺、游码、砝码等组成。由支点(轴)在横梁的中心支着横梁而形成两个臂,每个臂上挂着或托着一个盘,其中一个盘(通常为右托盘)里放着已知重量的物体(砝码),另一个盘(通常为左托盘)里放待称重的物体,游码则在刻度尺上滑动。固定在横梁上的指针在不摆动且指向正中刻度时或左右摆动幅度较小且相等时,砝码重量与游码位置示数之和就是待称重物体的重量。

2.架盘药物天平的使用方法

(1)将架盘药物天平放置在水平且稳定的地方,并将游码归零。

(2)调节平衡螺母(天平两端的螺母)直至指针对准中央刻度线。

(3)左托盘放待称量药物,右托盘放砝码。根据待称量药物的性状,待称量药物应放在玻璃器皿或洁净的纸上(事先应在同一天平上称得玻璃器皿或纸片的质量,然后称量待称量药物);添加砝码从估计待称量药物的最大值加起,逐步减小,加减砝码并移动标尺上的游码,直至指针再次对准中央刻度线。

(4)将砝码重量进行合计,再加上游码指示的数字,即为待称量药物的重量。

(5)称量完毕,将游码移回零点,用镊子将取下的砝码放回砝码盒中,最后将天平放回原处。

3.架盘药物天平的使用注意事项

(1)称量干燥的固体药品时,应在两个托盘上各放一张重量相同的纸,然后把药品放在纸上称量。过冷或过热的物体不可放在天平上称量,应先在干燥器内放置至室温后再称。易潮解的药品,必须放在玻璃器皿(如小烧杯、表面皿)里称量。

(2)架盘药物天平使用过程中不能直接用手增减砝码,要用镊子夹取,游码也不能用手移动。

(3)在称量过程中,不可再碰触平衡螺母。

(四)盘秤

盘秤又称为度盘秤,是由度盘指示器指示平衡和称量结果的一种自行指示秤,主要用于称量 500 g 以上的药物。使用前先将盘秤置于平稳的工作台上,调节调变旋钮,使指针指向字盘"0"位,然后将需称量的药物放于上面的托盘里,指针指示的重量即为药物重量。

(五)电子秤

电子秤是一种比较常见的电子衡器,它操作简便,读数准确,近几年在调剂中药饮片中的使用逐渐增多。电子秤的规格和种类较多,在中药饮片调剂时多选用计重电子秤(图 2-1-7)。使用前先将电子秤置于水平稳固的台面上,打开电源开关,根据不同型号预热一定时间,然后按归零键与去皮键,再将需要称量的药物放于秤盘上,电子秤的读数即所称药物的重量。

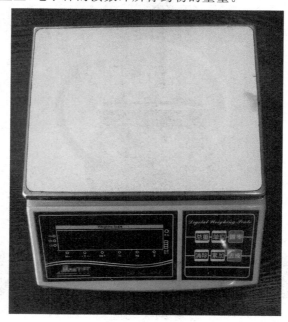

图 2-1-7　电子秤

知识链接

市制与公制的计量换算

　　为了统一我国的计量工作,国务院指示,从 1979 年 1 月起,全国中医处方用药采用国际度量单位(公制),即用克(g)、毫克(mg)、升(L)、毫升(ml)。其中,"中药计量单位的换算,按十两为一斤的市制的一钱等于 5 g,十六两一斤的市制的一钱等于 3 g,尾数不计"。中药计量单位的换算见表 2-1-3。

表 2-1-3　市制与公制的换算表

十六进位制	公制	十进位制	公制
1 斤＝16 两	500 g	1 斤＝10 两	500 g
1 两＝10 钱	31.25 g	1 两＝10 钱	50 g
1 钱＝10 分	3.125 g	1 钱＝10 分	5 g
1 分＝10 厘	0.3125 g	1 分＝10 厘	0.5 g

二、碎药工具

(一)冲筒

　　冲筒,又名捣药罐,多为铜质或铁质,其中以铜质质量好,故又称为铜缸或铜冲,是临时捣碎药物用的工具。处方中某些果实种子类中药饮片,若不破碎,不易煎出有效成分;若预先破碎,在存放过程中,易导致药物气味散失、走油等变异现象,故需临时捣碎。

　　1.铜缸的结构　铜缸由缸体、杵棒和缸盖组成(有的无盖)。铜缸缸体壁厚应在 1 cm 以上,底部厚应在 2 cm 以上,内腔宽大、光滑,下面中央微凹,周围坡度不可太陡;杵棒下端膨大,上端有柄,手持杵柄以捣碎药物。使用时宜上下捶击，不宜侧击，防止杵柄断裂。铜缸应注意防潮、防水、防氧化锈蚀。如图2-1-8所示。

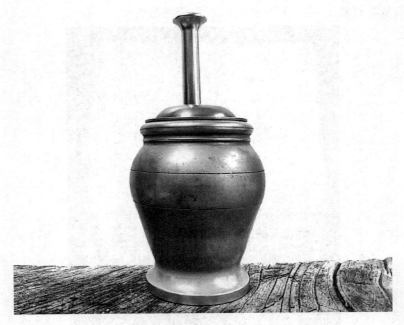

图 2-1-8　铜缸

2. 铜缸的使用

（1）使用前清洁铜缸：用干净软布或鬃刷将铜缸内壁清洁干净。

（2）放入药物：将欲捣碎的药物经戥盘倒入缸体，药物不宜放得过多，以占铜缸体积的1/5～1/4为宜。

（3）捣碎：右手四指环握杵棒上部，拇指扣押杵柄顶端，以前臂带动手腕的"甩劲"捣下，用力要均匀而有节奏，杵头进入铜缸时应与缸底垂直。左手配合右手做辅助动作，使用无盖铜缸时，左手四指并拢，挡住缸口，防止药物溅出，转动缸体，使药物破碎均匀。捣碎的程度因药而异，过去有杏仁如泥、半夏砸瓣、大枣砸劈这样的描述。就是说杏仁应捣烂成"泥"，法半夏应捣成"四六瓣"（大小相近的4～6块），大枣打劈即可。目前一般果实种子类中药饮片，捣破即可，如苍耳子、砂仁、豆蔻、牛蒡子、紫苏子、酸枣仁、白芥子等。

（4）倒出药物：药物捣至合格后，左手手心向外、虎口朝下托起缸体，右手向内扳动杵棒，协助左手拿起缸体，翻腕使虎口朝上将药物倒出。若药物稍有粘壁，可用杵棒头部敲击铜缸口，使得缸体振动，药物由缸底脱落，或用一圆头竹片刮下。

视频 2-1-4
铜缸的操作

（5）清场：用软布擦拭缸体内壁和杵棒，使铜缸清洁（视频2-1-4）。

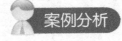 **案例分析**

老张买药

老张每次感冒后总是到附近医院找一名熟悉的老中医开方抓药，每次都能三剂见效，但前几次，为节约成本，老张拿到处方后，没有在医院抓药，而是到旁边一个小药房抓药，结果效果明显不如之前。后来老张请人鉴定了一下，认定小药房抓的药材质量没有问题，请问处方疗效降低的可能原因是什么？（温馨提示：老张煎煮出的药渣中半夏、大枣等明显还是整个）

（二）铁碾船

铁碾船又称药碾子、铁推槽等，是我国传统碾药工具之一，主要用于粉碎质地松脆、不吸湿和不与铁发生反应的药物,多用生铁铸造制成,专供粉碎少量药料之用。铁碾船主要由一个船形槽和一个具有中心轴的圆形碾轮构成(图2-1-9)。

(三)小型粉碎机

小型粉碎机又称打粉机,能快速粉碎各种较硬药物,如三七、灵芝、西洋参、珍珠、山慈菇等,比捣筒操作简单,省时省力。调剂用小型粉碎机主要有齿爪搅拌式小型粉碎机和小型球磨机等。

(四)乳钵

乳钵为粉碎和混合少量药物的常用工具,主要用于粉碎少量结晶性、非纤维性的脆性药物、贵重药和毒剧药物,也是水飞法的常用工具之一。用乳钵进行粉碎时,每次加药量不宜超过乳钵容积的1/4。乳钵主要由乳钵体和杵棒构成,常见的有瓷制、玻璃制和金属制乳钵,其中以瓷制和玻璃制乳钵较为常用。

(五)小钢锯和钢锉

小钢锯和钢锉也是我国传统的粉碎药物工具。小钢锯包括锯架(俗称锯弓子)和锯条两个部分,使用时将锯条安装在锯架上,主要用于将质地坚硬的木质、骨质类药材锯成小块或小段,便于进一步粉碎或调剂,如苏木、降香等药材。钢锉主要用于部分习惯用粉末但用量很小的名贵药材,这类药材由于用量较小,一般不事先准备,而是随处方加工,调配时,用钢锉将其锉为末,以利于进一步粉碎或调剂。随着现代调剂技术的进步,目前这两种工具在现代药房中使用日益减少。

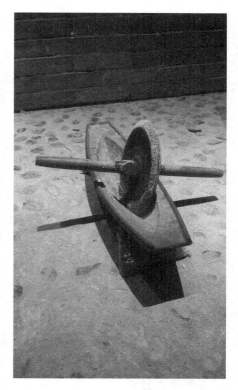

图 2-1-9　铁碾船

三、清洁工具

1.药筛　药筛用于加工过细药物的筛选和临方炮制药物与辅料的分离,以去掉杂质和非药用部分,使药物纯净。

2.药刷子　药刷子用于清洁药斗、药柜和铜缸等。

此外,药房中一般还备有鸡毛掸子、软布等洁净工具。

四、包装工具

1.包装纸　包装纸是整剂药物和处方中需要先煎、后下、包煎(加小布袋)、烊化、另煎、冲服等药物的包装用纸,俗称"门票"。包装纸的大小根据需要而定。

2.装药袋　装药袋是用于盛装调剂好的药物的纸袋。其大小根据需要而定。装药袋上面印有医院名称、汤剂煎煮知识、服法、禁忌等内容。

3.无毒塑料袋　无毒塑料袋用于装切剪成段、片后的鲜药。

4.扎线　扎线是用来捆扎药包的线绳,多为纸绳、塑料绳。

此外,还有订书机(纸袋封口用)等。

五、鉴方

用于压处方的硬木质或石质扁平长方体棍,可防止处方被风吹动并防止药物串味。其四面常写着汤头歌诀,可供中药调剂员在工作不忙时学习方剂知识。

→ 目标测试

一、选择题

(一)单项选择题

1.使用戥秤称取饮片时,操作正确的是(　　)。

A.右手持戥杆　　　　　　B.右手持戥砣　　　　　　C.左手持戥杆

D.左手取药　　　　　　　E.左手持戥纽

2.宜放在斗架的最远层或最上层的中药有(　　)。

A.黄芪、党参、甘草　　　　B.玫瑰花、代代花、厚朴花　　C.龙骨、龙齿、牡蛎

D.大黄、黄芩、黄柏　　　　E.藕节炭、茅根炭、地榆炭

3.不能装于同一药斗或上下药斗的药组是(　　)。

A.生甘草与炙甘草　　　　B.升麻与葛根　　　　　　C.丁香与郁金

D.羌活与独活　　　　　　E.龙骨与牡蛎

4.装斗时要求不宜过满,以免串斗,一般种子类饮片应装至药斗的(　　)。

A.1/4　　　　　　　　　　B.2/5　　　　　　　　　　C.3/5

D.4/5　　　　　　　　　　E.3/4

5.不同饮片捣碎的程度不同,法半夏一般应(　　)。

A.砸瓣　　　　　　　　　　B.砸劈　　　　　　　　　　C.砸烂

D.成粉　　　　　　　　　　E.成泥

(二)多项选择题

1.中药饮片调剂常用的计量工具包括(　　)。

A.戥秤　　　　　　　　　　B.盘秤　　　　　　　　　　C.天平

D.磅秤　　　　　　　　　　E.电子秤

2.中药饮片调剂常用的粉碎工具包括(　　)。

A.冲筒　　　　　　　　　　B.铁碾船　　　　　　　　　C.小型粉碎机

D.乳钵　　　　　　　　　　E.钢锉

3.中药饮片调剂时,"焦三仙"处方应付药物包括(　　)。

A.焦山楂　　　　　　　　　B.焦麦芽　　　　　　　　　C.焦神曲

D.焦槟榔　　　　　　　　　E.焦鸡内金

4.戥秤的主要构造包括(　　)。

A.戥盘　　　　　　　　　　B.戥纽　　　　　　　　　　C.戥砣

D.戥杆　　　　　　　　　　E.戥药

5.中药饮片调剂的主要设施有(　　)。

A.中药饮片斗架　　　　　　B.中药调剂台　　　　　　　C.毒性中药柜

D.冷藏柜　　　　　　　　　E.保险柜

二、简答题

1.查斗的主要内容有哪些?

2.如何使用戥秤?

3.装斗时如何进行"三查三对"?

(易东阳)

实训一　戥秤的使用

【实训目的】

(1)熟悉戥秤的形态、构成、称量范围。

(2)掌握戥秤的规范操作方法。

(3)能正确使用戥秤准确称取中药饮片。

【实训器具与耗材】

(1)实训器具:戥秤、药匙。

(2)实训耗材:薄荷、山药、牛蒡子、地骨皮、泽泻、滑石粉、小包装纸。

【实训操作】

(1)戥秤结构的识别:

①学生分组,相互说出主要部位的名称。

②学生相互给出不同重量,寻找戥星对应的位置。

(2)戥秤的使用:

①戥秤的校对:检查戥秤是否合格。

②称取:薄荷 30 g、山药 45 g、牛蒡子 30 g、地骨皮 45 g、泽泻 50 g、滑石粉 50 g 这 6 种饮片,使用戥秤分别称取,置于小包装纸上,相互检查操作的规范性和剂量的准确度。

【实训结果】

(1)画出戥秤的示意图:标明主要部位名称与戥秤量程。

(2)记录称取的 6 种中药饮片的重量,并计算称量误差。

【实训评价】　教师按戥秤使用技能考核评分表进行评价。

戥秤使用技能考核评分表

项目	评价要求	分值	得分
戥秤识别	1.可以准确地识别戥秤的主要组成部位 2.可以准确地识别戥秤的称量范围与刻度	10	
戥秤校对	1.在校对前对戥盘进行清洁 2.校对时能找到戥砣绳的位置 3.校对时准确地用右手抓取里纽 4.校对时可以做到"齐眉对戥"	20	
饮片称量	1.用左手虎口和食指、中指夹持戥秤,无名指、小指拢住戥砣绳 2.右手抓药放入戥盘内 3.左手持戥秤,左手拇指、食指将戥砣绳移至所需称量的戥星上 4.右手拇指和食指捏住戥纽,其余三指自然弯曲,向上屈右手腕使手心朝前 5.左手离开戥杆 6.举至齐眉,戥杆呈水平状态	30	
称量结果	1.5 min 内称量 6 种药 2.误差率在 10% 以内	20	

项目	评价要求	分值	得分
实训 态度	1.工作服、工作帽整洁无污物,佩戴整齐 2.不留长指甲、不染指甲 3.实训前、后工作环境保持整洁 4.实训态度认真严肃,无大声喧哗	20	
	总分	100	

（易东阳）

审　方

→ **学习目标**

（1）掌握中药处方审方的内容；掌握常见中药的处方应付、用药禁忌、毒麻中药品种及管理。

（2）熟悉处方的书写格式、书写原则与处方管理规定。

（3）了解处方的分类。

审方是指具有药师以上技术职务任职资格的专业技术人员在处方调配之前对处方的各项内容进行全面审核的过程。审方的药师应当认真逐项检查处方前记、正文和后记书写是否清晰、完整，并确认处方的合法性、用药的适宜性与正确性，确认处方是否有重复给药现象、是否有潜在临床意义的药物相互作用和配伍禁忌等。

审方是调剂工作的第一个关键环节，调剂人员不仅要对处方医师负责，更要确保患者用药安全有效，因此审方药师对处方所列各项内容必须详细审阅，只有确认处方书写清晰准确、内容完整正确，才能进行处方调配的下一步操作。在操作过程中，审方药师发现严重不合理用药或者用药错误，应当拒绝调剂，及时告知处方医师，并做好记录，按照有关规定报告。

任务一　中药处方的基本概念及书写

PPT

一、处方的基本概念

处方俗称为药方。《处方管理办法》中处方的定义：处方是由注册的执业医师和执业助理医师在诊疗活动中为患者开具的，由取得药学专业技术职务任职资格的药学专业技术人员审核、调配、核对，并作为患者用药凭证的医疗文书。处方包括医疗机构病区用药医嘱单。处方具有一定的技术意义、经济意义和法律意义。

中药处方是中医师辨证论治的书面记录和凭据，反映了中医师对患者病情的辨证立法和用药要求，记载着药品名称、剂量、剂数及煎服方法等内容，是中药调剂工作的依据，也是计价、统计的凭证。

知识链接

处方的意义

1.**法律意义**　在调查和处理医患纠纷或医疗事故时，处方是最重要的法律依据，若医师用药或药师调配不当造成医疗事故，按照相应的法律法规，医师或药师要承担法律责任。

2.**技术意义**　医师在处方中写明了药品名称、剂量、剂数及用法用量，为药学专业技术人员调剂发放药品、指导用药提供依据。

3.**经济意义**　处方是患者缴费的凭证，也是统计医疗药品消耗情况、制订采购药品预算的依据。

二、中药处方的类型

在医疗工作中,处方种类繁多,分类的角度和方法也不同,处方常有以下分类。

(一)根据不同时期或条件进行分类

1.经方 《黄帝内经》《伤寒论》《金匮要略》等经典著作中所记载的方剂。大多数组方严谨,疗效确实,经长期临床实践沿用至今。

2.时方 泛指从清代至今出现的方剂,其在经方基础上有很大发展。

3.法定处方 《中华人民共和国药典》及其他国家药品标准中所收载的处方,具有法律的约束力。

4.协定处方 由医院医师会同药师,根据经常性医疗需要,相互协商制定的方剂。对配方数量多的处方,做到预先配制与储备,以加快配方速度,缩短患者候药时间。还可减少差错,提高效率,保证配方质量。

5.秘方 又称禁方。指医疗上有独特疗效、秘传而不公开的处方。

6.单方、验方 单方是配伍比较简单而有良好药效的方剂,往往只有一两味药,力专效捷,服用简便。验方是指民间积累的经验方,简单而有效。以上方剂,大多数是民间流传并对某些疾病有效的药方。由于患者体质、病情各异,在使用时,最好有医师指导,以防发生意外。

7.医师处方 中医师根据患者实际情况辨证论治临时拟定的处方。该类处方针对性强,在临床实践中广泛应用。

(二)根据相关药事管理法规进行分类

1.麻醉处方 开具麻醉药品的特殊处方。

2.精神药品处方 开具精神药品的特殊处方。

3.普通处方 开具除麻醉药品、精神药品以外的其他药品的处方。

4.急诊处方 为急诊患者开具所需药品的处方。

5.儿科处方 14周岁以下儿童患者所需药品的处方。

三、中药处方的书写格式及要求

(一)中药处方的书写格式

《处方管理办法》中规定:处方标准由卫健委(原卫生部)统一规定,处方格式由省、自治区、直辖市卫生行政部门统一制定,处方由医疗机构按照规定的标准和格式印制。根据《国家中医药管理局关于印发中药处方格式及书写规范的通知》(国中医药医政发〔2010〕57号)文件精神,中药处方的格式应当包含以下内容。

1.处方前记 主要包括一般项目和中医诊断两个方面的内容。

(1)一般项目:包括医疗机构名称,费别,患者姓名、性别、年龄、门诊或住院病历号、科别或病区和床位号等。可添列特殊要求的项目。

(2)中医诊断:包括病名和证型(病名不明确的可不写病名),应填写清晰、完整,并与病历记载相一致。

2.处方正文 处方正文是整个处方的关键部分,以R或Rp(R或Rp是拉丁文Recipe"请取"的缩写)开头。中药饮片处方包括药品名称、数量、用量、用法,中成药还应当标明剂型、规格。

3.处方后记 处方后记主要包括医师签名和(或)加盖专用签章、处方日期;药品金额;审核、调配、核对、发药药师签名和(或)加盖专用签章。

(二)中药处方的书写要求

根据国家中医药管理局印发的《中药处方格式及书写规范》,中药处方的书写,因遵循以下要求。

(1)中药饮片处方的书写,应当遵循以下要求。

①应当体现"君、臣、佐、使"的特点要求。

②名称应当按《中华人民共和国药典》规定准确使用,《中华人民共和国药典》没有规定的,应当按

照本省(区、市)或本单位中药饮片处方用名与调剂给付的规定书写。

③剂量使用法定剂量单位,用阿拉伯数字书写,原则上应当以克(g)为单位,"g"(单位名称)紧随数值后。

④调剂、煎煮的特殊要求注明在药品右上方,并加括号,如打碎、先煎、后下等。

⑤对饮片的产地、炮制有特殊要求的,应当在药品名称之前写明。

⑥根据整张处方中药味多少选择每行排列的药味数,并原则上要求横排及上下排列整齐。

⑦中药饮片用法用量应当符合《中华人民共和国药典》规定,无配伍禁忌,有配伍禁忌和超剂量使用时,应当在药品上方再次签名。

⑧中药饮片剂数应当以"剂"为单位。

⑨处方用法用量紧随剂数之后,包括每日剂量、采用剂型(水煎煮、酒泡、打粉、制丸、装胶囊等)、每剂分几次服用、用药方法(内服、外用等)、服用要求(温服、凉服、顿服、慢服、饭前服、饭后服、空腹服等)等内容。例如:"每日1剂,水煎400 ml,分早晚两次空腹温服"。

⑩按毒麻药品管理的中药饮片的使用应当严格遵守有关法律、法规和规章的规定。

(2)中成药处方的书写,应当遵循以下要求。

①按照中医诊断(包括病名和证型)结果,辨证或辨证辨病结合选用适宜的中成药。

②中成药名称应当使用经药品监督管理部门批准并公布的药品通用名称,院内中药制剂名称应当使用经省级药品监督管理部门批准的名称。

③用法用量应当按照药品说明书规定的常规用法用量使用,特殊情况需要超剂量使用时,应当注明原因并再次签名。

④片剂、丸剂、胶囊剂、颗粒剂分别以片、丸、粒、袋为单位,软膏及乳膏剂以支、盒为单位,溶液制剂、注射剂以支、瓶为单位,应当注明剂量。

⑤每张处方不得超过5种药品,每一种药品应当分行顶格书写,药性峻烈的或含毒性成分的药物应当避免重复使用,功能相同或基本相同的中成药不宜叠加使用。

⑥中药注射剂应单独开具处方。

四、中药处方调剂与管理的规定

中药处方调剂除遵循前述要求外,《处方管理办法》中有关中药处方调剂与管理的还有以下内容。

(1)每张处方限于一名患者的用药。处方应字迹清楚,不得涂改;如需修改,处方医师应当在修改处签名并注明修改日期。

(2)处方开具当日有效。特殊情况下需延长有效期的,由开具处方的医师注明有效期限,但有效期最长不得超过3天。

(3)处方一般不得超过7日用量;急诊处方一般不得超过3日用量;对于某些慢性病、老年病或特殊情况,处方用量可适当延长,但医师应当注明理由。

(4)对毒、麻中药处方,医疗机构应当根据麻醉药品和精神药品处方开具情况,按照麻醉药品和精神药品品种、规格对其消耗量进行专册登记,登记内容包括发药日期、患者姓名、用药数量。专册保存期限为3年。

(5)中药处方由调剂处方药品的医疗机构妥善保存。普通处方、急诊处方、儿科处方保存期限为1年,含毒性中药的处方保存期限为2年,含麻醉中药的处方保存期限为3年。处方保存期满后,经医疗机构主要负责人批准、登记备案,方可销毁。

(6)医师利用计算机开具、传递普通处方时,应当同时打印出纸质处方,其格式与手写处方一致;打印的纸质处方经签名或者加盖签章后有效。药师核发药品时,应当核对打印的纸质处方,无误后发给药品,并将打印的纸质处方与计算机传递处方同时收存备查。

PPT

任务二　中药处方审核

一、审核处方前记

主要审核处方前记中的医疗机构名称、费别、患者姓名、性别、年龄、门诊或住院病历号、科别或病区和床位号等内容；注意检查书写是否清晰完整，有无遗漏，查看处方日期是否符合规定；注意检查临床诊断及患者是否是老年人或儿童，对于已婚女性，注意其是否处于妊娠期，以便于处方后续审核。

二、审核中药名称、剂量及处方应付常规

中药品种繁多，应用历史悠久，历代文献记载有所差异，且各个地区用药习惯不同，经常出现同物异名、同名异物、名称相近或相似的现象，一种中药往往有多个名称。中药调剂员应正确理解处方中中药名称，以便准确调配处方，确保临床用药安全有效。《处方管理办法》规定，药品名称应当使用规范的中文名称书写，医疗机构或者医师、药师不得自行编制药品缩写名称或者使用代号。中药饮片处方中应使用饮片名。原药材不能直接用于临床，必须经过炮制成为饮片后，才能供医师开方使用。凡临床医疗处方上出现的中药名，都默认为是饮片名。药材鲜用时，应注明，如"鲜薄荷""鲜芦根""鲜石斛"等。

（一）处方中的中药名称

中药饮片处方中的名称包括中药正名、别名、并开名等。

1. 正名　中药饮片正名是现行版本《中华人民共和国药典》一部、部（局）颁药品标准或炮制规范所收载的中药的规范化名称。中药饮片的正名只有一个，如人参、金银花、薄荷、茯苓等。

2. 别名　中药饮片的别名，又称"偏名"或"异名"，是指中药正名以外的名称，包括文献用名、地区用名、商品名称等。中药别名的形成，是在长期的用药实践中，根据中药名称的谐音、地方方言、形象隐喻、会意或药材产地、加工炮制以及功效、应用等特点，几经沿革流传下来的，如明代李时珍《本草纲目》收载的1892种药物中，收录的别名就有3380余个。有的药物有几个别名，有的药物甚至有十几个别名。别名一般有一定来历和含义，有的是在中药正名前冠以道地产地，如怀牛膝、杭菊花、川黄柏等；有的是在强调中药的采收季节，如绵茵陈、霜桑叶等；有的是在质量方面提出特殊要求，如肥知母、肉独活等；有的是强调该药物独特的功效，如川军、坤草等；有的是表明该药物的形态特征，如枣皮、虫衣等；有的则是在中药正名前冠以术语来说明医师对药物的炮制、品种、产地等方面的要求，如炙甘草、云苓、密银花等。很多中药别名已经历代沿用成习，至今仍有医者使用，造成了中药名称的混乱，妨碍了中药药名的规范化，给调剂工作带来很多困难与麻烦，甚至引起误解而造成差错事故，产生不良后果。为了保证用药安全有效，应当引起重视，调剂人员应掌握常用中药饮片处方的正名和别名知识（表2-2-1），审核处方时应注意有无别名，以保证调剂工作的顺利进行。

表 2-2-1　常见中药饮片的别名

正名	常见别名
丁香	公丁香、公丁、紫丁香、支解香
人参	林下参、园参、生晒参、白参
八角茴香	八角、大料、大茴香、舶茴香
九香虫	打屁虫、臭大姐、九里香
儿茶	孩儿茶、黑儿茶
刀豆	刀豆子、大刀豆、挟剑豆、刀鞘豆
三七	田七、参三七、旱三七、滇七、盘龙七、金不换
三棱	荆三棱、京三棱

续表

正名	常见别名
干姜	均姜、川干姜、白姜
土鳖虫	土元、地鳖虫、䗪虫、苏土元、盖子虫、簸箕虫
大血藤	红藤、红皮藤、大活血、红血藤
大青叶	菘蓝叶、板蓝叶
大黄	川军、生军、锦纹、西吉、雅黄、川大黄、西大黄、西军、西庄
大蓟	马刺草、虎蓟根
大腹皮	槟榔皮、槟榔衣、大腹毛
小茴香	西小茴、谷茴香
小蓟	刺菜、小刺盖
山豆根	广豆根、南豆根、苦豆根、豆根
山茱萸	枣皮、山萸肉、药枣
山药	淮山药、薯蓣、怀山药、毛山药、光山药
山奈	三奈、沙姜、山辣、香山奈
山楂	北山楂、东山楂、红果
山慈菇	毛慈姑、冰球子、山茨菰、茅慈姑
千年健	一包针、千年见、千颗针
千金子	续随子
川贝母	松贝、青贝、炉贝、川贝、尖贝、米贝、珍珠贝、虎皮贝、马牙贝
川牛膝	甜牛膝、拐牛膝
川芎	芎穷、坝川芎、川芎片
川楝子	金铃子、楝实
广金钱草	落地金钱、假花生
广藿香	藿香、枝香、藿香叶
女贞子	冬青子、女贞实
马勃	灰包、马粪包
马钱子	番木鳖、马前子
王不留行	王不留、留行子
天仙子	莨菪子、牙痛子
天冬	天门冬、肥天冬、明天冬
天花粉	栝楼根、瓜蒌根、花粉
天麻	赤箭、定风草、冬麻、明天麻
天葵子	千年老鼠屎
木瓜	酸木瓜、宣木瓜、皱皮木瓜
木香	云木香、老木香
木槿花	白槿花
木蝴蝶	玉蝴蝶、云故纸、千层纸、白故纸
木鳖子	土木鳖、漏苓子、木别子

续表

正名	常见别名
五加皮	南五加皮
五味子	北五味、五梅子、辽五味子
五倍子	百虫仓、百药煎、角倍、花倍
太子参	孩儿参、童参、米参
车前草	车轮菜、驴耳朵菜、车轱辘草
水银	活宝
牛蒡子	牛子、大力子、鼠粘子、恶实、关力子
牛膝	怀牛膝、淮牛膝
升麻	关升麻、龙眼根、窟窿牙根、绿升麻
化橘红	五爪红、七爪红、柚皮橘红、化州橘红、柚子皮
月季花	月月红、四季花
丹参	紫丹参、血丹参、川丹参、赤参
乌药	天台乌药、台乌、台片、香桂樟
乌梅	酸梅、建梅
火麻仁	麻子、大麻仁、麻子
巴豆	巴仁、江子、肥鼠子、巴果
巴戟天	鸡肠风、巴戟肉
玉竹	葳蕤、尾参、肥玉竹
甘草	国老、粉草、生草、甜草根、蜜草、炙草
甘遂	猫儿眼根、肿手花根
艾叶	艾蒿、蕲艾、祁艾
石决明	石决、海决、九孔石决明
石斛	黄草、金钗石斛、马鞭草、枫斗
石膏	白虎、白石膏、石羔
龙胆	胆草、龙胆草、关龙胆、坚龙胆
龙眼肉	元肉、桂圆肉、龙眼
北豆根	苦豆根、野豆根、蝙蝠藤
北沙参	莱阳参、北条参、海沙参、辽沙参、东沙参
仙鹤草	龙牙草、脱力草
白术	於术、东术、平术、於潜白术、杭白术
白芍	芍药、杭芍、亳芍、川芍、杭白芍、东芍
白芷	杭白芷、川白芷、香白芷、祁白芷
白附子	禹白附、鸡心白附、独角莲
白茅根	茅根、茅草根
白矾	明矾、生矾
白果	银杏、银杏果、公孙树子
白前	鹅管白前、软白前

续表

正名	常见别名
白鲜皮	北鲜皮
瓜蒌	栝楼、全瓜蒌、糖瓜蒌
瓜蒌子	瓜蒌仁
冬虫夏草	虫草、冬虫草、夏草冬虫
冬葵果	冬葵子
玄明粉	元明粉、风化硝
玄参	元参、黑参、乌元参、浙玄参
半枝莲	并头草、狭叶韩信草、牙刷草
半夏	麻芋子、三步跳、旱半夏、三叶半夏、清半夏、姜半夏、法半夏
地龙	蚯蚓、广地龙、土龙、沪地龙
地枫皮	追地风
地肤子	扫帚子
地骨皮	杞根、枸杞根皮
地黄	生地、怀地黄
地锦草	血见愁
亚麻子	胡麻仁
西红花	番红花、藏红花
西青果	藏青果、小诃子
西河柳	柽柳、三春柳、山川柳
西洋参	花旗参、洋参、美国人参
当归	全当归、岷当归、秦归、西当归、云归
肉苁蓉	寸芸、大云、大芸、淡大芸、苁蓉
肉豆蔻	玉果、肉果、肉叩、肉蔻
肉桂	桂皮、官桂、玉桂、企边桂
朱砂	丹砂、辰砂、光明砂、镜面砂、朱宝砂
竹节参	竹节七、竹节三七、竹节人参
竹茹	齐竹茹、竹二青、散竹茹
延胡索	玄胡索、延胡、元胡
血余炭	头发灰
全蝎	全虫、蝎子、淡水蝎
合欢花	夜合花
冰片	龙脑香、龙脑、梅片
决明子	草决明、马蹄决明
防己	粉防己、汉防己
防风	关防风、东防风
红花	草红花、红蓝花、杜红花、刺红花、红花毛

续表

正名	常见别名
红参	高丽参、边条参、别直参
红粉	红升、三仙丹
麦冬	麦门冬、寸冬、杭麦冬、川麦冬
远志	远志肉、小根草
赤小豆	红豆、野赤豆
芫花	紫芫花、老鼠花、头痛花、闹鱼花
花椒	川椒、蜀椒、红椒、大红袍
芥子	白芥子、黄芥子
苍术	茅术、毛术、南苍术
芡实	鸡头米、刺莲、鸡头莲
芦荟	老芦荟、乌七、油葱、象鼻草
芦根	苇根、苇茎
苏木	红柴、苏方木
杜仲	思仲、丝棉皮、绵杜仲、厚杜仲
豆蔻	白蔻、紫蔻、白豆蔻、圆豆蔻、原豆蔻、扣米
连翘	连召、连壳、青壳、青翘、老翘
吴茱萸	吴黄子、茶萸、吴萸、常茶萸、左力
牡丹皮	粉丹皮、洛阳花、丹皮、木芍药
牡蛎	左牡蛎、左壳、蚝壳
皂角刺	天丁、皂针、皂荚刺
佛手	川佛手、广佛手、佛手柑
谷精草	谷精珠、移星草
龟甲	下甲、龟壳、龟板、玄武板
辛夷	木笔花、望春花、玉兰花
羌活	黑药、川羌、蚕羌
沙苑子	沙苑蒺藜、潼蒺藜
沉香	海南沉、伽南香、盔沉、进口沉香
诃子	诃黎勒、诃子肉
补骨脂	破故纸、黑故子、黑故纸、故子
灵芝	赤芝、红芝、紫芝、木灵芝、菌灵芝、万年蕈、灵芝草
陈皮	橘皮、广陈皮、广橘皮、新会皮、红橘
附子	淡附片、黑顺片、白附片、炮附子
忍冬藤	金银藤、二花藤
鸡血藤	鸡血屯、血藤
青皮	四化青皮、个青皮
青果	橄榄

续表

正名	常见别名
青葙子	狼尾花、野鸡冠花
青蒿	苦蒿、黄花蒿、香蒿
青黛	靛花、靛沫、蓝靛
苦杏仁	杏仁
苦参	野槐根、山槐根
苘麻子	冬葵子
枇杷叶	杷叶、广杷叶、苏杷叶
枫香脂	白胶香、芸香
郁金	玉金、川郁金、黄丝郁金
昆布	江白菜、海带
知母	知母肉、毛知母、肥知母、西陵知母
使君子	留求子、索子果、病疳子
侧柏叶	扁柏、香柏、片柏、柏叶
佩兰	兰草、醒头草、省头草
金果榄	地苦胆、九牛胆、青牛胆
金钱草	神仙对坐草、四川大金钱草、过路黄
金银花	二花、双花、忍冬花、二宝花、密银花、东银花
金樱子	糖罐子、糖钵、刺梨、倒挂金钩
肿节风	两面针
鱼腥草	截菜
狗脊	金毛狗
闹羊花	黄杜鹃、三钱三、八厘麻、羊踯躅
卷柏	还魂草、回阳草
泽兰	地笋、地石蚕、地瓜儿苗
泽泻	建泽泻、川泽泻、禹孙
降香	降真香、紫降香
细辛	烟袋锅花、辽细辛、北细辛
荆芥	假苏、香荆芥
荜澄茄	山鸡椒、山胡椒
茵陈	白蒿、绵茵陈
茯苓	云苓、松苓、茯灵
茺蔚子	益母草子、坤草子
胡芦巴	芦巴子
胡椒	古月
南沙参	泡沙参、空沙参、泡参、三叶沙参
南鹤虱	虱子草、野胡萝卜子

续表

正名	常见别名
枳壳	川枳壳、江枳壳、陈枳壳
枳实	鹅眼枳实
栀子	山栀子、大红栀、黄栀子
枸杞子	枸杞、宁夏枸杞、西枸杞、杞果、甘枸杞
枸骨叶	功劳叶、苦丁茶
威灵仙	灵仙、黑薇
厚朴	川朴、温朴、重皮、赤朴、油朴、紫油厚朴
砂仁	阳春砂、缩砂、砂米、春砂仁、蜜砂仁
牵牛子	黑白丑、二丑
鸦胆子	苦参子、鸭蛋子、老鸦胆
哈蟆油	田鸡油、雪蛤、哈士蟆油
骨碎补	申姜、毛姜、猴姜、爬岩姜
钩藤	钩丁、大钩丁、双钩藤
香加皮	北五加皮、香五加皮、杠柳皮
香附	香附米、莎草根、香附子
香橼	香元、陈香圆
重楼	七叶一枝花、蚤休、独脚莲
胖大海	蓬大海、大海子、通大海、安南子、大海、大洞果
独活	川独活、肉独活、资丘独活、恩施独活、巴东独活、大活
首乌藤	夜交藤、何首乌藤
炮姜	黑姜
洋金花	风茄花、曼陀罗花
穿心莲	一见喜、斩蛇剑、榄核莲
秦艽	大艽、西大艽、麻花艽、左秦艽、秦纠
莱菔子	卜子、萝卜子、萝白子
莲花	荷花
莲房	莲蓬
莪术	文术
桔梗	北桔梗、南桔梗、苦桔梗、白桔梗
桃仁	山桃仁、扁桃仁、家桃仁
核桃仁	胡桃仁
夏枯草	夏枯头
柴胡	硬柴胡、香柴胡、南柴胡、北柴胡
党参	潞党参、西党、条党、川党参
铁皮石斛	枫斗、耳环石斛
射干	寸干、扁竹、乌扇

续表

正名	常见别名
凌霄花	紫葳
拳参	红蚤休、草河车、紫参
益母草	坤草、益母蒿、茺蔚
浙贝母	大贝、元宝贝、珠贝、象贝
娑罗子	苏罗子、天师栗
海螵蛸	乌贼骨
通草	大通草、通脱木、空心通草、方通草
预知子	八月扎、八月炸
桑叶	冬桑叶、霜桑叶
桑白皮	桑皮、桑根皮、亳桑皮、双白皮
桑寄生	广寄生、桑上寄生、寄生
黄芩	片芩、子芩、热河黄芩、枯芩、条芩
黄芪	元芪、黄耆、绵黄芪、北芪
黄连	鸡爪连、味连、雅连、川连
黄柏	元柏、川黄柏、川柏
菟丝子	吐丝子、黄藤子、豆寄生
菊花	滁菊、亳菊、杭菊、淮菊、贡菊、甘菊
梅花	白梅花、绿萼梅
野菊花	山菊花、野黄菊、苦薏
蛇床子	蛇床实
蛇蜕	龙衣、长虫皮、蛇退、蛇皮
甜瓜子	香瓜子
猪苓	亥苓、野猪粪
鹿衔草	鹿含草
商陆	见肿消、章柳根、牛大黄、地萝卜、山萝卜
旋覆花	伏花、金佛花
淫羊藿	仙灵脾、羊藿叶、三枝九叶草
淡竹叶	竹麦冬
续断	川断、川续断
款冬花	冬花、九九花、连三朵
葛根	干葛、野葛、柴葛
葶苈子	甜葶苈、北葶苈子、南葶苈子
萹蓄	扁蓄、扁竹
雄黄	明黄、腰黄、明雄黄
紫苏子	苏子、香苏子、黑苏子

正名	常见别名
紫河车	胎盘、人胞、胞衣
紫菀	辫紫菀、亳紫菀
黑芝麻	芝麻、脂麻
蒺藜	硬蒺藜、刺蒺藜、白蒺藜
蒲公英	黄花地丁、公英、婆婆丁
蒲黄	蒲棒粉
椿皮	椿根皮、椿白皮
硼砂	月石、西月石
路路通	九孔子、狼目、六六通、枫树果
蜈蚣	天龙
锦灯笼	挂金灯、酸浆实、灯笼果、红灯笼
矮地茶	紫金牛、平地木
蔓荆子	京子、万金子、荆条子、白布荆
蓼大青叶	靛青叶、蓝靛叶
槟榔	大腹子、海南子、大白、榔玉、宾门
酸枣仁	酸枣子、别大枣、刺枣、山枣
蝉蜕	虫衣、仙人衣、蝉衣、虫蜕、知了皮
罂粟壳	粟壳、米壳、御米壳
蕲蛇	白花蛇
槲寄生	北寄生、柳寄生、寄生子
墨旱莲	旱莲草、野葵花、烂脚草、黑墨草
僵蚕	姜虫、江虫、天虫、白僵蚕
鹤虱	北鹤虱、天名精
薤白	薤白头、小根蒜
薏苡仁	薏米、苡米、米仁、苡仁
壁虎	守宫、天龙、四脚蛇
瞿麦	野麦、十样景花、竹节草
蟾酥	虫酥、片酥、蛤蟆酥、蛤蟆浆
鳖甲	上甲、别甲、团鱼盖
麝香	脐香、元寸、寸香、当门子

3. 并开名 中药饮片的并开是指将疗效基本相似,或有协同作用的两种或两种以上中药合成一个药名书写,又称"合写"。如煅龙骨、煅牡蛎合写成"龙牡";制川乌、制草乌合写成"二乌";苍术、白术合写成"二术"等。调配时,则分别应付,如焦三仙 15 g,即焦山楂 5 g、焦麦芽 5 g、焦神曲 5 g。应注意的是,因各个地区用药习惯不一样,各地医师的并开用药习惯也有一定差异,调剂人员应了解常见并开药的应付,保证处方的正确调配。处方中常见中药的并开药名及调配应付见表 2-2-2。

表 2-2-2　常见中药的并开药名及调配应付

并开药名	调配应付	并开药名	调配应付
二门冬（二冬）	天冬、麦冬	全紫苏	紫苏叶、紫苏梗、紫苏子
二风藤	青风藤、海风藤	全藿香	广藿香叶、广藿香梗
二乌	制川乌、制草乌	赤白芍	赤芍、白芍
二丑	黑丑、白丑	苍白术	苍术、白术
二术	苍术、白术	芦茅根	芦根、茅根
二母	知母、贝母	杏苡仁	苦杏仁、薏苡仁
二地	生地黄、熟地黄	羌独活	羌活、独活
二地丁	蒲公英、紫花地丁	青陈皮	青皮、陈皮
二芍	赤芍、白芍	知贝母	知母、贝母
二决明	石决明、决明子	乳没	乳香、没药
二芽	谷芽、麦芽	荆防	荆芥、防风
二胡	柴胡、前胡	茯苓神	茯苓、茯神
二活	羌活、独活	枳壳实	枳壳、枳实
二蒺藜	刺蒺藜、沙苑子	砂蔻仁	砂仁、蔻仁
川怀膝	川牛膝、怀牛膝	荷叶梗	荷叶、荷梗
川草乌	川乌、草乌	桃红	桃仁、红花
天麦冬	天冬、麦冬	柴前胡	柴胡、前胡
龙牡	煅龙骨、煅牡蛎	猪茯苓	猪苓、茯苓
生龙牡	生龙骨、生牡蛎	棱术	三棱、莪术
生炒蒲黄	生蒲黄、炒蒲黄	腹皮子	大腹子、生槟榔
生熟地	生地黄、熟地黄	潼白蒺藜	刺蒺藜、沙苑子
生熟麦芽	生麦芽、炒麦芽	藿佩兰	广藿香、佩兰
生熟谷芽	生谷芽、炒谷芽	知柏	知母、黄柏
生熟枣仁	生枣仁、炒枣仁	炒知柏	炒知母、炒黄柏
生熟稻芽	生稻芽、炒稻芽	盐知柏	盐知母、盐黄柏
生熟薏米	生薏苡仁、炒薏苡仁	酒知柏	酒知母、酒黄柏
白术芍	白术、白芍	焦三仙	焦神曲、焦麦芽、焦山楂
冬瓜皮子	冬瓜皮、冬瓜子	炒三仙	炒神曲、炒麦芽、炒山楂
金银花藤	金银花、忍冬藤	焦四仙	焦神曲、焦麦芽、焦山楂、焦槟榔

4. 处方全名　一般在正名前加术语而组成处方全名。术语表示医师对中药饮片的炮制、品种、质量、产地等方面的要求。处方全名如酒黄连、熟大黄、明天麻、怀山药等。每种中药可以有一个或数个处方全名。医师常用的术语主要有以下几种。

（1）炮制类：中药采用不同的炮制方法，可获得不同的疗效。如酒大黄可缓和大黄泻下作用；炮附子（制）可消除附子毒性；炙首乌（黑豆、黄酒炙）补肝肾、益精血、乌须发；炙麻黄（蜜炙）可缓和麻黄辛散之性，增强止咳平喘之功；柴胡（醋炙）增强其疏肝解郁之功等。

（2）产地类：中药讲究道地药材，因药物产地与药物疗效有着密切关系，医师根据病情需要，常在药名前标明产地。如河南武陟的牛膝、浙江桐乡的杭菊、安徽亳州白芍、江苏靖江的江枳壳等。

（3）产时、新陈类：药材的采收季节与质量有密切的关系。有的以新鲜者为佳，有的以陈久者为佳。如绵茵陈，以初春细幼苗质软如绒者佳；霜桑叶，于秋后经霜者采集为好；鲜芦根、鲜石斛、鲜茅根等需用鲜品;陈香橼、陈麻黄等需用陈品。

(4)质地类:药材的质地与药物的质量有密切关系,为保证药品的质量,医师处方对质地也有要求。如浮水青黛(青黛以色蓝、质轻者为优)、空沙参(正名南沙参,质地松泡,断面有裂痕)、明天麻(天麻以质坚实、略呈透明状者为优),以及肥玉竹、细木通、枯黄芩等。

(5)质量类:中药饮片质量的优劣,直接影响疗效,历代医家非常重视药材的质量。如九孔石决明,是指贝壳边缘具有 8~9 个明显小孔者;马蹄决明,即决明子,是指形状似马蹄者。尚有左牡蛎、金毛狗脊等。

(6)修治类:修治是指除去杂质和非药用部位,以洁净药材,保证药材符合医疗需要。如人参(去芦)、远志(去心)、山楂(去核)、杏仁(去皮)、乌梢蛇(去头、鳞片)、斑蝥(去头、足、翅)、巴豆(去油)等。

(7)颜色、气味类:药材的颜色和气味与药材的质量有密切关系。如紫丹参、红茜草、黑玄参、香白芷、苦杏仁、甜桔梗等。

(二)处方应付

中药处方应付是指在中药调剂过程中根据医师处方要求和地区传统调配习惯进行中药处方调配。不同炮制规格的饮片,治疗作用不同,因此中医诊治不同病证使用的是不同炮制规格的饮片。中药调剂员在调剂处方时,应按中药处方应付常规进行调配,严禁生炙不分、以生代炙、以炙代生和乱代乱用。2009 年 3 月《国家中医药管理局关于中药饮片处方用名和调剂给付有关问题的通知》发布,要求各医疗机构应当执行本省(区、市)的中药饮片处方用名与调剂给付的相关规定。没有统一规定的,各医疗机构应当制定本单位中药饮片处方用名与调剂给付规定。制定的中药饮片处方用名与调剂给付规定应符合国家有关标准和中医药理论。由于历史原因,目前全国各地关于生、炙品种的应付有一定差异,因此调剂人员应熟练掌握地方的"中药炮制规范"及"处方应付常规",准确调配处方。

(1)处方直接写药名(或注明炒),需调配清炒的品种,如蔓荆子、牛蒡子、王不留行、苍耳子、紫苏子、白芥子、牵牛子、决明子、麦芽、谷芽、稻芽等。

(2)处方直接写药名(或注明炒),需调配麸炒的品种,如苍术、白术、薏苡仁、枳实、枳壳、僵蚕等。

(3)处方直接写药名(或注明炒、烫),需调配砂炒的品种,如龟甲、鳖甲、狗脊、骨碎补等。

(4)处方直接写药名(或注明炒),需调配滑石粉炒制的品种,如水蛭、刺猬皮、狗肾等。

(5)处方直接写药名(或注明炙),需调配酒炙的品种,如山茱萸、女贞子、蕲蛇、乌梢蛇等。

(6)处方直接写药名(或注明炒、炙),需调配醋炙的品种,如乳香、没药、延胡索、五灵脂、青皮、香附、甘遂、大戟、芫花、商陆等。

(7)处方直接写药名(或注明炒、炙),需调配盐炙的品种,如小茴香、补骨脂、车前子、益智仁、杜仲、橘核、胡芦巴、巴戟天等。

(8)处方直接写药名(或注明炒、炙),需调配蜜炙的品种,如款冬花、枇杷叶、紫菀、桑白皮等。

(9)处方直接写药名(或注明煅),需调配煅制的品种,如龙骨、牡蛎、龙齿、瓦楞子、自然铜、代赭石、炉甘石、花蕊石、寒水石、钟乳石、海浮石等。

(10)处方直接写药名(或注明炒、煅),需调配炭制的品种,如地榆、侧柏叶、蒲黄、血余炭、棕榈、干漆等。

(11)处方直接写药名,需调配漂去咸味的品种,如海藻、昆布、海螵蛸、肉苁蓉等。

(12)处方直接写药名(或注明制、炙),需调配炮制的品种,如川乌、草乌、天南星、半夏、白附子、马钱子、巴豆、藤黄、吴茱萸、淫羊藿等。

此外,直接写药名或注明炒(制、炙)时,需要付姜汁制、药汁制、米炒、土炒、煨制及米泔水制等一律按要求应付。

三、审核中药处方的用药禁忌

中药处方的用药禁忌主要包括配伍禁忌和妊娠禁忌,调剂人员在审方时尤其要重视该项内容,一旦发现存在用药禁忌,及时与处方医师联系,更正相关内容,避免医疗事故的发生。

（一）审配伍禁忌

凡两种药物合用，使药效降低或丧失，甚至能产生毒副作用的，称为配伍禁忌。古人在长期的医疗实践中，总结出中药配伍使用能产生协同、抑制和拮抗作用。其中协同作用的中药配伍与抑制毒性、峻猛药性的中药配伍是临床医师可以使用的配伍，但是拮抗作用的中药配伍能产生或增强药物的毒副作用，有害于人体，是临床医师应该避免使用的配伍，即配伍禁忌。

1.“十八反”与“十九畏” 历代中医药书籍对中药配伍禁忌的论述不尽一致，影响较大的有《儒门事亲》中的“十八反”和《医经小学》中的“十九畏”，并编成歌诀，便于习诵。“十八反”和“十九畏”是古代医家用药的经验总结，我们必须对歌诀所记述的药对采取慎重态度，避免盲目配伍应用。

（1）“十八反”歌诀：本草明言十八反，半蒌贝蔹及攻乌，藻戟遂芫俱战草，诸参辛芍叛藜芦。具体含义如下：乌头（川乌、附子、草乌）反半夏、瓜蒌、瓜蒌皮、瓜蒌子、天花粉、川贝母、浙贝母、平贝母、伊贝母、湖北贝母、白蔹、白及；甘草反甘遂、京大戟、红大戟、海藻、芫花；藜芦反人参、人参叶、西洋参、北沙参、南沙参、丹参、玄参、苦参、细辛、赤芍、白芍。

（2）“十九畏”歌诀：硫黄原是火中精，朴硝一见便相争；水银莫与砒霜见，狼毒最怕密陀僧；巴豆性烈最为上，偏与牵牛不顺情；丁香莫与郁金见，牙硝难合荆三棱；川乌草乌不顺犀，人参最怕五灵脂；官桂善能调冷气，若逢石脂便相欺；大凡修合看顺逆，炮爁炙煿莫相依。具体含义如下：硫黄畏芒硝（包括玄明粉），水银畏砒霜，狼毒畏密陀僧，巴豆（包括巴豆霜）畏牵牛子（包括黑丑、白丑），丁香（包括母丁香）畏郁金，川乌、草乌（包括附子）畏犀角（水牛角代），芒硝（包括玄明粉）畏三棱，官桂畏赤石脂，人参（包括人参叶）畏五灵脂。

2.《中华人民共和国药典》（简称《中国药典》）相关规定 《中国药典》（2020年版）一部在药材与饮片的“用法用量”中对不宜同用的药物做了明确规定，目前尚未突破“十八反”和“十九畏”的范围，具体的规定内容如下。

（1）川乌、制川乌、草乌、制草乌、附子不宜与半夏、清半夏、姜半夏、法半夏、瓜蒌、瓜蒌子、瓜蒌皮、天花粉、川贝母、浙贝母、平贝母、伊贝母、湖北贝母、白蔹、白及同用。

（2）甘草不宜与海藻、京大戟、甘遂、芫花同用。

（3）藜芦不宜与人参、人参叶、西洋参、红参、党参、苦参、玄参、丹参、南沙参、北沙参、细辛、赤芍、白芍同用。

（4）硫黄、三棱不宜与芒硝、玄明粉同用。

（5）狼毒不宜与密陀僧同用。

（6）巴豆、巴豆霜不宜与牵牛子同用。

（7）丁香不宜与郁金同用。

（8）肉桂不宜与赤石脂同用。

（9）五灵脂不宜与人参、人参叶、红参同用。

对处方中有配伍禁忌的，应当拒绝调配。请处方医师再次审核，更正或在配伍禁忌处签名，方可进行处方调配。调配后，原处方留存2年备查。

（二）审妊娠禁忌

审方药师在审核处方时，应特别注意处方前记中的患者性别、年龄、婚否等内容，若为育龄妇女开具的处方，审查正文时必须注意审查有无妊娠禁忌用药。凡能影响胎儿生长发育、有致畸作用，甚至造成堕胎的中药为妊娠禁忌用药。妇女妊娠期间，凡属于毒性药、破血逐瘀药、行气药、逐水药、峻泻药等毒性大、作用猛烈的药物，均有可能对孕妇或胎儿造成不同程度损害，应慎用或禁用。

《中国药典》（2020年版）一部将妊娠禁忌用药分为孕妇禁用药和孕妇慎用药两类。

1.孕妇禁用药 孕妇禁用的均为毒性中药，凡禁用的中药绝对不能使用。如丁公藤、三棱、土鳖虫、千金子、千金子霜、川乌、马钱子、马钱子粉、天仙子、天仙藤、巴豆、巴豆霜、水蛭、甘遂、朱砂、全蝎、红粉、芫花、两头尖、阿魏、京大戟、闹羊花、草乌、制草乌、牵牛子、轻粉、洋金花、莪术、猪牙皂、商陆、斑蝥、雄黄、蜈蚣、罂粟壳、麝香、大皂角、天山雪莲等。

2.孕妇慎用药 孕妇慎用的大多是性质猛烈或有小毒的中药，包括通经祛瘀、行气破滞及药性辛热的中药,可根据孕妇病情,酌情使用。没有必要时应避免使用,以免发生事故。如人工牛黄、三七、大黄、川牛膝、小驳骨、王不留行、天花粉、天南星、制天南星、天然冰片(右旋龙脑)、木鳖子、牛黄、牛膝、片姜黄、艾片(左旋龙脑)、白附子、玄明粉、芒硝、西红花、肉桂、华山参、冰片(含合成龙脑)、红花、芦荟、苏木、牡丹皮、体外培育牛黄、皂矾、没药、附子、苦楝皮、郁李仁、虎杖、制川乌、赭石、金铁锁、乳香、卷柏、草乌叶、枳壳、枳实、禹余粮、急性子、桂枝、桃仁、凌霄花、益母草、通草、黄蜀葵花、常山、硫黄、番泻叶、蒲黄、漏芦、薏苡仁、瞿麦、蟾酥等。

调配时,若有孕妇慎用药,需请处方医师在处方上注明,无误后调剂,且处方留存药店 2 年。

知识链接

妊娠禁忌歌诀

蚖斑水蛭及虻虫,乌头附子配天雄;野葛水银并巴豆,牛膝薏苡与蜈蚣;

三棱芫花代赭麝,大戟蝉蜕黄雌雄;牙硝芒硝牡丹桂,槐花牵牛皂角同;

半夏南星与通草,瞿麦干姜桃仁通;硇砂干漆蟹爪甲,地胆茅根都失中。

四、审核毒麻中药的用法用量

毒麻药品管理不善或使用不当,会对人民的健康及社会治安造成严重危害。《中华人民共和国药品管理法》规定,国家对麻醉药品、精神药品、毒性药品、放射性药品,实行特殊的管理方法。其目的在于正确发挥特殊药品防病治病的积极作用,严防因管理不善或使用不当而对人民的健康及社会治安造成危害。

(一)毒性中药

毒性中药是指毒性剧烈,治疗剂量与中毒剂量相近,使用不当会致人中毒或死亡的中药。生产、储存、使用应严格控制。

为了保证医疗质量,正确使用毒性中药,保障人民健康,加强对医疗用毒性药品的管理,国务院1988 年 12 月 27 日发布了《医疗用毒性药品管理办法》,就毒性药品生产、收购、供应、配制、计划的主管部门责任等做出明确规定。

1.毒性中药的范围　《医疗用毒性药品管理办法》所列毒性中药共 28 种:砒石(红砒、白砒)、砒霜、水银、生马钱子、生川乌、生草乌、生白附子、生附子、生半夏、生南星、生巴豆、斑蝥、红娘虫、青娘虫、生甘遂、生狼毒、生藤黄、生千金子、闹阳花、生天仙子、雪上一枝蒿、红升丹、白降丹、蟾酥、洋金花、红粉、轻粉、雄黄。

28 种毒性中药的应用见表 2-2-3。

表 2-2-3　28 种毒性中药的应用简表

名称	来源	性味归经	功效	用法用量	注意事项
砒石 (红砒、 白砒)	本品为氧化物类矿物砷华的矿石	辛,酸,热,有毒。归胃、肠经	劫痰截疟,杀虫,蚀恶肉	内服:入丸、散,0.003～0.075 g。外用:研末撒、调敷或入膏药中贴之	有大毒,用时宜慎。体虚者及孕妇忌服
砒霜	本品为砒石经升华而得的精制品	辛,酸,热,有毒。归脾、肺、胃、大肠经	劫痰,蚀疮去腐,截疟,蚀腐,杀虫	内服:入丸、散,0.003～0.009 g。外用:研末撒或调敷,或入膏药中贴之	本品毒性比砒石更剧,内服宜谨慎。体虚者及孕妇忌服

续表

名称	来源	性味归经	功效	用法用量	注意事项
水银	本品为液态金属汞,天然汞矿不甚多见,通常是用辰砂矿石加热蒸馏而得	辛,寒,有毒。入心、肝、肾经	杀虫,灭虱	外用适量,不可内服	孕妇忌用
生马钱子	本品为马钱科植物马钱的干燥成熟种子。冬季采收成熟果实,取出种子,晒干	苦,温,有大毒。归肝、脾经	通络止痛,散结消肿	0.3～0.6 g,炮制后入丸、散用	孕妇禁用;不宜多服、久服及生用;运动员慎用;有毒成分能经皮肤吸收,外用不宜大面积涂敷
生川乌	本品为毛茛科植物乌头的干燥母根。6月上旬至8月上旬采挖,除去子根、须根及泥沙,晒干	辛,苦,热,有大毒。归心、肝、肾、脾经	祛风除湿,温经止痛	一般炮制后用,生品内服宜慎	生品内服宜慎;孕妇禁用;不宜与半夏、瓜蒌、瓜蒌子、瓜蒌皮、天花粉、川贝母、浙贝母、平贝母、伊贝母、湖北贝母、白蔹、白及同用
生草乌	本品为毛茛科植物北乌头的干燥块根。秋季茎叶枯萎时采挖,除去须根和泥沙,干燥	辛,苦,热,有大毒。归心、肝、肾、脾经	祛风除湿,温经止痛	一般炮制后用	同生川乌
生白附子	本品为天南星科植物独角莲的干燥块茎	辛,温,有毒。归胃、肝经	祛风痰,定惊搐,解毒散结,止痛	3～6 g。一般炮制后用,外用生品适量捣烂,熬膏或研末,以酒调敷患处	孕妇慎用。生品内服宜慎
生附子	本品为毛茛科植物乌头的子根的加工品	辛,甘,热,有毒。归心、肾、脾经	回阳救逆,补火助阳,散寒止痛	3～15 g,先煎,久煎	孕妇慎用;不宜与半夏、瓜蒌、瓜蒌子、瓜蒌皮、天花粉、川贝母、浙贝母、平贝母、伊贝母、湖北贝母、白蔹、白及同用
生半夏	本品为天南星科植物半夏的干燥块茎,夏、秋二季采挖,洗净,除去外皮和须根,晒干	辛,温,有毒。归脾、胃、肺经	燥湿化痰,降逆止呕,消痞散结	内服一般炮制后用,3～9 g,外用适量,磨汁涂,或研末以酒调敷患处	不宜与川乌、制川乌、草乌、制草乌、附子同用;生品内服宜慎
生天南星	本品为天南星科植物天南星、异叶天南星或东北天南星的干燥块茎。秋、冬二季茎叶枯萎时采挖,除去须根及外皮,干燥	苦,辛,温,有毒。归肺、肝、脾经	散结消肿、外用治痈肿、蛇虫咬伤	外用生品适量,研末以酒或醋调敷	孕妇慎用;生品内服宜慎

名称	来源	性味归经	功效	用法用量	注意事项
生巴豆	本品为大戟科植物巴豆的干燥成熟果实。秋季果实成熟时采收,堆置2～3天,摊开,干燥	辛,热,有大毒,归胃、大肠经	外用蚀疮	外用适量,研末涂患处,或捣烂后以纱布包擦患处	孕妇禁用,不宜与牵牛子同用
斑蝥	本品为昆虫南方大斑蝥或黄黑小斑蝥的干燥体。夏、秋二季捕捉,闷死或烫死,晒干	辛,热,有大毒。归肝、胃、肾经	破血逐瘀,散结消癥,攻毒蚀疮	0.03～0.06 g,炮制后多入丸、散服;外用适量,研末或浸酒、醋,或制油膏涂敷患处,不宜大面积使用	本品有大毒,内服宜慎,孕妇禁用
红娘虫	本品为蝉科动物红娘子的干燥虫体	苦,辛,平,有毒。归心、肝、胆经	攻毒、通瘀、破积	内服:研末入丸、散,0.1～0.3 g。外用:适量,研末作饼敷贴	体弱、无瘀者及孕妇禁服
青娘虫	本品为动物绿芫青的全虫	辛,温,有毒	攻毒,破瘀,逐水	内服:入丸、散,1～2只。外用:适量,研末调敷	体虚者及孕妇禁服
生甘遂	本品为大戟科植物甘遂的干燥块根。春季开花前或秋末茎叶枯萎后采挖,撞去外皮,晒干	苦,寒,有毒。归肺、肾、大肠经	泻水逐饮,消肿散结	0.5～1.5 g,炮制后多入丸、散服。外用适量,生用	孕妇禁用;不宜与甘草同用
生狼毒	本品为大戟科植物月腺大戟或狼毒大戟的干燥根。春、秋二季采挖,洗净,切片,晒干	辛,平,有毒。归肝、脾经	散结,杀虫	熬膏外敷	不宜与密陀僧同用
生藤黄	本品为藤黄科植物藤黄的胶质树脂	酸涩,有毒	峻泻,止血消痈	只供配成药用。一次极量0.5 mg	有大毒。过量可致死
生千金子	本品为大戟科植物续随子的干燥成熟种子。夏、秋二季果实成熟时采收,除去杂质,干燥	辛,温,有毒。归肝、肾、大肠经	泻下逐水,破血消癥;外用疗癣蚀疣	1～2 g,去壳,去油用,多入丸、散服。外用适量,捣烂敷患处	孕妇禁用。以免中毒

续表

名称	来源	性味归经	功效	用法用量	注意事项
闹羊花	本品为杜鹃花科植物羊踯躅的干燥花。4—5月花初开时采收,阴干或晒干	辛,温,有大毒。归肝经	祛风除湿,散瘀定痛	0.6~1.5 g,浸酒或入丸、散服。外用适量,煎水洗	体虚者及孕妇禁用
生天仙子	本品为茄科植物莨菪的干燥成熟种子。夏、秋二季果皮变黄色时,采摘果实,暴晒,打下种子,筛去果皮、枝梗,晒干	苦,辛,温,有大毒。归心、胃、肝经	解痉止痛,平喘,安神	0.06~0.6 g	心脏病、心动过速、青光眼患者及孕妇禁用
雪上一枝蒿	本品为毛茛科植物短柄乌头等的块根。夏末秋初挖取块根,去掉苗叶及小根,洗净晒干,装麻袋内撞击之,使外表光滑	苦,辛,温,有大毒。归肝经	消炎止痛,祛风除湿	内服:研末,每次不超过0.02 g,1日量不超过0.04 g。外用:适量,浸酒涂擦;或研末调敷;或煎汤熏洗	有剧毒,未经炮制,不宜内服。服药期间,忌食生冷、豆类、牛羊肉
红升丹	本品为水银、火硝、白矾、朱砂、雄黄、皂矾制炼而成的红色氧化汞	辛,热,有大毒。归脾、肺经	拔毒提脓,去腐生肌,杀虫燥湿	外用:适量,研极细末,或与其他药配成散剂;或制成药捻插入疮口。内服:0.03~0.06 g,装胶囊	本品有毒,一般不宜内服。外用亦不宜大量持久使用,近口、眼、乳头、脐中等部位不宜使用;疮面过大时亦不宜使用,以防蓄积中毒。肝肾功能不全者、孕妇禁用
白降丹	本品为氯化汞和氯化亚汞的混合结晶	辛,热,有毒。归脾经	消痈,溃脓,蚀腐,杀虫	外用:研末撒疮头上,或联合他药研末调涂,或制成药捻	有毒,具腐蚀性,切忌内服。外用亦宜微量
蟾酥	本品为蟾蜍科动物中华大蟾蜍或黑眶蟾蜍的干燥分泌物。多于夏、秋二季捕捉蟾蜍,洗净,挤取耳后腺和皮肤腺的白色浆液,加工,干燥	辛,温,有毒。归心经	解毒,止痛,开窍醒神	0.015~0.03 g,多入丸、散服。外用适量	孕妇慎用

续表

名称	来源	性味归经	功效	用法用量	注意事项
洋金花	本品为茄科植物白花曼陀罗的干燥花。4—11月花初开时采收,晒干或低温干燥	辛,温,有毒。归肺、肝经	平喘止咳,解痉定痛	0.3~0.6 g,宜入丸、散服;亦可用作卷烟分次燃吸(一日量不超过1.5 g)。外用适量	孕妇,外感及痰热咳喘、青光眼、高血压、心动过速患者禁用
红粉	本品为红氧化汞(HgO)	辛,热,有大毒。归肺、脾经	拔毒,除脓,去腐,生肌	外用适量,研极细粉单用或与其他药味配成散剂或制成药捻	本品有毒,只可外用,不可内服;外用亦不宜久用;孕妇禁用
轻粉	本品为氯化亚汞(Hg₂Cl₂)	辛,寒,有毒。归大肠、小肠经	外用杀虫,攻毒,敛疮;内服祛痰消积,逐水通便	外用适量,研末掺敷患处。内服:每次0.1~0.2 g,一日1~2次,多入丸剂或装胶囊服,服后漱口	本品有毒,不可过量;内服慎用;孕妇禁服
雄黄	本品为硫化物类矿物雄黄族雄黄,主含二硫化二砷(As₂S₂)。采挖后,除去杂质	辛,温;有毒。归肝、大肠经	解毒杀虫,燥湿祛痰,截疟	0.05~0.1 g,入丸、散用。外用适量,熏涂患处	内服宜慎;不可久用;孕妇禁用

《中国药典》(2020年版)第一部共收载毒性中药79种,分为三类,其中"大毒"8种、"小毒"30种、"有毒"41种。现将《中国药典》(2020年版)所收载的毒性中药的品种、用法用量及注意事项分类介绍,见表2-2-4。

表2-2-4 《中国药典》(2020年版)收载的毒性中药简表

分类	品名	有毒成分	用法与用量
大毒类毒性中药	川乌	中乌头碱、次乌头碱及乌头碱	3~9 g,一般炮制后用;生品内服宜慎。不宜与贝母类、半夏、瓜蒌、天花粉、贝母、白蔹、白及同用
	马钱子	番木鳖碱、马钱子碱	0.3~0.6 g,炮制后入丸、散服,不宜生用
	巴豆	巴豆树脂、巴豆毒素等	外用适量,研末涂患处,或捣烂以纱布包擦患处。不宜与牵牛子同用
	红粉	氧化汞(HgO)	外用适量,研极细粉单用或与其他药味配成散剂或制成药捻
	草乌	中乌头碱、次乌头碱及乌头碱	同川乌一般炮制后用;生品内服宜慎
	斑蝥	斑蝥素等	0.03~0.06 g,炮制后用;外用适量
	天仙子	莨菪碱、阿托品等	0.06~0.6 g,心脏病、心动过速、青光眼患者忌用
	闹羊花	杜鹃花毒素	0.6~1.5 g,浸酒或入丸、散服;外用适量

续表

分类	品名	有毒成分	用法与用量
小毒类毒性中药	丁公藤	莨菪碱素、莨菪碱苷	3～6 g,配制酒剂,内服或外用
	九里香	酚类	6～12 g,外用鲜品适量,捣烂敷患处
	土鳖虫	氨基酸	3～10 g
	大皂角	三萜皂苷	1～1.5 g,多入丸、散服。外用适量,研末吹鼻取嚏或研末调敷患处
	川楝子	川楝素	5～10 g。外用适量,研末调涂
	小叶莲	鬼臼毒素	3～9 g,多入丸、散服
	飞扬草	多酚类、黄酮类	6～9 g,外用适量,煎水洗
	水蛭	多肽类、水蛭素	1～3 g
	艾叶	艾草素	3～9 g,外用适量,供灸治或熏洗用
	北豆根	北豆根总碱	3～9 g
	金铁锁	三萜皂苷、环肽和内酰胺类	0.1～0.3 g,多入丸、散服,外用适量
	红大戟	大戟素	1.5～3 g,入丸、散服,每次 1 g;内服醋制用。外用适量,生用
	两面针	生物碱	5～10 g。外用适量,研末调敷或煎水洗患处
	吴茱萸	吴茱萸次碱	2～5 g。外用适量
	苦木	苦木总碱	枝 3～4.5 g;叶 1～3 g。外用适量
	苦杏仁	苦杏仁苷	5～10 g,生品入煎剂后下
	草乌叶	乌头碱、次乌头碱	1～1.2 g,多入丸、散服
	南鹤虱	细辛醚、内酯类	3～9 g
	鸦胆子	鸦胆子苷、鸦胆子碱	0.5～2 g,用龙眼肉包裹或装入胶囊吞服。外用适量
	重楼	皂苷	3～9 g。外用适量,研末调敷
	急性子	槲皮素糖苷、鸦胆子碱	3～5 g
	蛇床子	酚类	3～10 g。外用适量,多煎汤熏洗,或研末调敷
	猪牙皂	皂苷	1～1.5 g,多入丸、散服;外用适量,研末吹鼻或研末调敷患处
	绵马贯众	绵马酸	4.5～9 g
	紫萁贯众	东北贯众素、紫萁内酯	5～9 g
	蒺藜	亚硝酸钾	6～10 g
	榼藤子	皂苷	10～15 g
	鹤虱	天名精内酯	3～9 g
	翼首草	三萜皂苷	1～3 g

续表

分类	品名	有毒成分	用法与用量
	三颗针	小檗碱	9~15 g
	干漆	漆酚等	2.5~4.5 g,孕妇及体虚无瘀者慎用
	土荆皮	土荆皮酸等	外用适量
	山豆根	苦参碱、紫檀素等	3~9 g
	千金子	千金子甾醇等	1~2 g,去壳,去油用,多入丸、散服。外用适量,捣烂敷患处
	制川乌	中乌头碱、次乌头碱及乌头碱	1.5~3 g,先煎、久煎
	天南星	三萜皂苷等	外用生品适量,研末以醋或酒调敷患处
	木鳖子	木鳖子皂苷等	0.9~1.2 g。外用适量,研末,用油或醋调涂患处
	水蛭	多肽类、水蛭素	1~3 g
	甘遂	三萜类	0.5~1.5 g,炮制后多入丸、散服。外用适量,生用
	仙茅	鞣质	3~10 g
	白果	氰苷、白果酸等	5~10 g,生食有毒
	白屈菜	白屈菜碱	9~18 g
	白附子	苷类等	3~6 g。一般炮制后用,外用生品适量捣烂,熬膏或研末以酒调敷患处
有毒类毒性中药	半夏	生物碱等	内服一般炮制后使用,3~9 g。外用适量,磨汁涂或研末以酒调敷患处
	朱砂	硫化汞(HgS)	0.1~1.5 g,多入丸、散服;外用适量
	华山参	阿托品、东莨菪碱等	0.1~1.2 g,不宜多服
	全蝎	蝎毒素	3~6 g
	芫花	芫花素等	1.5~3 g。醋芫花研末吞服,一次 0.6~0.9 g,一日 1 次。外用适量
	苍耳子	苍耳苷等	3~10 g
	两头尖	类乌头碱等	1~3 g,外用适量
	附子	中乌头碱等	3~15 g,先煎,久煎
	苦楝皮	苦楝素等	3~6 g。外用适量,研末,用猪脂调敷患处
	金钱白花蛇	蛇毒素	2~5 g。研粉吞服 1~1.5 g
	京大戟	生物碱等	1.5~3 g。入丸、散服,每次 1 g;内服醋制用。外用适量,生用
	制草乌	乌头碱等	1.5~3 g,宜先煎、久煎,余同生川乌
	牵牛(黑白丑)	牵牛子苷等	3~6 g。入丸、散服,每次 1.5~3 g
	轻粉	氯化亚汞(Hg_2Cl_2)及少量升汞($HgCl_2$)	本品有毒,不可过量;内服慎用;孕妇禁服
	香加皮	杠柳苷 C 等	3~6 g
	洋金花	莨菪碱、东莨菪碱等	0.3~0.6 g,宜入丸、散服;亦可作卷烟分次燃吸(一日量不超过 1.5 g)。外用适量

续表

分类	品名	有毒成分	用法与用量
有毒类毒性中药	臭灵丹草	氨基酸、挥发油	9～15 g
	狼毒	木脂素、黄酮	熬膏外敷
	常山	黄常山碱等	5～9 g
	商陆	商陆碱、硝酸钾等	3～9 g。外用适量,煎汤熏洗
	硫黄	硫及少量砷	外用适量,研末油调涂敷患处。内服 1.5～3 g,炮制后入丸、散服
	雄黄	二硫化砷（As$_2$S$_2$）	0.05～0.1 g,入丸、散服。外用适量,熏涂患处
	蓖麻子	蓖麻毒蛋白等	2～5 g,外用适量
	蜈蚣	组织胺样物质、溶血性蛋白质	3～5 g
	罂粟壳	吗啡、可待因、罂粟碱	3～6 g,易成瘾,不宜常服
	蕲蛇	出血性毒、溶血性毒及微量神经毒	3～9 g;研末吞服,一次 1～1.5 g,一日 2～3 次
	蟾酥	华蟾毒素等	0.015～0.03 g,多入丸、散服。外用适量

2. 毒性中药调剂相关管理

(1)毒性中药的经营管理:毒性中药的收购、经营,由各级医药管理部门指定的药品经营单位负责,配方用药由国营药店、医疗单位负责。其他任何单位或者个人均不得从事毒性中药的收购、经营和配方业务。科研和教学单位所需的毒性中药,必须持有本单位的介绍信,经单位所在县级以上卫生行政部门批准后,供应部门方能发售。对外用及民间单、秘、验方需用毒性中药,购买时应持有相关证明并说明用途,方可发售。毒性中药的标签以白底黑字书写,做到与实物相符,并在显著位置上标以"毒"字,以示区别。收购、经营、加工、使用毒性中药的单位必须建立健全保管、验收、领发、核对等制度,严防收假、发错,严禁与其他药品混杂,做到入库有验收有复核、出库发药有复核。毒性中药的收购、加工、经营、保管,应指定中药专业人员负责,做到划定仓间或固定仓位存放。零售配方单位对毒性中药应做到专人负责、专柜加锁、专账管理。毒性中药的包装容器上必须印有毒药标志。在运输毒性中药的过程中应当采取有效措施,防止发生事故。

(2)毒性中药的调剂管理:医药单位或零售经营毒性中药的单位调配毒性中药,必须凭医师签名的正式处方或加盖医师所在医疗单位公章的正式处方,方可发售。调配毒性中药处方时,调剂人员必须认真负责,使用与剂量等级相适应的戥秤或天平称量,保证称量准确。毒性中药必须另包,并注明其品名,按医嘱要求注明用法、用量,并由复核人员核对无误并签名(盖章)后,方可发出。处方一次有效,取药后处方保存 2 年。每剂处方量不得超过药品标准所规定的常用最高限量,每次处方剂量不得超过 2 日极量。处方未注明"生用"的毒性中药,配方时均应付炮制品。群众自配民间单、秘、验方需用毒性中药,购买时持有本单位或街道办事处、乡(镇)人民政府的证明信,供应部门方能发售。每次购用量不可超过 2 日极量。

毒性中药保管制度

　　毒性中药必须建立"五专"保管制度,即专人保管、专柜加锁、专用账册、专用处方、专册登记。专人保管指毒性中药应由责任心强、熟悉业务的调剂人员专门管理。专柜加锁指毒性中药应选用结构坚固、安全保险的铁柜或木柜存放,加锁保管,不得与他类药品混淆,专柜上应有黑色"毒"字标识。专用账册指毒性中药需用专用账册记账,其内容包括日期、品名、规格、单位、收入量、支出量等。专用处方指毒性中药必须使用有"毒"字标识的专用处方笺。专册登记指毒性中药在调剂室的使用消耗情况,应逐方进行登记,做到日清、月结。

　　(3)其他相关规定:《医疗用毒性药品管理办法》规定,对擅自生产、收购、经营毒性药品的单位或者个人,由县级以上卫生行政部门没收其全部毒性药品,并处以警告或按非法所得的5～10倍罚款。情节严重、致人伤残或死亡,构成犯罪的,由司法机关依法追究其刑事责任。另外,药材收购经营单位因混杂、错发毒性中药,给购用单位或个人造成损失,甚至造成严重事故者;饮片炮制、制剂生产单位因违反工艺操作规程,给购用单位或个人造成损失,甚至造成严重事故者;零售配方单位因调配、错发毒性中药,致人伤残或死亡者,均应查明原因,由卫生行政及药品监督管理部门执行行政处罚或经济处罚。对情节严重而构成犯罪的,应由司法机关依法追究其刑事责任。

案例分析

"委屈"的张女士

　　云南省一张姓女士在某网站上开了一个"云贵特产草药行"。2016年,患者李某自行通过网购在张女士处购买草乌250 g,后李某自行将草乌磨成粉兑500 ml矿泉水稀释(深褐色),自行饮约150 ml后,不久即出现急性呕吐、口唇发麻、口齿不清等症状,后紧急送医院抢救后脱险。经调查,云南省药品监督管理部门对张女士给予相关处罚,张女士不服,认为李某自行购买,自行服用,李某中毒与自己无关。请问,张女士的认识是否正确?

(二)麻醉中药

　　麻醉中药是指连续使用易产生生理依赖性、能成瘾癖的药物。麻醉中药与具有麻醉作用的乙醚、普鲁卡因、利多卡因等麻醉剂是不同的。1987年国务院颁布的《麻醉药品管理办法》是从事麻醉药品研制、生产、经营和使用的法定依据。1996年国务院颁布了《麻醉药品品种目录》,中药罂粟壳作为麻醉品被列入其中。

　　管理和使用中药罂粟壳应做到以下几点。

　　(1)罂粟壳的供应业务由各药品监督管理部门指定的一个中药经营企业承担,其他单位一律不准经营。

　　(2)罂粟壳的供应必须根据医疗、教学和科研的需要,有计划地进行。罂粟壳可供乡镇卫生院以上医疗单位配方使用和县级以上药品监督管理部门指定的经营单位凭盖有乡镇卫生院以上医疗单位公章的医师配方使用,不得单味零售。严禁在中药材市场上销售。

　　(3)每张处方罂粟壳不超过3日常用量(3～6 g),即总共18 g,且不得单包,必须混入群药,防止变相套购。连续使用不得超过7日。

　　(4)要有专人保管、专柜加锁、专用账册、专用处方、专册登记。做到账物相符,处方保留3年备查。

　　(5)对执有"麻醉药品专用卡"的患者,可到指定的医疗机构开方配药。对于需要止痛的癌症晚期患者,可酌情增加用量。

五、审核处方剂型、剂数及用法

(一)审剂量

处方的用药剂量是否得当直接关系到临床疗效和患者的生命安全。调剂人员在审方时,需注意以下情况。

1. 超剂量用药 调剂人员在审核剂量时,需重点查看处方中有无超剂量用药情况。《中华人民共和国药品管理法》规定,调配处方必须经过核对,对超剂量的处方,应当拒绝调配;必要时,经处方医师更正或者重新签字,方可调配。尤其对超剂量的毒性药,医师签字应签在毒剧药用量处,且调配后原处方应当留存医疗机构药房或药店 2 年。《中国药典》、部(局)颁药品标准等所标注的中药用量是该味中药的成人一日水煎剂量,对于儿童,需按成人中药一般用量进行折算。

2. 字迹不清 调剂人员在审剂量时,需注意查看处方中有无未书写不清、潦草难认的数字。如"2"写得像"3";"5"写得像"8";"30 g"写得像"3 g"或"300 g"。若发现不易辨认的数字,不能主观猜测,需联系原处方医师重写,否则不予调配。

3. 漏写剂量 调剂人员在审剂量时,需注意查看处方中有无未标注剂量的情况。若发现未标注剂量,需联系原处方医师标注,否则不予调配。

4. 剂量涂改 调剂人员在审剂量时,需注意查看处方中有无涂改剂量的情况。若有涂改,需处方医师在涂改处签名,否则不予调配。

(二)审剂数

中药饮片处方的剂数主要是指该处方服用的天数,也称为付数,或贴数。《处方管理办法》指出,处方开具当日有效,特殊情况下需延长有效期的,由开具处方的医师注明有效期限,但有效期最长不得超过 3 日;处方一般不得超过 7 日用量。由此,一般情况下处方剂数不超过 7 剂。

(三)审剂型

中药饮片处方,一般为汤剂,但也有临方制剂的丸、散、膏、酒等剂型。

(四)审用法

中药饮片处方的用法主要是指服用或使用方法,临床常用内服、外用两种用法。调剂人员审方时应注意医师是否明确注明内服或外用;空腹、饭后、饭前、睡前;温服、凉服;洗浴、熏蒸或含漱等,若表述不确切,可及时联系处方医师,修改相关内容。

六、审核处方后记

工作人员在审核处方后记时主要审阅药品价格,以及医师与药师的签字(或盖章)等项目填写是否清晰、完整,有无遗漏情况。各岗位的工作人员审核后认为处方合格,应签全名。

> **目标测试**

目标测试答案

一、选择题

(一)单项选择题

1. 大腹皮的别名是(　　　)。
　A. 五加皮　　　　　　　B. 槟榔衣　　　　　　　C. 陈皮
　D. 青皮　　　　　　　　E. 地骨皮

2. 棱术是指下列哪组中药?(　　　)
　A. 三棱、白术　　　　　B. 三棱、莪术炭　　　　C. 三棱、苍术
　D. 三棱炭、莪术　　　　E. 三棱、莪术

3. 续随子的正名是(　　　)。
　A. 天仙子　　　　　　　B. 千金子　　　　　　　C. 茺蔚子

D. 牵牛子　　　　　　　　　　　E. 海南子

4. 处方直接写药名，不需调配清炒品的是（　　）。

A. 苍耳子　　　　　　　B. 紫苏子　　　　　　　C. 谷芽

D. 白术　　　　　　　　E. 牛蒡子

5. 不宜与丁香同用的药是（　　）。

A. 白芍　　　　　　　　B. 郁金　　　　　　　　C. 细辛

D. 川贝母　　　　　　　E. 党参

(二)多项选择题

1. 审方药师发现严重不合理用药或者用药错误，下列做法正确的是（　　）。

A. 拒绝调剂　　　　　　B. 做好记录　　　　　　C. 直接调配

D. 按照有关规定报告　　E. 及时告知处方医师

2. 处方类型包括（　　）。

A. 验方　　　　　　　　B. 古方　　　　　　　　C. 协定处方

D. 医师处方　　　　　　E. 经方

3. 以下不属于淫羊藿别名的是（　　）。

A. 夜交藤　　　　　　　B. 血见愁　　　　　　　C. 仙灵脾

D. 省头草　　　　　　　E. 山葱

4. 以下配伍中药应用中，不属于配伍禁忌的是（　　）。

A. 人参与石脂　　　　　B. 人参与五灵脂　　　　C. 三棱与郁金

D. 官桂与五灵脂　　　　E. 官桂与人参

5. 不宜与附子同用的是（　　）。

A. 杏仁　　　　　　　　B. 半夏　　　　　　　　C. 鳖甲

D. 瓜蒌　　　　　　　　E. 狼毒

二、简答题

1. 中药处方审方的内容有哪些？

2. "十八反"的内容是什么？

3. "十九畏"的内容是什么？

（易东阳）

计价与收费

→ **学习目标**

(1)掌握中药饮片处方价格的计算方法和要求。

(2)熟悉发票的相关要求。

(3)了解支票收费注意事项;了解不得纳入基金支付范围的中药饮片品种。

任务一 计 价

PPT

中药饮片处方计价是由计价员按照处方中的药味逐一计算,得出每剂的总金额,并填写在处方药价处的过程。处方计价直接关系到医疗机构(社会药房)的信誉度和患者的经济利益,因此,计价员必须执行物价管理规定的中药饮片现行价格,准确计价,不得任意估价;计价员还要熟练掌握各种运算技能,才能迅速而准确地完成计价工作。

一、计价方法

(一)计价工具

计价工具有算盘、计算器、电脑、笔、计价图章、打印机等。

(二)计价操作方法

1.计算每味药的价格 按照中药饮片处方,将每味药剂量乘以相应的单价,得出每味药价。注意:每味药的价格,尾数不得进位或舍去。

$$每味药价 = 用药剂量 \times 单价 \tag{2-3-1}$$

2.计算每剂药的价格 将处方中每味药的价格相加,得出每剂药价。注意:每剂药的价格,尾数按四舍五入到"分"。

$$每剂药价 = \sum 每味药价 \tag{2-3-2}$$

3.计算每张处方的总价 将每剂药的价格乘以剂数,得出每张汤剂处方的总价。

$$处方药价 = 每剂药价 \times 剂数 \tag{2-3-3}$$

4.其他 有代煎服务、临方制剂加工(如煎膏、散剂、丸剂等)等情况时,计价员可按相关规定收取一定加工服务费、辅料费等相关费用,但医院或药房提供的无偿服务项目,不得以任何名义收取费用。

二、计价常规要求

(1)按照物价管理规定的价格计价,不得任意估价和改价,做到计价准确无误。

(2)每味药的价格尾数不得进位或舍去,每剂药价的尾数按四舍五入到"分",误差小于 0.05元/剂。

(3)要注意剂数、新调价等项内容。处方中药味若有不同规格或细料贵重药品,应在药名的顶部注明单价,俗称"顶码",以免调配时错付规格。

(4)处方中若有自费药品,应通知患者,并在收据中注明自费字样。根据国家医保局、人力资源社会保障部联合印发的《关于印发〈国家基本医疗保险、工伤保险和生育保险药品目录〉的通知》（医保发〔2019〕46号），2020年起，中药饮片由排除法管理改为准入法管理。2021年，国家医保局、人力资源社会保障部又联合印发了《国家基本医疗保险、工伤保险和生育保险药品目录（2021年）》的通知，纳入基金支付范围的中药饮片有892种，地方可根据本地实际按程序增补，同时规定不得纳入基金支付范围的中药饮片（包括药材及炮制后的饮片）包括阿胶、白糖参、朝鲜红参、穿山甲（醋山甲、炮山甲）、玳瑁、冬虫夏草、蜂蜜、狗宝、龟鹿二仙胶、哈蟆油、海龙、海马、猴枣、蜂胶、羚羊角尖粉（羚羊角镑片、羚羊角粉）、鹿茸（鹿茸粉、鹿茸片）、马宝、玛瑙、牛黄、珊瑚、麝香、天山雪莲、鲜石斛（铁皮石斛）、西红花（番红花）、西洋参、血竭、燕窝、野山参、移山参、珍珠、紫河车。各种动物脏器（鸡内金除外）和胎、鞭、尾、筋、骨。

（5）对于处方中的并开药价格，其单味药剂量按总量的平均值计算，再乘以其单价。

（6）零售药店计价时，应在处方药味四角处，用笔圈勾，作为原方的标志，并将药味总数写在处方的背面，便于再次调剂时，检查有无药味增减。

（7）原方复配时，应重新核算价格，不得随原价，因药价或饮片等级不同可能会有变动。

（8）若需代煎，在计价后办理代煎手续，填写取药单。若需临方制剂加工，在计价后，填写定配单，将姓名、加工剂型、规格、数量、取药日期、经手人等内容逐项填写。

（9）开票收款时必须写明姓名、剂数、单价、总价，金额大小写相符，收找款唱收唱付。

（10）签字使用蓝色或黑色钢笔、签字笔或圆珠笔，不可使用红色笔或铅笔。

三、计算机计价步骤

通常各医疗机构和药品经营企业已将中药饮片名称、规格、产地、单价、数量及运算程序录入电脑，计价员需掌握中药名称、医保名录的分类等知识，并有熟练的电脑操作技能，就能准确快速地完成计价工作。

1. 录入药名 计价员打开处方计价系统，将处方中药名正确输入计算机相应位置。若同一药品名称有不同规格时，需与患者及调剂员沟通，以便确定要给付的中药饮片规格。

2. 录入剂量 计价员将处方中药名所对应的剂量正确输入计算机相应位置。中药饮片的剂量一般以克（g）为单位，个别饮片以"条""只"为单位，计价时需注意中药饮片的剂量单位。目前中药饮片计价有"元/10 g"或"元/g"两种形式，需注意其计价单位，以防出错。

3. 录入剂数 计价员将处方剂数正确输入计算机相应位置，按照已设置好的运算程序，计算机将自动计算出总金额（图2-3-1）。

一般情况下，医院药房缴费收据是电脑打印出来的，均是三联单，其中一联留在划价处，一联交给患者留底，一联贴在处方上（正、背面均可）。贴在处方上的发票，必须加盖收讫章（现金收讫或医保收讫章），且盖在发票与处方相结合处，即加盖"骑缝章"。发票内容包括患者姓名、缴费时间、药费总金额、药味明细（一般为前七味药名）、发票编号、划价员编号、处方医师编号、打印时间等。

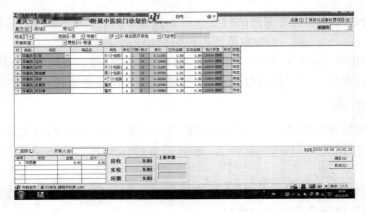

图 2-3-1　计算机收费截图

知识链接

中药饮片零售价格的规定

　　零售价格实行政府定价、政府指导价的中药饮片,药品生产、经营企业必须执行政府定价、政府指导价,不得以任何形式擅自提高价格。依法执行市场调节价的药品,药品生产企业、经营企业应按照公平、合理、诚实信用、质价相符的原则制定价格,为用药者提供价格合理的药品。药品要明码标价,各类中药材、中药饮片要标明产地。药品经营企业应向价格主管部门提供药品实际购销价格、购销数量等资料。

　　各地区的价格主管部门制定并公布中药饮片零售价格。中药饮片零售价格实行厂批一价,销售统一价格。价格主管部门应分期分批公布中药饮片规格等级标准。实行按质论价、优质优价原则。优质饮片的价格须经物价管理部门审查、批准并予以公布。优质饮片可在中药饮片零售价格的基础上加 10％～15％ 的优质加价。直接从中药饮片生产企业进货,在实际进价基础上根据国家规定的批零差率制定零售价格。

任务二　收　　费

PPT

　　收费是中药处方经计价后,由收款人员根据计价金额收取钱款的过程。包括现金收费和支票收费。

一、现金收费

　　现金收费是指以现金的形式收取患者应付费用。在收取现金时,要仔细看清数额,并进行验钞,验钞后要唱收,即向患者说出收到的钱款数额。然后找零钱,大额的钞票付出前也要验钞,然后唱付给患者。

　　1.收现金程序　收款→验钞→唱收→找零→唱付。

　　2.收现金注意事项　收取现金时,应注意以下事项:①收钱找零,一定要唱收唱付。②收、付款时,对大额钞票一定要坚持验钞,避免损失和不必要的麻烦。③收款过程中要集中精神,保持冷静,以减少不必要损失。④收款的环境要明亮,避免在昏暗的光线下收款。⑤尽量避免给患者兑换零钱、整钱,钱款一出一入出于安全考虑都要认真清点,避免被窃。⑥收款台上方应安装监视器。

二、支票收费

　　支票收费是指患者使用支票付款。比较常见的支票是现金支票或转账支票。在支票正面的上方都会明确标注是现金支票还是转账支票。目前现金支票只能用于支取现金(限同城内,不能异地使用);转账支票只能用于转账(限同城内)。工作中收取的多为转账支票。

　　1.支票的填写　收到支票后,需要对日期和金额进行填写,填写时一定要使用签字笔,出票日期数字必须大写,大写数字写法:零、壹、贰、叁、肆、伍、陆、柒、捌、玖、拾。

　　例如,2021 年 6 月 3 日可写为贰零贰壹年陆月零叁日,陆月前零字可写也可不写,叁日前零字必写。2021 年 2 月 15 日:贰零贰壹年零贰月壹拾伍日,壹月贰月前零字必写,叁月至玖月前零字可写可不写。拾月至拾贰月必须写成壹拾月、壹拾壹月、壹拾贰月(前面多写了"零"字也认可,如零壹拾月)。壹日至玖日前零字必写,拾日至拾玖日必须写成壹拾日及壹拾×日,贰拾日至贰拾玖日必须写成贰拾日及贰拾×日,叁拾日至叁拾壹日必须写成叁拾日及叁拾壹日,用中文大写字。

　　人民币数字大写写法:壹、贰、叁、肆、伍、陆、柒、捌、玖、零、拾、佰、仟、万、拾万、佰万、仟万、亿。注意:"万"字不带单人旁。

　　人民币大写举例如下。

(1)678,432.43:陆拾柒万捌仟肆佰叁拾贰元肆角叁分。

(2)4560.41:肆仟伍佰陆拾元零肆角壹分。此时"陆拾元零肆角壹分"中的"零"字可写可不写。

(3)345.00:叁佰肆拾伍元整。"整"写为"正"字也可以。不能写为"零角零分"。

(4)436.05:肆佰叁拾陆元零伍分。

(5)638.30:陆佰叁拾捌元叁角。角字后面可加"正"字,但不能写"零分",比较特殊。

人民币小写:最高金额的前一位空白格用"¥"字头填写,数字填写要求完整清楚。

现金支票见图 2-3-2。

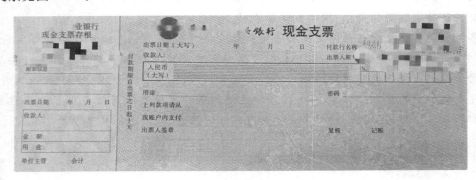

图 2-3-2 现金支票

2.收支票注意事项 注意事项如下:①支票正面不能有涂改痕迹,否则本支票作废。②受票人如果发现支票填写不全,可以补记,但不能涂改。③支票的有效期为 10 天,日期首尾算一天,节假日顺延。④支票见票即付,不记名(丢了支票尤其是现金支票,相当于是把票面金额数目的钱丢了,银行不承担责任。现金支票中一般要素需填写齐全,若支票未被冒领,可在开户银行挂失;转账支票如果支票要素填写齐全,则在开户银行挂失;如果支票要素填写不齐全,则到票据交换中心挂失)。⑤出票单位现金支票背面如有印章盖模糊了,可把模糊印章打叉,重新再盖一次。⑥收款单位转账支票背面印章盖模糊了(这种情况按票据法规定是不能以重新盖章的方法来补救的),收款单位可带转账支票及银行进账单到出票单位的开户银行去办理收款手续(不用付手续费),俗称"倒打",这样就不用到出票单位重新开支票。⑦填支票最好使用支票打字机,避免书写出错。填好支票后,在背书处加盖本单位财务章,及时送银行兑现。支票送银行后一般不能当时兑现,所以在收支票后也不能当时付货,需向患者说明三天后才能取货。

三、刷卡收费

刷卡收费是指患者或顾客采用信用卡、储蓄卡、借记卡等银行卡付款。

1.刷卡收费程序 收款时先在电脑或 POS 机上输入需要收款的金额,然后刷卡,请患者或顾客核对收款金额并输入付款密码,然后打印收款小票。

2.刷卡收费注意事项 刷卡收费时注意以下事项:①POS 机受理信用卡时,卡背面要有持卡人的签名。②刷卡后请不要立即将卡还给持卡人,等核对卡号后再还给持卡人。③一般不可以分单刷卡。④注意鉴别假卡和伪卡,收到假卡和伪卡后应扣留此卡,并在确保自身安全的情况下向发卡方联系,必要时报警。⑤付款前一定要请患者或顾客核对付款金额是否正确。

四、扫码收费

扫码收费是指患者或顾客通过扫描二维码,以网络支付付款。网络支付在国内已经成为重要的支付手段之一,其方便快捷的体验受到越来越多商家和客户的青睐,目前我国的第三方支付企业主要有支付宝、微信、云网、财付通、快钱、贝宝及各家网银机构等。

1.扫码收费程序 扫码收费有两种形式,一种是请患者或顾客自行利用手机等移动终端扫描指定二维码付款,然后打印收款小票;另一种是请患者或顾客出示付款码,由医院或商家的收款人员持扫码枪扫码收费,然后打印收款小票。

2. 扫码收费注意事项 扫码收费时注意以下事项：①二维码支付的标识牌安装在显眼位置，方便患者或顾客扫描，最好是固定标识牌的摆放位置，使标识牌不容易被移动、替换、覆盖。②提醒患者或顾客一定要扫描正确的指定的二维码，并随时注意检查二维码是否正确，防止被不法分子利用。③一定要及时、快速核对收款金额是否正确，二维码扫描支付成功的都能及时收到信息，如没收到信息要及时终止交易或者改成现金交易。④不管采用何种扫码收费形式，都要请患者或顾客核对付款金额是否正确。

PPT

任务三 开具收据和发票

收取钱款后，医院或药房要给患者或顾客开具发票、收据或小票。发票、收据及小票均是医院或药房对患者或顾客已交费的认可票据，要按照一定要求填写。

发票、收据及小票的填写方式主要有手工填写和机器打印两种方式，目前一般采用机器打印方式。尤其是发票填写，采用机打税控发票不但有利于国家对税收的管控，而且有利于提高工作效率。机打税控发票的种类及内容如下。

机打税控发票可分为卷式发票和平推式发票（图 2-3-3、图 2-3-4）。机打税控发票的名称，按地区加行业确定，如"省（市）商业零售发票""省（市）服务业发票"等。药房应使用商业零售发票。

①卷式发票的基本内容包括发票名称、发票监制章、发票联、发票代码、发票号码（印刷号）、机打号码、机器号、收款单位及其税号、开票日期、收款员、付款单位（两行间距）、项目、数量、单价、金额、小写合计、大写合计、税控码、印制单位。

②平推式发票印制和打印的内容，除国家税务总局统一规定的式样外，比照卷式发票的基本要求及行业特点，由省级税务机关确定。

税控发票的联次一般为两联，即第一联为"发票联"，第二联为"存根联"或"记账联"。开具后"发票联"盖章后交患者或顾客，收款单位保存"存根联"或"记账联"和发票明细数据，确保税务机关能够完整、准确、及时、可靠地进行核查。

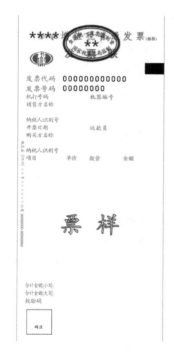

图 2-3-3 卷式发票

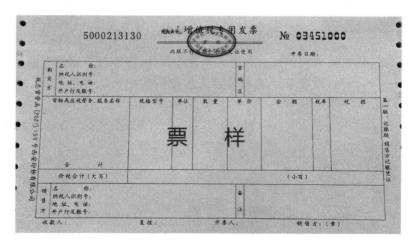

图 2-3-4 平推式发票

税控发票必须加盖开票单位的发票专用章或财务印章。经税务机关批准印制的企业冠名发票，可以在印制发票时，将企业发票专用章(浅色)套印在税控发票右下方。

各地和各单位使用的税控开票系统和税控收款机会有差别，操作方法不尽相同，应按各地税务部门的要求进行配置和使用。

→ 目标测试

目标测试答案

一、选择题

(一)单项选择题

1.每味药的价格尾数不得进位或舍去，每剂药价的尾数按四舍五入到(　　　)。

A.元　　　　　　　　　　B.角　　　　　　　　　　C.分

D.毫　　　　　　　　　　E.厘

2.计价时在细料贵重药名的顶部注明该药单价，俗称(　　　)。

A.药价　　　　　　　　　B.单价　　　　　　　　　C.明码

D.药码　　　　　　　　　E.顶码

3.计价时，应在处方何处，用笔圈勾，作为原方标志?(　　　)

A.处方药味四角　　　　　B.处方药味左、右两侧　　C.处方药味上、下

D.处方药味下部　　　　　E.处方四角

4.以下关于收现金的注意事项，描述不正确的是(　　　)。

A.收钱找零，一定要唱收唱付

B.收、付款时，对所有金额的钞票都要坚持验钞，避免损失和不必要的麻烦

C.收款过程要精神集中，保持冷静，以减少不必要的损失

D.收款的环境要明亮，避免在昏暗的光线下收款

E.尽量避免给患者或顾客兑换零钱、整钱，钱款一出一入出于安全考虑都要认真清点，避免被窃

5.支票的有效期为(　　　)。

A.7天　　　　　　　　　　B.3天　　　　　　　　　C.5天

D.9天　　　　　　　　　　E.10天

(二)多项多选题

1.计价工具有(　　　)。

A.算盘　　　　　　　　　B.计算器　　　　　　　　C.电脑

D.笔　　　　　　　　　　E.计价图章

2.2021年，国家医保局、人力资源社会保障部联合印发的《国家基本医疗保险、工伤保险和生育保险药品目录(2021年)》的通知，规定不得纳入基金支付范围的中药饮片(包括药材及炮制后的饮片)有(　　　)。

A.阿胶　　　　　　　　　B.白糖参　　　　　　　　C.冬虫夏草

D.蜂蜜　　　　　　　　　E.鹿茸(鹿茸粉、鹿茸片)

3.收现金的程序有哪几步?(　　　)

A.收款　　　　　　　　　B.验钞　　　　　　　　　C.唱收

D.找零　　　　　　　　　E.唱付

4.以下属于收支票注意事项的是(　　　)。

A.支票正面不能有涂改痕迹，否则本支票作废

B.受票人如果发现支票填写不全，不可以补记

C. 支票的有效期为 10 天,日期首尾算一天,节假日顺延

D. 出票单位现金支票背面如有印章盖模糊了,可把模糊印章打叉,重新盖一次

E. 收款单位转账支票背面印章盖模糊的,收款单位可带转账支票及银行进账单到出票单位的开户银行去办理收款手续,不用到出票单位重新开支票

5. 关于填写发票的叙述,下列哪一项是错误的?(   )

A. 开票日期必须是实际日期

B. 商品名称应如实填写

C. 付款单位名称可以简写

D. 票面金额大小写任写其一即可

E. 若票面内容开错,可涂改后使用

三、简答题

1. 简述处方计价的概念。

2. 计价的常规要求有哪些?

3. 收费时有哪些注意事项?

(易东阳)

实训二　审方与计价

审　方

【实训目的】

(1)掌握中药饮片处方的审核办法。

(2)熟悉中药饮片处方内容,能正确应付、处理不合格处方。

(3)能正确审核中药药名、配伍禁忌、妊娠禁忌、毒麻中药的常用剂量。

【实训器具与耗材】　不合格中药饮片处方若干,审核记录表等。

【实训操作】

(1)审核处方:学生分组,识读处方,以小组为单位查阅相关资料,审核处方是否合格。

(2)处理不合格处方:对于不合格处方,小组代表指出不合格之处,分析原因,并采取相应措施,其他小组进行点评、修正或补充。

处方 1:

×××医院处方笺			
费别: □公费　√自费 □医保　□其他	医疗证/医保卡号:×××××		处方编号:20210001
姓名:王芳 门诊/住院病历号:××××× 临床诊断:心悸	性别:女　年龄:56 岁 科别:中医 开具日期:2021 年 3 月 3 日		

Rp:
炙甘草 12 g　生地黄 18 g　桂枝 9 g　麦冬 10 g　火麻仁 10 g 附子 18 g　党参 24 g　丹参 9 g　醋五味子 9 g　姜半夏 9 g　瓜蒌 18 g 共 8 剂,每日煎服一剂,一剂分两次服用。

医师:王东	药品金额:×××	
审核药师:陈辰	调配药师:	复核、发药药师:

处方 2:

×××医院处方笺			
费别:	□公费　√自费 □医保　□其他	医疗证/医保卡号:×××××	处方编号:20210002
姓名:张丽 门诊/住院病历号:××××× 临床诊断:胃炎		性别:女　年龄:45 岁 科别:中医 开具日期:2021 年 3 月 19 日	
Rp: 　　柴胡 9 g　醋香附 9 g　千张纸 5 g　姜半夏 12 g　党参 15 g 　　黄连 4 g　黄芩 6 g　大枣 9 g　炙甘草 9 g　生白术 18 g　木蝴蝶 4 g 　　炒麦芽 15 g　生姜 9 g　白及 9 g　藜芦 3 g　海螵蛸 12 g 　　共 6 剂,每日煎服一剂,一剂分两次服用。			

医师:王东	药品金额:×××	
审核药师:陈辰	调配药师:	复核、发药药师:

处方 3:

×××医院处方笺			
费别:	□公费　√自费 □医保　□其他	医疗证/医保卡号:×××××	处方编号:20210003
姓名: 门诊/住院病历号:××××× 临床诊断:失眠		性别:女　年龄:23 岁 科别:中医 开具日期:2021 年 4 月 8 日	
Rp: 　　柴胡 9 g　赤芍 9 g　瓜蒌 18 g　姜半夏 9 g　丹参 9 g　醋延胡索 9 g 　　郁金 9 g　炒酸枣仁 9 g　麦冬 12 g　生地黄 9 g　炙甘草 9 g　桂枝 6 g 　　丁香 6 g　茯苓 18 g　当归 9 g　醋香附 9 g			

医师:王东	药品金额:×××	
审核药师:陈辰	调配药师:	复核、发药药师:

处方 4：

×××医院处方笺			
费别：	□公费　√自费 □医保　□其他	医疗证/医保卡号:×××××	处方编号:20210004
姓名:林业 门诊/住院病历号:××××× 临床诊断:气喘		性别:男　年龄:63 岁 科别:中医 开具日期:2021 年 7 月 2 日	
Rp： 　　黄芪 40 g　丹参 9 g　芫花 5 g　五味子 6 g　茯苓 20 g 　　姜半夏 9 g　厚朴 12 g　川牛膝 9 g　蜜麻黄 3 g　炒白术 24 g 　　车前子 9 g　炙甘草 6 g　生姜 5 g　浙贝母 12 g　桂枝 6 g 　　白芍 9 g　枳实 6 g 　　共 7 剂,每日煎服一剂,一剂分两次服用。			
医师:王东		药品金额:×××	
审核药师:陈辰		调配药师：	复核、发药药师：

处方 5：

×××医院处方笺			
费别：	□公费　√自费 □医保　□其他	医疗证/医保卡号:×××××	处方编号:20210005
姓名: 门诊/住院病历号:××××× 临床诊断:坐骨神经痛		性别:男　年龄:43 岁 科别:中医 开具日期：　年　月　日	
Rp： 　　葛根 18 g　川芎 9 g　当归 6 g　黄耆 15 g　黄芪 30 g 　　杜仲 15 g　续断 12 g　桑寄生 15 g　鸡血藤 15 g　川牛膝 9 g 　　伸筋草 9 g　金毛狗脊 6 g　马钱子 2 g　僵蚕 12 g　赤芍 12 g 　　炙甘草 6 g 　　共 7 剂,每日煎服一剂,一剂分两次服用。			
医师:王东		药品金额:×××	
审核药师:陈辰		调配药师：	复核、发药药师：

处方 6：

×××医院处方笺			
费别：	□公费　√自费 □医保　□其他	医疗证/医保卡号：××××	处方编号：20210006

姓名：周一一 门诊/住院病历号：×××× 临床诊断：外感发热	性别：男　年龄：21 岁 科别：中医 开具日期：2021 年 9 月 23 日

Rp：

　　葛根 30 g　麻黄 15 g　桂枝 15 g　川芎 12 g　蔓荆子 12 g

　　炙甘草 6 g　黄芪 30 g　白芍 15 g　防风 6 g　石膏 100 g（先煎）

　　甘草 9 g　杏仁 9 g　荆芥 6 g

　　共 3 剂，每日煎服一剂，一剂分两次服用。

医师：王东	药品金额：×××
审核药师：	调配药师：	复核、发药药师：

处方 7：

×××医院处方笺			
费别：	□公费　√自费 □医保　□其他	医疗证/医保卡号：××××	处方编号：20210007

姓名：陈然 门诊/住院病历号：×××× 临床诊断：阴虚咳嗽	性别：男　年龄：32 岁 科别：中医 开具日期：2021 年 11 月 1 日

Rp：

　　百部 15 g　蜜麻黄 3 g　桔梗 12 g　前胡 9 g　川贝母 10 g

　　杏仁 9 g　当归 6 g　天冬 9 g　枇杷叶 12 g　姜半夏 12 g

　　浙贝母 15 g　炙甘草 6 g　蜜紫菀 12 g　洋金花 1 g

　　共 3 剂，每日煎服一剂，一剂分两次服用。

医师：	药品金额：×××
审核药师：陈辰	调配药师：	复核、发药药师：

处方8:

×××医院处方笺			
费别:	□公费　√自费 □医保　□其他	医疗证/医保卡号:×××××	处方编号:20210008
姓名:张耀 门诊/住院病历号:××××× 临床诊断:水肿		性别:男　年龄:66岁 科别:中医 开具日期:2021年11月8日	

Rp:

　　黄芪100 g　茯苓30 g　白芍15 g　桂枝15 g　泽泻20 g

　　薏苡仁30 g　白术30 g

　　共10剂,每日煎服一剂,一剂分两次服用。

医师:王东	药品金额:×××	
审核药师:陈辰	调配药师:	复核、发药药师:

【实训结果】 完成审方记录表。

审方记录表

处方编号	处方格式审查	用药剂量审核	用药禁忌审核	审核结论
	不符合要求项目及分析改正	不符合要求项目及分析改正	不符合要求项目及分析改正	

【实训评价】 教师按审方技能考核评分表进行评价。

审方技能考核评分表

项目	评分细则	分值	得分
处方格式	处方前记内容齐全	35	
	中药名使用正确、规范		
	需特殊处理的药物标注正确		
	处方应分列饮片名称、数量、煎煮方法和用量		
	医师应签全名		
用药剂量	毒麻中药超剂量	20	
	处方剂数		
用药禁忌	"十八反""十九畏"	30	
	妊娠用药禁忌		
	重复用药		
实训态度	工作服、帽穿戴干净、整洁,规范束发	15	
	不留长指甲,不染指甲		
	与人沟通协作,责任心强,遇问题及时处理		

计 价

【实训目的】

(1)掌握中药饮片处方总价的计价方法。

(2)能正确计算中药饮片处方的总价。

【实训器具与耗材】

(1)实训器具:计算器等。

(2)耗材:处方及价目表等。

【实训操作】 参考中药饮片零售价格表,根据相应中药饮片价格计算处方表中每张处方的总价(总价=单剂中药价格×剂数),将单价和总价记入处方价格记录表。

处方表

序号	处方内容	剂数
处方1	炙甘草9 g,生地黄12 g,黄芪30 g,桂枝9 g,姜半夏9 g,枳实6 g,赤芍12 g,龙骨15 g,牡蛎20 g,砂仁6 g,五味子6 g	3
处方2	杜仲12 g,续断9 g,怀牛膝9 g,桂枝6 g,白芍9 g,川芎6 g,当归9 g,淫羊藿15 g,肉苁蓉12 g,巴戟天6 g,黄精15 g,女贞子12 g,熟地黄15 g,砂仁6 g,炙甘草6 g	5
处方3	姜半夏12 g,柴胡9 g,黄芩9 g,五味子9 g,白芍15 g,瓜蒌20 g,浙贝母15 g,生姜3 g,杏仁9 g,厚朴12 g,炙甘草6 g,桔梗9 g	3
处方4	夜交藤30 g,合欢皮15 g,桑白皮12 g,茯神15 g,白术15 g,大枣9 g,连翘12 g,牡丹皮9 g,丹参9 g,炙甘草6 g	7

续表

序号	处方内容	剂数
处方 5	黄芪 100 g,茯苓 30 g,白芍 15 g,桂枝 15 g,泽泻 20 g,薏苡仁 30 g,白术 30 g	3
处方 6	当归 6 g,白芍 12 g,柴胡 6 g,牡丹皮 9 g,桑白皮 12 g,白鲜皮 15 g,大枣 9 g,姜半夏 9 g,浙贝母 12 g,炙甘草 6 g,夜交藤 15 g	5
处方 7	桂枝 15 g,炙甘草 6 g,生地黄 12 g,川芎 9 g,丹参 9 g,五味子 6 g,麦冬 12 g,延胡索 9 g,黄芪 50 g,香附 9 g	4
处方 8	百部 15 g,蜜麻黄 3 g,桔梗 12 g,前胡 9 g,杏仁 9 g,当归 6 g,天冬 9 g,枇杷叶 12 g,姜半夏 12 g,浙贝母 15 g,炙甘草 6 g,紫菀 12 g	3
处方 9	当归 9 g,王不留行 6 g,川牛膝 9 g,杜仲 15 g,通草 6 g,续断 9 g,淫羊藿 15 g,桑椹 15 g,枸杞子 15 g,巴戟天 6 g,肉苁蓉 15 g,炙甘草 6 g	4
处方 10	葛根 30 g,麻黄 15 g,桂枝 15 g,川芎 12 g,蔓荆子 12 g,炙甘草 6 g,黄芪 30 g,白芍 15 g,防风 6 g,石膏 10 g,杏仁 9 g,荆芥 6 g	3

中药饮片零售价格参考表

序号	药品名称	价格/(元/g)	序号	药品名称	价格/(元/g)	序号	药品名称	价格/(元/g)
1	巴戟天	0.09	25	合欢皮	0.01	49	砂仁	0.14
2	白芍	0.06	26	红花	0.18	50	山药	0.02
3	白术	0.08	27	厚朴	0.01	51	生地黄	0.05
4	白鲜皮	0.16	28	怀牛膝	0.03	52	生姜	0.001
5	百部	0.04	29	黄精	0.07	53	石膏	0.02
6	薄荷	0.02	30	黄芪	0.02	54	首乌藤	0.01
7	苍术	0.03	31	黄芩	0.02	55	熟地黄	0.05
8	柴胡	0.13	32	姜半夏	0.14	56	桃仁	0.04
9	赤芍	0.05	33	荆芥	0.02	57	天冬	0.04
10	川牛膝	0.02	34	桔梗	0.03	58	通草	0.22
11	川芎	0.05	35	苦杏仁	0.03	59	王不留行	0.01
12	大枣	0.09	36	连翘	0.09	60	五味子	0.07
13	丹参	0.05	37	龙骨	0.09	61	香附	0.01
14	当归	0.06	38	麦冬	0.05	62	续断	0.02
15	杜仲	0.015	39	蔓荆子	0.07	63	延胡索	0.06
16	防风	0.22	40	蜜麻黄	0.01	64	薏苡仁	0.009
17	防己	0.09	41	牡丹皮	0.03	65	郁金	0.03
18	茯苓	0.04	42	牡蛎	0.02	66	淫羊藿	0.13
19	茯神	0.35	43	女贞子	0.004	67	泽泻	0.03
20	甘草	0.05	44	枇杷叶	0.003	68	浙贝母	0.05
21	葛根	0.08	45	前胡	0.13	69	知母	0.04
22	枸杞子	0.07	46	肉苁蓉	0.11	70	枳实	0.05
23	瓜蒌	0.04	47	桑白皮	0.03	71	炙甘草	0.05
24	桂枝	0.07	48	桑椹	0.02	72	紫菀	0.02

【实训结果】 根据计算结果填写处方价格记录表。

处方价格记录表

处方序号	单价(单剂中药价格)	总价

【**实训评价**】 教师按计价实训成绩评价表进行评价。

计价实训成绩评价表

考核内容	技能要求	分值	得分
计算方法	1.每味中药价格等于中药剂量乘以单价 (注:每味中药价格的计算结果不得进位或舍位)	5	
	2.每剂中药价格等于每味中药价格之和 (注:每剂中药价格的计算结果尾数四舍五入到分)	5	
	3.处方总价等于每剂中药价格乘以剂数	5	
	4.并开药名中的单位药剂量 (注:各10 g代表并开药剂量分别为10 g)	10	
常规要求	1.自费药价单列	10	
	2.不同规格或贵重药药价应在其药名的顶部注明	10	
	3.原方复配时应重新计价,不得随原价	10	
	4.计价时使用蓝色或黑色钢笔、签字笔、圆珠笔	10	
	5.将计算出的单价、总价填写在处方相应位置	10	
准确度	计价准确无误,误差应小于0.05元/剂	10	
实训态度	严谨细致,不分心,无错漏	15	
成绩		100	

(汪庆玲)

中药饮片调配

(1)掌握常规中药饮片调配操作流程及要求,中药饮片处方的脚注内容及处理方法。

(2)熟悉中药饮片调配准备工作;熟悉中药饮片调配的注意事项;熟悉特殊中药的调配。

(3)了解小包装中药饮片及中药配方颗粒的调配。

调配是指将中药饮片按处方要求(如药味、剂量、炮制、煎法等)配齐并集于一处的操作过程,又称为"配方""抓药"。调配质量的好坏直接关系到药物的疗效及患者的用药安全,因此要求调剂员严格审方并按照相关规定进行调配。

任务一　调配准备工作

PPT

一、调配前清洁

调剂员清洁双手,将双手的手心、手背、指缝及甲缝清洗干净。用干燥抹布清洁调剂台的台面、戥秤、冲筒等用具,除去表面的灰尘和黏附物。

二、调配前审方

调剂员审方是药师审方的补充,更侧重于处方内容的审阅,目的是便于调配操作。调剂员审方的主要内容如下。

(1)调配处方前与计价人员或顾客确认配药顾客的姓名和需调配的剂数。

(2)审核相反、相畏药对,妊娠禁忌,毒性中药的用法用量。对存在"十八反""十九畏"、妊娠禁忌、超常剂量等可能引起用药安全问题的处方,应当告知处方医师,请其确认("双签字")或者重新开具处方。同时注意毒性中药、麻醉中药的用法用量,药品的并开名,脚注药物,有无临时炮制加工的药品等,经审核无误后方可调配。

(3)确认处方中的各种饮片是否齐全。

三、调配用具准备

(1)根据处方中的药物剂数准备相应数量的盛药盘或者包装纸。盛药盘或者包装纸的大小依据药物的重量和体积而定。将盛药盘或者包装纸整齐码放在调剂台上。处方中如有特殊用法(先煎、后下、包煎等)药物,还需准备相应数量的单味分包用纸。

(2)摆放处方。包装纸与处方的位置,应以方便为原则。一般将处方放在包装纸的左边,用鉴方压住,以方便随时参看并核对。码放"门票"时,要将有字面朝下,便于包装完成后顾客能看见各项信息。

(3)根据处方饮片的不同体积和重量,准备经检验合格的戥秤。一般用克戥。称取贵重药品或毒性药品,1 g 以下的要使用分厘戥或天平。每次调配前要按照校戥的标准操作检查戥秤的准确性,校戥无误后方可开始抓药。

知识链接

包装纸

　　包装纸根据用途可分为单味分包用纸、油纸或蜡纸、外层包装用纸。外层包装用纸一般在一面印有药店名称、地址、电话等信息,习称"门票"。油纸或蜡纸主要用于新鲜药材或黏性药材的包装。包装纸一般为正方形,常见的外层包装用纸的边长规格为 26 cm、32 cm、36 cm、46 cm、53 cm。常见的单味分包用纸的边长规格为 12 cm、16 cm、18 cm、20 cm、23 cm。

PPT

任务二　传统饮片处方调配

　　传统饮片的调配方式是"手抓、戥称",人们大多认为这种调配方式是从宋代开始定型的。这种传统调剂方式被沿用上千年,时至今日,并未有显著的变化,仍有许多药房在使用。

一、常规中药调配

(一)流程

　　常规中药调配的流程如下:按处方药名的顺序依次抓配→看一味,抓一味,唱念处方→左手定戥位,右手抓药→提戥齐眉,随手推斗→等量递减,逐剂复戥→脚注药物,特殊处理→摆放药物,按序间隔→临时捣碎,处理得当→自查与签名盖章。

(二)操作要求

　　1. 按处方药名的顺序依次抓配　横写处方调配时从左上角开始,依次向右、逐行进行。竖写处方调配时从右上角开始,然后向下、逐列进行。当两人同抓一方时,一人从前往后抓配,另一人则从后往前,原则上一张处方最多由两人同时调配。

　　2. 看一味,抓一味,唱念处方　每抓一味药,都要走到处方前,仔细看清中药名称、剂量、脚注并读出声音,一般尾音稍拉长,就是所谓的"唱"。声音大小以柜台前顾客能听见为宜。唱念处方的目的一是集中注意力,二是使顾客感受到调剂员的认真、规范,三是当两人同抓一方时,可避免重复抓药。

　　3. 左手定戥位,右手抓药　用左手将戥砣绳移到需要称量的戥星上并用大拇指压住,避免戥砣绳移位。然后右手拉斗,戥盘靠近药斗,用手将药物取出置于戥盘中。为防止海金沙、松花粉等细小的粉末类饮片撒落,调配时可用小勺盛取。注意不可直接用戥盘从药斗内盛药。

　　4. 提戥齐眉,随手推斗　抓取药物后,右手提毫,提戥齐眉。戥杆呈水平状态时,表明称量准确,如戥杆偏高或偏低,则需适量加减饮片,至戥杆呈水平状态为止。称完一味药后要随手将药斗推回。

　　5. 等量递减,逐剂复戥　调配一方多剂药时,要一次性称出多剂单味药的总量,再按剂数分开,称为"分剂量"(图 2-4-1)(视频 2-4-1)。分剂量时要每倒一次,称量一次,即"等量递减,逐剂复戥"。每剂的重量误差应控制在±5%以内,因此分剂量时,切不可随意估分。如果调配代煎药,可不分剂量。

视频 2-4-1
分剂量

　　6. 脚注药物,特殊处理　处方中有先煎、后下、包煎、烊化等特殊处理的药物,要单包成小包,写上药名、用法或盖上脚注章(图 2-4-2),将小包放在大包里。不要把脚注药物连同其他药物一起装入大包,也不要把脚注药物放到最后处理,以免遗忘。

　　7. 摆放药物,按序间隔　一般来说,药物在盛药盘或包装纸上排列的顺序应与处方上所列的顺序一致,而且药物之间要留有一定的间隔,不要相互压盖,以方便核对。但对夏枯草、半枝莲、通草等质地轻而量大的饮片应先称,对龙眼肉、瓜蒌等黏性大的药物可后称。

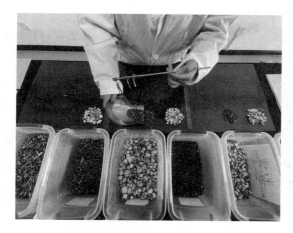

图 2-4-1　分剂量

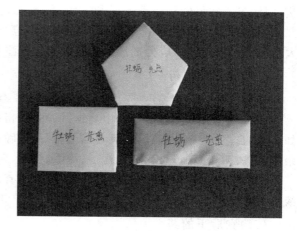

图 2-4-2　脚注药物单包成小包

8. 临时捣碎,处理得当　调配处方中质地坚硬的矿物类、动物贝壳类等中药时,需用冲筒捣碎,再分剂量,这样做的目的是煎出药物的有效成分。临时捣碎以适度为宜。捣碎毒性中药或有特殊气味的中药后,应及时将冲筒洗刷干净,以免串味串性,影响疗效或发生事故。

9. 自查与签名盖章　调配结束应自行逐味检查,确认无误后在处方上签名,再交由复核人员复核。

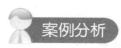

案例分析

嫌麻烦的小李

　　小李是某医院中药房的调剂员,每天要调配很多中药饮片处方,非常辛苦。为了简化程序、节约时间、提高调配效率,她称出一味药总量后,便用手抓分成几份,然后看哪份少,再从多的那份中取出一点,放入稍少的那份药中。调配先煎、后下等有特殊煎煮要求的药物时与其他药味一起装入药袋,不单独包小包。请问小李的这种做法可能出现的结果是什么? 正确的做法是什么?

二、特殊中药调配

　　《中华人民共和国药品管理法》规定,国家对麻醉药品、精神药品、毒性药品、放射性药品,实行特殊的管理办法。其目的在于正确发挥特殊药品防病治病的积极作用,严防因管理不善或使用不当而造成对人民健康、公共卫生及社会治安的危害。对于需要特殊管理的麻醉中药和毒性中药,在使用中应严格执行国务院颁布的《麻醉药品管理办法》和《医疗用毒性药品管理办法》。

　　具体内容见模块二项目二中任务二的"审核毒麻中药的用法用量"。

三、调配注意事项

　　(1)按医师处方要求调配,不允许以生代制,生制不分,不能错付规格。

　　(2)对于临时炮制加工的药品,要正确炮制,保证炮制品符合质量要求。

　　(3)调配时若发现不合格药品、变质药品等应及时更换,再行调配。

　　(4)调配过程中,不小心撒落在调剂台上的药物,要捡回药斗或放入戥秤内。但撒落在地上的饮片,不得捡回药斗,也不许放入戥秤内。

四、脚注处理

　　脚注,又称旁注,是指医师根据治疗需要和饮片的性质,在开汤剂处方时对饮片的煎煮方法和用法提出的简明要求,一般用小字写在药名右上角。调剂员必须按医师处方脚注的要求进行调配,对需特殊处理的饮片品种,即使处方中未加脚注也应按规定处理。因此,调剂员必须掌握脚注的相关知识。

　　《中国药典》(2020 年版)对需特殊处理的品种有明确的规定。脚注的内容一般包括炮制法、煎煮法、服法等。常见的脚注术语有先煎、后下、包煎、另煎、冲服、烊化、打碎等。

调剂有脚注的中药时,要先将其单包成小包,在小包外写清药名、脚注要求或盖上脚注章,再放入大药包中;有鲜药时,应分剂量单独包成小包并注明药名、用法后再另包成大包,不与群药同包。

(一)宜先煎的药

先煎也称"先下",需要先煎的中药饮片主要有以下几种。

(1)质地坚硬、不易煎透的中药饮片:主要指矿物类、化石类、贝壳类及动物的角、骨、甲类饮片。如石膏、自然铜、赤石脂、紫石英、磁石、赭石、青礞石(布包先煎)、金礞石(布包先煎)、钟乳石、滑石、禹余粮、石决明、珍珠母、蛤壳、瓦楞子、龟甲、鳖甲、鹿角霜、水牛角等。调配时多需要捣碎。

(2)毒性成分不耐热,久煎可以降低毒性的有毒饮片:如制川乌、制草乌、制附子(黑顺片、白附片、淡附片、炮附片)、商陆等。

(二)宜后下的药

需要后下的中药饮片主要有以下几种。

(1)气味芳香的饮片:如降香、沉香、薄荷、砂仁、豆蔻、青蒿等。

(2)久煎后有效成分易被破坏的饮片:如钩藤、苦杏仁、徐长卿、生大黄(用于泻下时不宜久煎)、番泻叶等。

(三)宜包煎的药

需要包煎的中药饮片主要有以下几种。

(1)具黏性的饮片:如车前子、葶苈子、儿茶等,包煎的目的是防止糊锅。

(2)表面有茸毛的饮片:如旋覆花、辛夷等,包煎以防药物的茸毛混入煎液引起咳嗽。

(3)粉末状的饮片:如蛤粉、蒲黄、海金沙、滑石粉等。包煎以免药末分散在汤液中,服药不便。

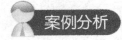 **案例分析**

孙先生的困惑

孙先生因鼻炎发作到朋友推荐的一位名老中医处就诊,他将医师开具的辛夷等药物带回家自行煎煮。孙先生按医嘱服用200 ml中药汤液后便发觉喉咙有异物感、痒感并引发阵阵咳嗽,很不舒服。孙先生很困惑,不知道是哪里出了问题。请你帮忙分析一下孙先生咳嗽的可能原因。正确的药物处理做法是什么?

(四)宜烊化兑服的药

宜烊化兑服的药有阿胶、龟甲胶等胶类、蜜膏类中药。

(五)宜另煎的药

宜另煎的药有人参、红参、西洋参等贵重中药。

(六)宜兑服的药

宜兑服的药有竹沥、黄酒等液体中药。

(七)宜冲服的药

宜冲服的药有雷丸、蕲蛇、三七粉、鹿茸、金钱白花蛇等用量少、贵重的中药。

(八)宜捣碎、研碎的药

调剂时需要捣碎的中药主要为含油脂或挥发性成分较多的果实种子类、质地坚硬的矿物类和动物贝壳类中药。根据饮片自身的性质,可分为以下两类。

(1)可预先捣碎的中药:瓦楞子、石决明、生石膏、龙骨、芦荟、牡蛎、皂矾、青礞石、珍珠母、栀子、钟乳石、香附、海螵蛸、紫石英、蛤壳、磁石、赭石等。

(2)需临时捣碎或打碎的中药:丁香、母丁香、大皂角、砂仁、川楝子、木鳖子仁、牛蒡子、炒牛蒡子、白果仁、炒白果仁、白扁豆、炒白扁豆、瓜蒌子、麸煨肉豆蔻、亚麻子(生用捣碎或炒研)、预知子、肉桂、决明子、炒决明子、红豆蔻、芥子、炒芥子、诃子、青果、苦杏仁、炒苦杏仁、燀苦杏仁、郁李仁、使君子、荜茇、草豆蔻、草果仁、姜草果仁、盐胡芦巴、荔枝核、盐荔枝核、五味子、醋五味子、南五味子、醋南五味子、牵牛子、炒牵牛子、莱菔子、炒莱菔子、桃仁、燀桃仁、益智仁、盐益智仁、黑芝麻、炒黑芝麻、蓖麻子、炒蔓荆子、榧子、酸枣仁、薏仁、橘核、生半夏、山慈菇、浙贝母(或切厚片)、平贝母、生川乌、黄连(切薄片或捣碎)、红参(粉碎或捣碎)、人参(切薄片或粉碎、捣碎)、西洋参(切薄片或捣碎)、延胡索(或切厚片)、白矾、儿茶、自然铜(砸碎)、醋鳖甲、醋龟甲、海马(或碾粉)、海龙(或切段)、鹿角霜(捣碎、先煎)等。

知识链接

中药脚注的起源与发展

古代医家非常重视中药脚注。十三方之一的半夏秫米汤见于《黄帝内经·灵枢》:"以流水千里以外者八升,扬之万遍,取其清五升煮之,炊以苇薪,火沸,置秫米一升,治半夏五合,徐炊,令竭为一升半,去其滓,饮汁一小杯,日三,稍益,以知为度。"方中强调半夏的炮制法、煎法、服法等内容,是有关中药脚注的最早记载。

《伤寒论》全书载方 113 首,用药 84 味,几乎 60% 的处方用药有脚注。有脚注的中药反复应用数百次,进一步丰富了中药脚注的内容。中药脚注日趋成熟。《备急千金要方》中指出:"诸经方用药,所有熬炼节度,皆脚注之。今方则不然,于此篇具条之,更不烦方下别注也。"

任务三　新型中药饮片调配

PPT

随着科学技术的发展和应用,以及人们对中医药的重视,传统中药饮片发生了巨大的变化,产生了小包装中药饮片、超微粉中药饮片、纳米中药、中药配方颗粒、定量压制饮片、流动性饮片等新型中药饮片。较常见的是小包装中药饮片和中药配方颗粒。

一、小包装中药饮片调配

将中药饮片预先以 3 g、5 g、10 g、15 g、30 g 等临床处方常用剂量,封装入以聚乙烯塑料或无纺布等作为包装材料的包装中,这种形式的中药饮片即小包装中药饮片。

(一)小包装中药饮片优势

(1)简化调剂操作,提高工作效率。中药饮片调剂员根据医师处方的剂量,结合小包装的规格,直接"数包"进行调配。不必再用戥秤,省去称量、分剂量等环节。

(2)提高饮片质量。包装前净化、消毒、灭菌后,采用聚乙烯塑料袋包装,避免中药饮片在流通过程中的污染,还可防止生虫、走油、发霉、虫吃鼠咬等现象。

(3)提高用药透明度。中药饮片小包装上标注产品信息,患者可以根据包装袋上的标注与处方进行核对,尊重了患者的知情权,有利于患者监督调剂质量,提高患者对调剂质量的信任度。

(4)提高称量准确性。小包装中药饮片采用精度 0.1 g 的电子秤称量,有效控制了每包中药饮片的装量差异,保证了剂量准确。每个小包装内中药饮片的重量即为小包装中药饮片的规格。规格设定的基本原则符合高频多规原则(使用频率高的中药饮片,根据临床常用剂量多设规格)和品规最少原则(在满足常用剂量的前提下,剂量设定最少的品规数)。小包装中药饮片可设定多种规格,经过组合,什么样的剂量都能满足,按袋计量,避免称量差错的发生。

(5)保持中药传统特色。保持了中药饮片的原有性状,不改变中医临床以中药饮片入药、临用煎汤、诸药共煎的用药特色,不仅能满足临床医师处方用药的常用剂量,还能保证原方疗效。

(6)改善工作环境。中药饮片大多附有灰尘与杂质,部分中药显粉性,在工作过程中难免有粉尘飞扬。小包装中药饮片有外包装,能有效防止工作过程中的粉尘,很好改善了调剂员的工作环境。

知识链接

小包装中药饮片的色标应用

为了充分发挥小包装中药饮片的特色与优势,改进中药饮片调剂方式,制定了小包装色标管理规范,即在小包装中药饮片的包装袋或标签上,使用不同的颜色来代表不同的规格。不管什么品种,只要规格一样,颜色就相同,可以达到快速识别的目的,提高调剂速度和准确度。

印制的方法一般有两种,一是将不同的颜色直接印制在小包装中药饮片的包装袋上,二是使用多种不同底色的不干胶纸来印制标签,每种颜色代表一种规格。

(二)小包装中药饮片的劣势

(1)饮片占用空间增加。小包装中药饮片规格较多,体积增大,占用调剂室、库房面积增大。

(2)拆包操作烦琐。对住院患者或者要求医院代煎中药的患者,拆包操作相对烦琐。从这个角度说,小包装中药饮片更适合于门诊自煎药患者。

(3)脚注中药缺少特殊标识。常规中药饮片中有特殊煎煮要求(如先煎、后下、包煎)的药物,在调剂时单独包装,而且包装外会注明药名及特殊用法。而小包装中药饮片的包装外没有明显标记,患者可能会错误煎煮特殊中药,进而导致药物疗效不佳。

(4)生产成本提高。小包装中药饮片的生产相比传统中药,会增加包装材料与人工费用等,从而增加生产成本,使小包装中药饮片的价格大大提高。

(三)小包装中药饮片的调剂设施

1.药柜 调剂室应有与中药饮片处方调剂量相应的药柜,药柜可以是药橱或货架等形式,能保证所有小包装中药饮片的各种规格都安置好。小包装中药饮片的摆放原则与传统饮片类似。

2.调剂台 调剂室宜有与中药饮片处方调剂量相适应的调剂台。调剂台的尺寸,如为一人一组的,一般以长 120~150 cm,宽 60 cm,高 90 cm 为宜。调剂台的材质可以是木质或铁质。调剂室无法设置调剂台的,也可采用调剂车或调剂篮等进行饮片调配。

3.配药桶或药袋 配药桶或药袋用于分剂调配,可备大、小两种,小的用于一般处方的调配,大的用于药味多、剂量大的处方的调配。药袋可为纸袋或塑料袋。

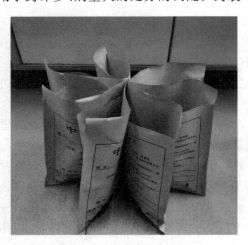

图 2-4-3　小包装中药饮片包装

(四)小包装中药饮片调配流程

1.审方 审核处方是否符合调剂要求。

2.准备包装用具 根据处方的剂数,准备相应的配药桶或药袋。可以用订书机将药袋的一个角订在一起,然后撑开,便于数包分袋(图 2-4-3)。

3.按处方药名顺序依次取药 按照处方上药名的书写顺序依次取药,在取药时务必看清处方上的药物名称、小包装中药饮片上的标签与内容物是否一致。检查药物质量是否合格,包装是否完整等。按照处方上的剂量,将每味药的包数数准确,一次性拿齐。在取药的同时进行分剂。

4.特殊处理饮片的调配 处方中有需要特殊处理(如先煎、后下、包煎等)的饮片,需要用专用的包装袋包装,并标注"具体用法及说明"等字样,以提醒患者注意。

5. 自查 调配结束后调剂员需按照处方取一剂药自查,无误后在处方上签字,交给复核人员复核。

6. 复核 复核人员根据处方认真核对药名、剂量、剂数等,复核无误后在处方复核处签字或盖章。

7. 发药与交代 发药时再次核对患者姓名、处方剂数、特殊处理药物是否另装且标注等。同时向患者交代药物用法用量、注意事项等。

(五)注意事项

(1)凡麻醉药(如罂粟壳)不得制成小包装中药饮片,在调剂时应当按规定将其他小包装的中药饮片拆包后与麻醉药(如罂粟壳)混合后发药。

(2)凡《中国药典》或其他炮制规范要求注明"有毒"的中药饮片(非毒性饮片),如白附子、甘遂等,其最大规格的设定,应不超过规定的最大剂量。

(3)毒性中药饮片不得制成小包装中药饮片。

(4)调配人员要严格按照处方药味调配,避免出现药味漏配、错配、剂量错误等现象。复核人员在复核时也要认真核对处方和小包装的药名、数量、规格,避免出错。

二、中药配方颗粒调配

中药配方颗粒是通过现代制剂技术将单味中药饮片经提取、浓缩、干燥、制粒、包装等生产工艺制成的一种颗粒剂。自 20 世纪 50 年代以来,中药配方颗粒先后经历了学术探讨、产业化试点使用等阶段,目前已被纳入中药饮片管理范畴。

(一)中药配方颗粒的优势

(1)质量稳定,疗效可靠。中药配方颗粒的性味、归经、功效、主治、有效成分与传统中药汤剂基本保持一致,在生产上应用先进的生产设备和稳定的生产工艺,并且具有严格的质量保证体系和保证临床疗效的物质基础。

(2)使用方便,便于携带。中药配方颗粒由中药饮片经过提取、浓缩等环节制成,其体积较中药饮片缩小,方便携带。中药配方颗粒的使用也不需要浸泡、大火烧开、小火慢煎等工序,可直接用开水冲服,既节省了人力、时间,也方便了患者服用。

(3)调配方便,利于管理。中药配方颗粒在调配时,可避免手抓、秤称等带来的剂量误差,卫生快捷,提高了工作效率,降低了药物损耗。此外,中药配方颗粒采用铝箔包装,不易吸潮、变质,避免了在储存、保管中的走油、变色、虫蛀、霉变等问题,减少了污染,方便运输和保存。

(二)中药配方颗粒的劣势

(1)部分药物需要共煎才能发挥疗效。中医药的理论和实践证明,某些药材要一起煎煮才可以发挥作用,与配方颗粒简单混合的作用不完全一样。另外,在煎煮期间,有些药物所含的有效成分发生了一系列的化合、络合、共溶等化学反应,而颗粒配方则没有或很少有这些反应。

(2)中药配方颗粒价格偏高。中药配方颗粒价格比传统中药饮片要高很多,增加了患者的医疗支出,特别是一些慢性病患者,经济负担较重。

(3)质量控制标准亟待完善。2019 年 11 月,国家药典委员会发布《关于中药配方颗粒品种试点统一标准的公示》,公示了 160 个品种的试点统一标准,但部分品种的标准特异性不强,不利于鉴别其真伪优劣。

(4)部分药材不适宜制成配方颗粒。2021 年国家药品监督管理局制定并发布了《中药配方颗粒质量控制与标准制定技术要求》,明确提出"对于部分自然属性不适宜制成中药配方颗粒的品种,原则上不应制备成中药配方颗粒"。因此,医师开具中药配方颗粒处方时,会出现所需中药材无对应中药配方颗粒的现象,如附子理中汤中所需的附子。

(三)中药配方颗粒的规格

1. 瓶装配方颗粒 瓶装配方颗粒的常见包装如图 2-4-4 所示,调配时按照处方剂量,用电子天平称取,然后放入混合机充分混合,装于塑料袋中。

2. 小包装配方颗粒 生产企业将配方颗粒按照处方常用剂量分装在小塑料袋中(图 2-4-5)。这种形式的颗粒包装规格多,剂量准确,调配时按照处方剂量"数袋"即可,非常方便。

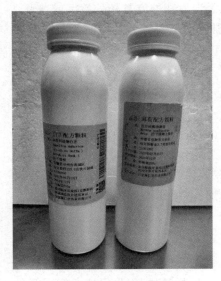

图 2-4-4 瓶装配方颗粒

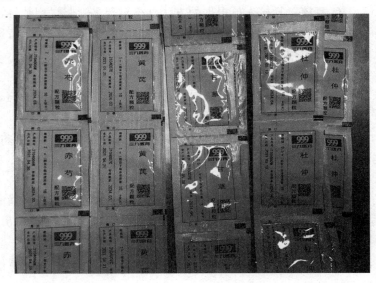

图 2-4-5 小包装配方颗粒

(四)中药配方颗粒的调配

1. 中药配方颗粒自动化调配 中药配方颗粒自动化调配设备有半自动化和全自动化两种,由于设备成本和调配量等因素的制约,目前应用较多的是半自动化的调配设备(图 2-4-6)。各厂家生产的调配设备不尽相同,所以调配操作略有差异,但大致的操作步骤如下。

(1)打开设备电源,登录系统,找到患者姓名,进入发药任务处理流程或者将处方输入系统。

(2)处方审核,包括患者姓名、性别、年龄,处方剂数,药品名称、用量、配伍禁忌和超剂量等,若没有问题则及时确认。有的设备没有此功能,就需要调剂员完成审方。

(3)调剂员依次将瓶装的配方颗粒取来,先扫描储药瓶,确认无误后将其置于设备的下药位置进行自动称量,所有药物称量结束后,设备自动混合、分装、封口和贴标签。

(4)调剂员核对患者信息并发药,交代用法用量及注意事项。

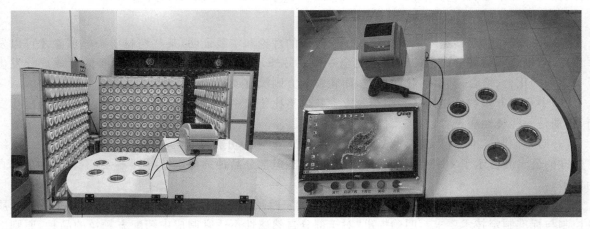

图 2-4-6 中药配方颗粒调配设备

关于中药配方颗粒的全自动化调配在"现代中药智能调配"部分介绍,在此不做赘述。

2. 小包装配方颗粒的人工调配操作

(1)调剂设施及器具:

①配方颗粒的斗架：一般为不锈钢或木质的，斗架分成若干个药斗（图 2-4-7）。

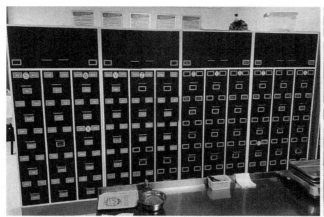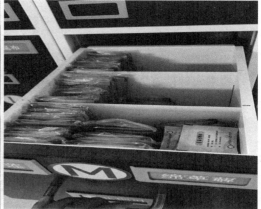

图 2-4-7　配方颗粒的斗架

②调剂台：可用木质或不锈钢材料制成，高约 90 cm，宽约 60 cm，用于配方颗粒的调配。

③分装器具：常用的分装器具有塑料盆或不锈钢盆。

（2）调配操作方法：

①放置分装器具：若用塑料盆（或不锈钢盆）作为分装器具，则要根据处方上的剂数将相同数量的塑料盆（或不锈钢盆）排列整齐。

②调配：按照处方上的药名顺序，从斗架中依次抓取配方颗粒，按照处方的剂量将小包装配方颗粒分发到各个分装器具中。

③自查：按照处方药名顺序逐一检查药味、剂量、规格是否正确，并在处方调配处签字。

④复核：复核人员复核处方调配是否正确，并在复核处签字。

⑤包装：将调剂好的每剂药物分装在纸袋或其他包装袋中。

⑥发药及交代：核对处方及患者信息，将药物交付给患者并做好发药交代。

 知识链接

中药配方颗粒（单煎）与传统汤剂（合煎）等效性争议

等效性（疗效一致性）是中药配方颗粒开始研究时学术界就存在的争议焦点，至今尚无一致的意见。虽然目前有很多关于成分溶出、药理作用、临床疗效方面的对比研究报道，但还没有形成公认的中药配方颗粒与传统汤剂疗效一致性的评价方式和评价标准，研究还不够系统、规范。目前，合煎的传统汤剂与分煎的中药配方颗粒对比结果为等效（或相当）与不等效的均有报道，总体来说结论为等效（或相当）的报道相对较多。

→ 目标测试

目标测试答案

一、选择题

（一）单项选择题

1.下列药物需要先煎的是（　　）。

A.石决明　　　　　　　　　B.人参　　　　　　　　　C.枸杞子

D.党参　　　　　　　　　　E.薄荷

2.下列中药需要临时捣碎的是（　　）。

A. 苦杏仁   B. 辛夷   C. 钩藤

D. 制川乌   E. 生大黄

3. 调配含有毒性中药饮片的处方,每次处方剂量不得超过(   )。

A. 1 日极量   B. 2 日极量   C. 3 日极量

D. 5 日极量   E. 7 日极量

4. 罂粟壳的处方保存(   )备查。

A. 1 年   B. 2 年   C. 3 年

D. 4 年   E. 5 年

5. 对一方多剂药的调配,一定要(   )。

A. 等量递减,逐剂复戥   B. 等量递增,逐项复加   C. 随意抓配

D. 用手估分   E. 按体积大小分剂

(二)多项选择题

1. 调配前再次审方可以(   )。

A. 确认所需饮片是否齐全

B. 查看处方是否存在配伍禁忌

C. 查看处方是否存在毒性中药超量

D. 查看处方是否存在妊娠禁忌

E. 查看麻醉中药的用法用量是否适宜

2. 宜先煎的药包括(   )。

A. 质地坚硬,不易煎透的饮片   B. 毒性成分不耐热的饮片   C. 含黏液较多的饮片

D. 气味芳香的饮片   E. 贵重中药

3. 以下中药应该包煎的有(   )。

A. 葶苈子   B. 辛夷   C. 旋覆花

D. 海金沙   E. 蛤粉

4. 关于药物的摆放,下列说法正确的是(   )。

A. 应该按照处方药名顺序依次摆放

B. 每味药倒得要集中一些,两味药尽量不要相互压盖

C. 质地松泡而量大的饮片应先称

D. 黏性大的药物可后称,放在其他药味之上

E. 为便于核对,药物之间留有一定间隔

5. 小包装中药饮片的调配操作步骤包括(   )。

A. 审方   B. 复核   C. 调配

D. 自查   E. 发药

二、简答题

1. 传统饮片处方调配的要求有哪些?

2. 需特殊处理的饮片,在调配时应如何操作?

3. 小包装中药饮片调配的注意事项有哪些?

(李洪淼)

实训三 处方调配

【实训目的】

(1)熟悉包装纸的选择与码放、中药配伍禁忌、中药名称和处方应付。

(2)掌握处方调配流程;掌握分剂量的操作方法;掌握特殊用法药物的处理方法。

(3)能正确使用戥秤调配中药饮片处方。

【实训器具与耗材】

(1)实训器具:戥秤、冲筒、电子秤等。

(2)实训耗材:处方、中药饮片若干、包装纸等。

【实训操作】

(1)包装纸的选择与码放。

2名同学组成一个小组,相互协作完成包装纸的选择并在调剂台上规范码放。

(2)中药饮片处方调配前审核:2名同学合作完成调配前审核,审核内容包括配伍禁忌、超剂量用药、处方别名和并开药名、处方应付、特殊处理药物等,将需要修改的内容写在处方下方的空白处。

①找出处方中饮片的别名并修改为中药正名。

②找出需要进行特殊处理的中药,并写出特殊处理的方法。

③找出处方中的并开药名并写出调配常规。

④找出在调配中需要捣碎的中药。

⑤相互提问处方药物应付,明确生、炙品。

(3)中药饮片处方调配:2名同学分别按照处方调配,相互检查操作的规范性、剂量的准确度和调配速度、调配是否按顺序、药物摆放是否按序间隔、分剂量是否按照"等量递减法"。

附:调配用处方

处方一:当归15 g、白芍12 g、柴胡9 g、茯苓12 g、白术15 g、薄荷6 g、桂枝10 g、栀子9 g、牡丹皮9 g、甘草6 g。

处方二:二术24 g、砂仁9 g、白扁豆20 g、云苓12 g、山药15 g、薏苡仁12 g、厚朴12 g、甘草6 g。

处方三:附子6 g、干姜12 g、苍术12 g、山药15 g、香橼12 g、厚朴12 g、草豆蔻9 g、三仙27 g。

【实训结果】

(1)说出包装纸选择的依据,能够规范码放包装纸。

(2)写出处方调配前审核时找出的需要修改的内容。

(3)记录调配一方三剂药的时间,并计算称量误差。

【实训评价】 教师按处方调配技能考核评分表进行评价。

处方调配技能考核评分表

项目	评价要求	分值	得分
调配前 准备	1.调配前审方,确认无"相反""相畏"药物、无毒性中药超量等 2.清理调剂台,清洁台面、戥秤等 3.处方置左边,用鉴方压住。包装纸摆放在处方右边 4.校戥	10	

续表

项目	评价要求	分值	得分
正确使用 戥秤,称 取饮片	1.左手虎口、食指、中指夹持戥杆,无名指、小指从戥杆下方拢住戥砣绳 2.右手拉斗、抓药,并将药物放入戥盘内,不撒药 3.右手拇指和食指提毫,左手稍离开戥杆,举至齐眉,戥杆呈水平状态 4.左手持戥,右手推斗、托盘、倒药 5.按处方药名顺序依次称取 6.一方多剂的处方按"等量递减,逐剂复戥"原则分剂量	10	
药味摆放	按处方药味所列顺序逐味摆放,药物间留有空隙,不相互压盖,不混放 (注意:质地松泡的饮片可先称,黏度大的饮片应后称)	5	
处方应付 及脚注处 理	1.将别名改写成正名,并按调配规范开药 2.无以生代制、生制不分现象,无伪劣饮片 3.需捣碎的饮片,称取后放入冲筒内捣碎后再称量、分剂量 4.需临时炮制加工的饮片,称取生品后交专人依法炮制 5.需特殊处理的饮片,分剂量后单包并注明药名、用法,再放入群药包内 6.有鲜药时,分剂量后单包并注明药名、用法,不与群药同包	20	
核对	按处方要求自查,确认无误后在处方相应位置处签名,交复核人员复核	5	
重量误差	每剂的重量误差及总量误差控制在±5%以内	15	
调配时间	15 min内完成一方三剂药的调配	15	
实训态度	1.工作服、工作帽整洁无污物,佩戴整齐 2.不留长指甲、不染指甲 3.实训前后工作环境保持整洁 4.实训态度认真严肃,无大声喧哗	20	
总分		100	

(李洪淼)

项目五

复核与包装

→ 学习目标

(1)掌握复核的要求、方法及注意事项。
(2)熟悉中药饮片包装的要求和常用方法。
(3)了解药袋的包装。

为保证处方调配的质量,避免用药差错现象的发生,中药饮片调配完成后必须经过复核才能发出。复核需由责任心强、业务水平高、经验丰富的中药师完成。

中药饮片的包装技术是中医药传统文化的体现,各地包扎方法不尽相同,做到整齐美观、包扎牢固即可。

任务一 复 核

PPT

复核是指复核人员按照处方对调配的药品进行全面细致的检查与核对的过程。复核内容主要有以下几个部分:处方审核,药味、药量复核和其他复核,复核完成后在相应的位置签名。

一、复核要求

1. 处方审核　再次确认有无配伍禁忌、妊娠禁忌,毒麻中药的用法用量是否符合规定。

2. 药味复核　具体包括以下内容:①是否有漏配、多味、错配和掺杂异物的现象。错配包括药物配错、生品和炙品配错。②特殊煎煮药物(如先煎、后下、包煎、烊化、冲服、另煎等药物)是否单包并注明用法。单包的药物要打开包装进行复核。③毒剧药、贵重药物应用是否适当。④饮片是否有虫蛀、发霉、泛油等变质现象,有无该制不制、生制不分现象,有无整药、籽药该捣未捣现象。如发现以上问题应及时更换,以免影响疗效。

3. 药量复核　实际工作中,单味药量复核难度较大,但要复核单剂药总量,单剂药总量的剂量误差应控制在±5%以内。

4. 其他复核　包括调配剂数、处方上医师签字、调剂员签字、代煎药凭证等。

5. 签字　复核合格后在处方复核位置签字或盖章。

案例分析

小王的遭遇

小王一年来经常腰痛,近期因血尿严重而入院检查。医师诊断为血症——血尿,开具清热泻火、凉血止血药方:木通10 g,柴胡15 g,黄柏15 g,赤芍10 g,白茅根10 g,蒲黄炭10 g,地榆炭10 g,萹蓄10 g,栀子10 g,生地黄10 g,滑石10 g,甘草10 g。六剂,水煎服,早晚各一次。调剂员按照处方调剂好交给中药师复核,中药师粗略看了眼处方,发现没有配伍禁忌、毒性中药超量问题,就将药物交给了小王。小王将药带回家自行煎煮,三天后小王病情更加严重,于是带着药找到药局,经仔细核对发现处方中的蒲黄炭调成了蒲黄,地榆炭调成了地榆。请问中药师在复核时的做法对吗?中药师复核的内容有哪些?

85

二、复核方法

复核方法有双人法和单人法两种。双人法能杜绝调配人员的个人感官臆测,从而尽可能地避免调剂差错的发生,是现在采用的主要方法。

双人法是在自我核对的基础上,交第二人核对的复核方法。复核人员可以在调配人员调配开始时就开始按处方进行复核,也可以在调配人员调配好之后再进行复核。有研究表明,这两种复核方式相比,前者复核所用时间较短,中药饮片处方复核更加便捷,内部调配复核出错率少,调配复核准确率更高。

单人法是指调配人员自我复核完成后发出药剂的方法。此种方法一般在调配人员比较少的药店使用。为避免单人复核产生差错,可在分剂量至最后一剂时,将每味药拿出一点,按顺序放在一张小纸上,在完成调配后,核对小纸上的药物,从而完成复核。

三、复核注意事项

(1)中药饮片调配后必须经过复核,未经复核的药剂不得发出。

(2)复核工作应该由具有药师以上专业技术职务任职资格的人员负责,复核率达到100%。

(3)复核时必须思想集中、高度负责,一张处方必须一次复核完毕,中途不能做与复核无关的事情。

(4)处方复核无误后,必须签字或者盖章。

PPT

任务二　包　　装

中药饮片的包装,是指用纸或纸袋包装中药饮片的操作过程。一些医院药房及社会药房由于工作强度及单日处方数量大,采用中药袋包药的方法以节约时间、提高调剂效率,而有些中药店则保持较好的传统特色,依然采用纸包装,线绳捆扎。

对于特殊用法的药物应根据药物的特点采用恰当的包装方法单包,并在包装上注明药物的名称及用法,如"砂仁　后下""葶苈子　包煎""阿胶　烊化"等。单包的小包应规矩整齐,将小包放于群药之上,目的是提醒用药者按规定煎煮和服用。

包药的操作方法虽有不同,但均以熟练快速、整齐美观、包扎牢固为目的。

一、特殊处理小包包装

(一)长方形小包包法

1. 适用对象　长方形小包适用于特殊处理饮片中的粉末类,如滑石粉、蒲黄、蛤粉、海金沙等。

2. 操作步骤　如图 2-5-1 所示。

(1)将合适大小的正方形包装纸平放于调剂台上,把中药饮片放在包装纸的中间。参见步骤 1。

(2)将包装纸的下角向上角方向对折。对折线的高低取决于中药饮片量的多少。当饮片量较多时,对折线较低。参见步骤 2。

(3)左、右手压住载药位置的两端,向上再折一层,防止粉末状或细小药物撒漏。参见步骤 3。

(4)左手捏住药材,将包装纸右角向左对折约 1/3。参见步骤 4。

(5)将包装纸左角向右对折约 1/3。参见步骤 5。

(6)将包装纸上角向下对折。参见步骤 6。

(7)将对折后剩余的上角塞入左右角对折形成的夹缝中。参见步骤 7。

(8)在小包上注明中药名称和用法。参见步骤 8。

(二)四角包包法

1. 适用对象　四角包适用于特殊处理的部分中药饮片(粉末类除外)。

2. 操作步骤　如图 2-5-2、视频 2-5-1 所示。

视频 2-5-1

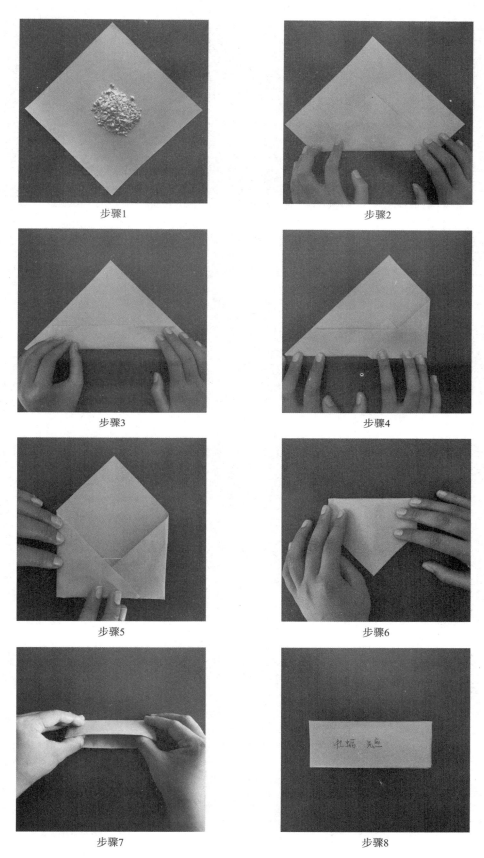

步骤1

步骤2

步骤3

步骤4

步骤5

步骤6

步骤7

步骤8

图 2-5-1　长方形小包包法

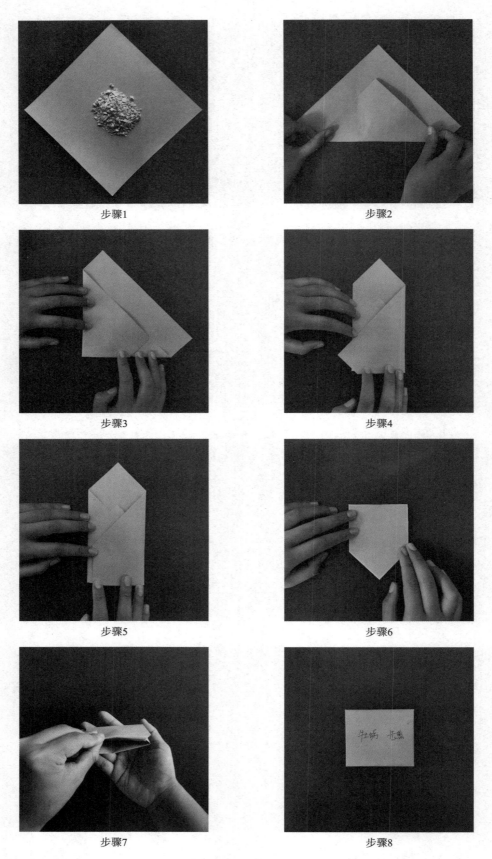

步骤1

步骤2

步骤3

步骤4

步骤5

步骤6

步骤7

步骤8

图 2-5-2　四角包包法

（1）把中药饮片放在合适大小的正方形包装纸的中间。参见步骤1。

（2）将包装纸的下角向上折，下角与上角平行对齐，双手拇指掐住两侧。参见步骤2。

（3）将左角折向中间（参见步骤3），与之对称处的右角也折向中央（参见步骤4），将多余的纸角折回（参见步骤5）。

（4）将小包的上角向下折（参见步骤6），多余的纸角掖入夹口（参见步骤7）。需要包煎的品种，还需放入布袋。

（5）在包装外写药名及饮片的处理方法。参见步骤8。

（三）五角包包法

1. 适用对象 五角包适用于特殊处理的部分中药饮片（粉末类除外）。

2. 操作步骤 如图2-5-3、视频2-5-2所示。

视频 2-5-2

（1）将合适大小的正方形包装纸放于调剂台上，把中药饮片放在包装纸的中间。参见步骤1。

（2）将包装纸的下角向上折叠，下角与上角平行对齐，双手拇指掐住两侧。参见步骤2。

（3）将左角折向中间（参见步骤3），与之对称处的右角折向斜上方（参见步骤4），再将上角折向斜下方（参见步骤5）。

（4）将小包的上角向内折（参见步骤6），多余的纸角掖入夹口（参见步骤7）（需要包煎的品种，还需放入布袋）。

（5）在包装外写药名及饮片的处理方法。参见步骤8。

二、中药饮片的整包包装（包大包）

（一）单层纸燕窝包包法

操作步骤如图2-5-4所示。

（1）将中药饮片置于包装纸的中央，参见步骤1。

（2）双手提起包装纸的上、下两角并对齐，将纸角上部的1/4处，沿直线折叠下压。参见步骤2。

（3）右手压住包装纸中间将包装纸抬起，将包装纸左角折至中央并下压。参见步骤3。

（4）左手掐住包装纸左角，将其右角折至中间。参见步骤4。

（5）将包装纸放平，中间处向内掖口折叠并整理平整。参见步骤5。

（二）单层纸梯形包包法

操作步骤如图2-5-5所示。

（1）将正方形纸放于台面，把中药饮片放在包装纸的中央（参见步骤1），如有小包，将其放于群药上一起包装。

（2）将包装纸的下角向上角方向对折。参见步骤2。

（3）将右角向左对折（参见步骤3），右手捏住右角的对折部分，左手将左角向右对折（参见步骤4），将对折后外漏边角折回（参见步骤5）。

（4）双手握住药包，将药包竖立，大拇指向下、向内压对折部分，使中药饮片集中，同时包装纸两侧外散部分自然内收。参见步骤6。

（5）将两侧往里收的纸捋直，再将上角回折并塞入夹口中。参见步骤7、步骤8。

（6）整理包装成梯形。参见步骤9、步骤10。

（三）双层纸包法

操作步骤如图2-5-6所示。

（1）将两层包装纸重叠放好，中药饮片置于中央，双手提起下角的两层包装纸与上角的内层纸对齐，在纸角的1/4处，沿直线折叠下压。参见步骤1、步骤2、步骤3。

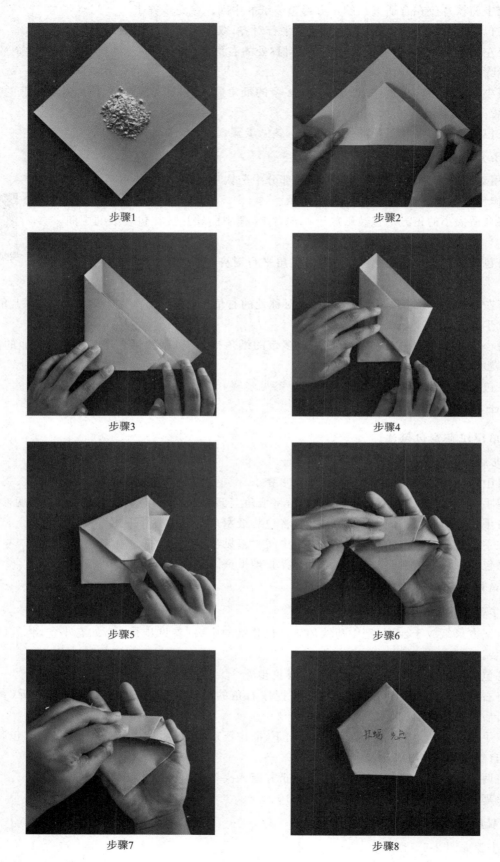

步骤1

步骤2

步骤3

步骤4

步骤5

步骤6

步骤7

步骤8

图 2-5-3　五角包包法

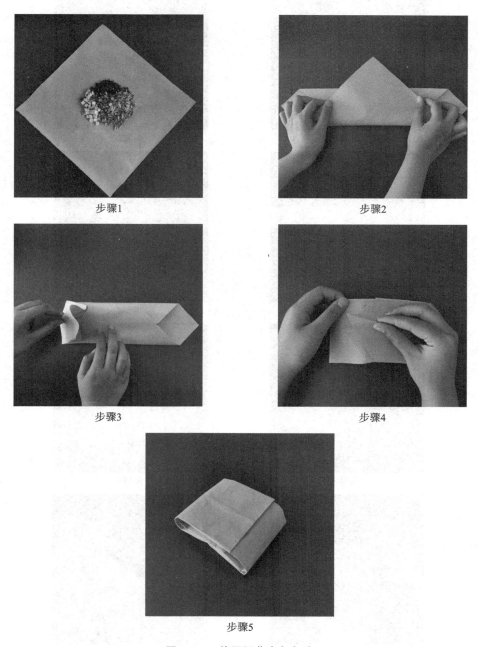

步骤1　步骤2

步骤3　步骤4

步骤5

图 2-5-4　单层纸燕窝包包法

（2）左手压住包装纸左角，将包装纸右角折至中央并下压。参见步骤 4、步骤 5。

（3）掐住包装纸中间处，抬起包装纸左侧并顺势将左角折至中央。参见步骤 6。

（4）将外层纸的上角向下折叠，把多余的纸角塞入夹缝，整理包装。参见步骤 7、步骤 8。

三、药袋包装

在社会药房及医院药房中，用牛皮纸中药袋（图 2-5-7）包装中药饮片也是比较常见的。

包装时首先将群药混合装入中药袋中，如有特殊煎煮用法的中药，需将其包成小包，放在群药之上。然后将中药袋开口方向的一角向内折，另一角向内折并把多余的部分掖进折角中。操作步骤如图 2-5-8 所示。这种包装方法简单易行，大大提高了工作效率。

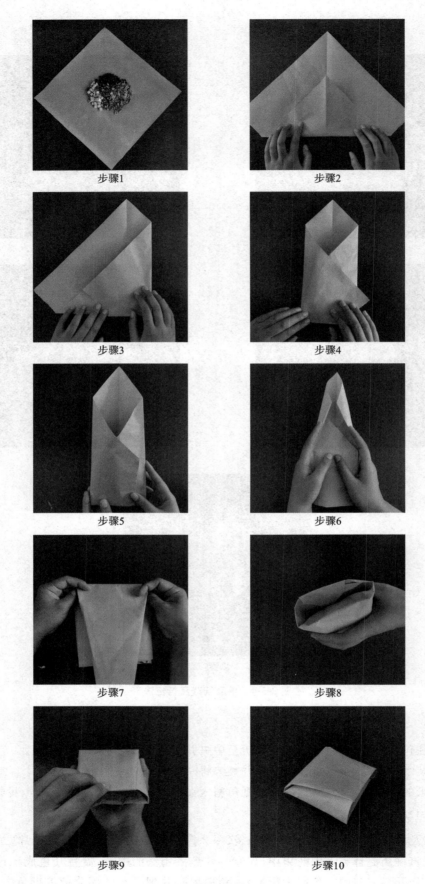

步骤1　　　　　　　　　　　步骤2

步骤3　　　　　　　　　　　步骤4

步骤5　　　　　　　　　　　步骤6

步骤7　　　　　　　　　　　步骤8

步骤9　　　　　　　　　　　步骤10

图 2-5-5　单层纸梯形包包法

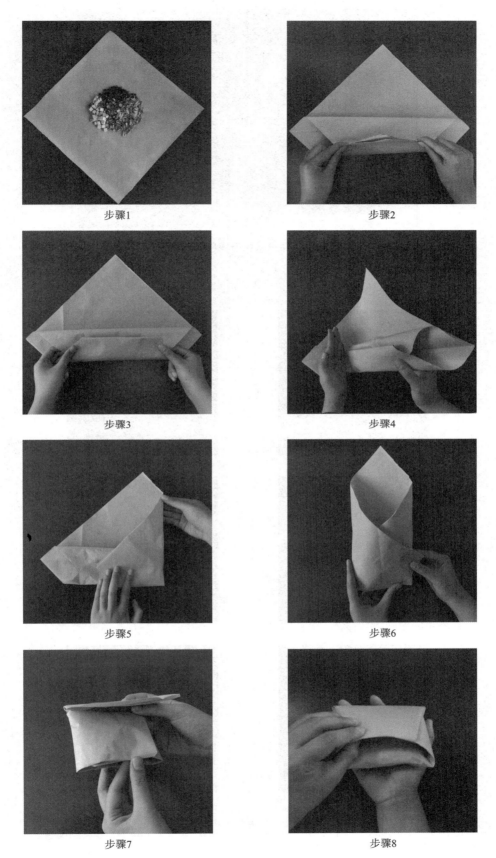

步骤1

步骤2

步骤3

步骤4

步骤5

步骤6

步骤7

步骤8

图 2-5-6 双层纸包法

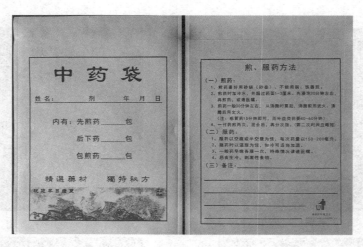

图 2-5-7　牛皮纸中药袋(正面、背面)

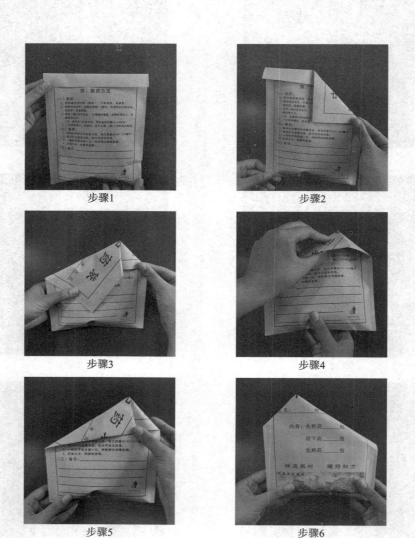

图 2-5-8　牛皮纸中药袋包法

知识链接

中药的包装

早年间的中药,都是采用"一口印"的包装,即将处方中的每味中药饮片,采用小包单独包装,再将小包在门票上逐层码放成金字塔形,用门票把所有小包整体包装,用纸绳捆扎,包装后的大药包,形似金字塔,又如古时"官印"。顶端留一个"活扣",便于提系。

1949年后,人们开始用牛皮纸中药袋装中药,用订书器一订,不用纸绳捆扎,放在包里带走,很方便。牛皮纸中药袋具有良好的透气性,能使中药所含的水分及时彻底地挥发干净,便于中药干燥和储存,使中药不易发霉,延长中药的保质期。

牛皮纸中药袋的常用规格如下:小号,18 cm×13.5 cm;中号,24 cm×18 cm;大号,29 cm×20.5 cm。

目标测试

目标测试答案

一、选择题

(一)单项选择题

1.长方形小包适用于以下哪种药材?(   )

A. 蒲黄　　　　　　　　B. 砂仁　　　　　　　　C. 辛夷

D. 豆蔻　　　　　　　　E. 薄荷

2.药量复核时每剂的剂量误差应小于(   )。

A. ±15%　　　　　　　　B. ±10%　　　　　　　　C. ±5%

D. ±20%　　　　　　　　E. ±1%

3.中药饮片调配完成后需要复核,复核率应达到(   )。

A. 60%　　　　　　　　B. 70%　　　　　　　　C. 80%

D. 90%　　　　　　　　E. 100%

(二)多项选择题

1.复核的内容包括(   )。

A. 审核处方有无"十八反""十九畏"、妊娠禁忌药物、毒性中药超量的情况

B. 复核处方药味是否有错配、漏配、多味和掺杂异物的情况

C. 复核特殊煎煮药物(如先煎、后下、包煎、烊化、冲服、另煎等药物)是否另包并注明用法

D. 毒剧药、贵重药物应用是否适当

E. 饮片是否有虫蛀、发霉、泛油等变质现象

2.在特殊处理中药的小包装上应注明(   )。

A. 药名　　　　　　　　B. 特殊用法　　　　　　　　C. 包装时间

D. 发药人姓名　　　　　　　　E. 剂量

二、简答题

1.复核的方法有哪些?

2.复核的要求有哪些?

3.请描述特殊处理小包包装中长方形小包包法的操作步骤。

(李洪淼)

发　药

↪ 学习目标

(1)掌握中药的煎法、用法等发药交代的内容。

(2)熟悉发药准备的内容;熟悉常见的药引及其作用。

(3)了解服药期间的饮食禁忌;了解发药时的礼仪。

发药是将调配好并经核对无误的药物交给患者的过程,是中药饮片调剂工作的最后一个环节,为避免错发、漏发药物,发药人员一定要严肃认真地对待发药工作。同时,发药人员要耐心细致地做好发药交代,指导患者正确、安全、有效地使用药物,提高患者依从性。

任务一　发药准备

PPT

一、审核处方

这是药品发出前的最后一次审方,审方的重点依然是用药安全、有效这两个方面的内容,如有无配伍禁忌、有毒中药超量、重复用药等情况。

二、核对中药

查看药品、剂数等是否与处方相符;药物是否进行了正确包装;包装是否完整、有无破损或污染等。

三、核对患者信息

核对患者身份,确认无误后方可将药物一一交给患者,同时做好发药交代。

发药结束后发药人在处方上签字或加盖专用签章,处方留存备查。

任务二　发药交代

PPT

一、煎法

1.煎煮器具　中药饮片绝大多数是制成汤剂使用的。患者在家自行煎药一般采用砂锅或不锈钢锅,切勿使用铁锅、铜锅、铝锅、锡锅作为煎药器具。

2.煎煮方法　通常中药饮片不需要清洗,直接加入自来水超过药物表面3～5 cm,浸泡30 min左右,先用武火煎煮至沸腾,然后改用文火,煎煮20～30 min,过滤,药液备用。药渣留锅中,加水超过药物表面1～2 cm,煎煮10～20 min,过滤,用纱布将药渣拧干,药液与头煎药液合并。控制每剂药液在300～400 ml,按医嘱分2～3次服用。

若处方中有需要特殊处理(如先煎、后下等)的药物,要告知患者具体煎煮方法,以免因不正确使用而造成疗效降低或安全问题,引起不必要的纠纷。若同时使用小包装中药饮片,要提醒患者按照处方用量将小包装药品拆开与大包药一起浸泡煎煮。

二、用法

(一)汤剂的内服用法

1.服药方法　根据患者病情轻重及体质强弱采用以下服用方法。

(1)分服:一般适用于较轻的疾病或慢性病。多为每天1剂,每剂分2～3次服下。慢性病也可以隔天服1剂,或1剂服2天。

(2)顿服:急症患者用药则不拘时间,迅速煎服;危重患者常将1剂两煎汤剂1次服下,甚至1天服2～3剂。

(3)频服:不限时间,少量多次服用。呕吐患者服药时就可采用这种方法,少量药物对胃的刺激小,不至于喝下即吐,还能保证一定的服药量。

在应用泻下药、发汗药时,若药力较强,要注意患者个体差异,服药需适可而止,一般以得汗、汗下为度,不必拘泥于定时服药,以免汗下太过,损伤正气。

2.服药温度

(1)温服:一般汤剂宜温服(煎好的汤药冷却到35 ℃左右服用),忌大热或过冷。凡药性平和、补益的药物宜温服,可增强其补益功能。活血剂宜温服且用温黄酒送服,以通利血脉、促进血行、温经活络。

(2)热服:将煎得的中药汤剂趁热服用。此种方法适用于辛温解表药、理气药、祛风胜湿止痛类药。此外,急证用药、真热假寒证的寒药也宜热服。

(3)冷服:此种方法适用于呕吐、中毒、实热证等患者。

3.服药时间　适时服药是合理用药的重要方面,古代医家对此甚为重视。《神农本草经》中关于服药时间有明确要求:"病在胸膈以上者,先食后服药;病在心腹以下者,先服药而后食;病在四肢血脉者,宜空腹而在旦;病在骨髓者,宜饱满而在夜。"

一般来说,病在上焦,宜食后服;病在下焦,宜食前服;补益药、驱虫药、祛湿药与泻下药,宜空腹服;安神药宜临卧前服;对胃肠有刺激的,应食后服。发散解表药宜饭后服用,以防出汗过多而引起虚脱。研究表明,脾胃病症宜在脾胃经气旺盛的辰时(7～9点)、巳时(9～11点)服用,疗效优于常规的早晚服法;健脾益气药早午饭前服用的临床效果优于早晚饭前。急性重病则不拘时服,慢性病应按时服,治疟药宜在发作前2 h服。特殊方剂应遵医嘱。

4.服药量　服药频次及服药量的选择多与患者体质强弱、年龄及病情轻重、方药的功效等因素有关。一般成人服用量为每次100～150 ml,每天2次。儿童服用量应按年龄区别对待,而且最好服用浓缩汤液,遵循少量多次原则,以减轻胃肠负担。

5.服药期间的饮食禁忌　中医历来有"药食同源"之说,食性与药性相顺应能增强药物的作用,食性与药性相反则会减弱药物的作用。因此,在服药期间,不宜同时进食与药性相反的食物或饮品。一般说来,饮食禁忌常具体指豆类、肉类、生冷、辛辣及其他不易消化的食物。另外,不宜饮浓茶,因为茶中的鞣酸会影响人体对药物的吸收。可乐、咖啡等也不宜饮用。

不同疾病有不同的饮食禁忌,如脾胃虚弱者应忌食油炸、黏腻、冷硬等食物;热性病者忌食辛辣食物,忌饮酒;寒性病者忌食生冷;疮疡皮肤病者忌食鱼、虾和蟹等发物及辛辣之品。

6.正确选择和使用"药引"　又称"引药""药引子",一般具有引经、增强疗效、调和脾胃、解毒、矫味等作用中的一种或一种以上。药引为中药的特色之一,在中药治疗上虽只是个"配角",但使用得当,作用不可低估。药引大多是一些生活中的常见药材,还有不少是食物。

药引与引经药

药引,为药或方剂的"引子",即具有"引导"作用的中药。

引经药就是有"引经"作用的药。最早记载引经药的现存本草著作是《珍珠囊》。引经的概念,应是药引的"引导作用"与归经理论相结合的产物,是一种特殊的归经作用。引经药有十二经引经药、病症引经药、穴位引经药等之分。如十二经引经药有手少阴心经的黄连、细辛;病症引经药有川芎(头痛引经药);治肺病加入桑白皮能引药入肺经。

药引与引经药都是具有"引导"作用的中药或药食两用药。严格地说,药引包含引经药。它们之间的区别在于,理论上引经药比较严格地受到了经络学说和归经理论的影响。而药引则多不受经络理论的限制,作用范围更广泛。

(1)生姜:具有发汗解表、温中止呕的作用,常作为风寒感冒、里寒呕吐治疗用药的药引,用量为3～5片。

(2)大枣:大枣有显著的拮抗甘遂胃肠道毒性的作用,因此在使用甘遂等烈性药物时,常取大枣10～15枚缓和药性。另外,大枣具有补脾和胃、益气生津、调营卫的作用,因此被广泛用于多种汤剂中。

(3)红糖:味甘,性温,具有散寒、活血、补益的作用。一般妇科血寒血虚诸证患者常以红糖为引,用量10～30 g,冲水服用。

(4)蜂蜜:味甘,性平,含多种营养成分,主补虚,治肺燥咳嗽、肠燥便秘、十二指肠溃疡等症常以此为药引。一般一杯水中加1～2汤匙即可。

(5)葱白:具有散寒通阳、解毒散结的作用。如治疗风寒感冒鼻塞、小便闭塞不通时,可用葱白5～7根为引。

(6)米汤:使用补气、健脾、止渴、利尿和滋补性中成药时用米汤送服,可以保护胃气,减少苦寒药对胃肠的刺激。

(7)芦根:具有清热泻火、生津止渴、除烦、止呕、利尿的作用。治疗外感风热及痘疹初起时,常用鲜芦根5～15 g为引。

(8)盐:咸入肾,因此治疗肾脏病证(如虚弱乏力、阳痿遗精、腰痛及发稀)者的用药,一般取食盐1～2 g,加开水溶化为引。

(9)黄酒或白酒:有温通经络、发散风寒的功效。用于治疗风寒湿痹、腰腿肩臂疼痛、血寒经闭及产后诸疾和跌打损伤时,如活络丸、跌打丸、独活寄生丸、七厘散等都可以用酒送服。黄酒常用量为25～30 ml,白酒酌减。另外,服用阿胶等有腥臭味的药物时,黄酒有矫味作用。

案例分析

老王不听话

老王患有轻微的腰椎间盘突出,医师给他开具了腰痛宁胶囊。发药人员告诉他,这个药需要用黄酒兑少量温开水送服。老王回家后发现家里没有黄酒,又不想出去买,就自行决定用凉白开吃药,用了几天效果也不明显。老王觉得这个药气味特殊肯定是变质了,或者是不对症,于是去找原处方医师理论。经仔细查看,这个药质量没有任何问题。请思考:该药物气味特殊的原因是什么?发药人员让老王用黄酒兑少量温开水送服腰痛宁胶囊的理由是什么?(提示:腰痛宁胶囊的主要成分为马钱子粉(调制)、土鳖虫、川牛膝、甘草、麻黄、乳香(醋制)、没药(醋制)、全蝎、僵蚕(麸炒)、苍术(麸炒)。)

(二)汤剂的外用方法

1.熏蒸法 利用药液的"蒸汽"来熏蒸局部或机体,使药物发挥祛风、散寒、除湿的作用。常用于风湿骨痛、皮肤病的药物治疗中。

2.洗浸法 用中药煎液或浸液来洗浸人体全身或局部的方法。如用苦参等药液来浸洗患处治疗皮肤病中的疥疮湿癣。

3.含漱法 将药液含于口腔一定时间,然后漱出而不咽下的一种方法。常用于口腔、咽喉疾病的治疗。

三、用药注意事项

(1)服用发汗解表药时,以微汗为宜,不可发汗太过,同时注意避风保暖。

(2)交代服药期间可能出现的不适症状,停药即可消失,不用担心,如果不良反应过重,应停药并立即就医。

(3)煎煮好的汤剂要正确保存,而且不宜存放过久。如存放过久,不仅药效降低,还可能出现药液变质的现象,不宜使用。

(4)如处方中有"药引",要告诉患者药引的作用及具体使用方法。

(5)如处方中有特殊用法的药物,要告诉患者该药物的正确煎煮方法。

(6)交代服药后可能出现的副作用。如交代服用安神类药物后不宜从事驾驶汽车、高空作业等需要集中注意力的活动。

(7)如为外用药,要提示患者切勿内服。

(8)关于错过了服药时间是否要补服的问题,应具体情况具体分析。如错过的时间不长,应当立即补用。如已接近下次服药时间,就不能补,更不能一次服用双倍剂量的药物。

(9)提醒患者服药期间的饮食禁忌。对于有特殊忌口要求的药物也要向患者说明。

→ 目标测试

目标测试答案

一、选择题

(一)单项选择题

1.下列汤剂不应空腹服用的是(　　　)。

A.攻下药　　　　　　　　　B.祛湿药　　　　　　　　　C.驱虫药

D.滋补类药　　　　　　　　E.发散解表类药

2.下列汤剂应在睡前服用的是(　　　)。

A.镇静安神类药　　　　　　B.补益类药　　　　　　　　C.补脾益胃药

D.对胃肠有刺激的药　　　　E.泻下攻积药

3.发药时告知患者中药煎煮器具最好采用(　　　)。

A.铝锅　　　　　　　　　　B.铁锅　　　　　　　　　　C.砂锅

D.铜锅　　　　　　　　　　E.锡锅

4.一般汤剂常采用的服药温度为(　　　)。

A.热服　　　　　　　　　　B.凉服　　　　　　　　　　C.温服

D.冷服　　　　　　　　　　E.无要求

5.对于中药汤剂,成人的一次服用量为(　　　)。

A.150～200 ml　　　　　　B.50～100 ml　　　　　　　C.250～300 ml

D.300～350 ml　　　　　　E.350～400 ml

(二)多项选择题

1.关于中药汤剂儿童的服药量,下列说法正确的是(　　　)。

A.1岁以内儿童的服药量为成人服药量的1/5

B.1～3岁儿童的服药量为成人服药量的1/4

C.4～7岁儿童的服药量为成人服药量的1/3

D. 8~10岁儿童的服药量为成人服药量的半量

E. 11岁以上儿童可用成人量

2. 发药前准备工作包括（　　　）。

A. 发药人员要审核处方,核对是否有配伍禁忌、妊娠禁忌的情况

B. 核对是否有毒性中药超量、重复给药现象,是否有其他用药不适宜的情况

C. 查看药品、剂数、附带药品是否与处方相符

D. 查看内服、外用药是否有专用包装

E. 查看药品的包扎是否牢固,包装纸(袋)是否完整、有无破损或污染

3. 关于中药煎煮的说法,下列正确的是（　　　）。

A. 一般中药的煎煮采用"二煎法"

B. 煎煮时先用大火煮沸,然后用小火煎煮

C. 中药煎煮的时间越长越好

D. 一般头煎的时间为20~30 min

E. 二煎加水一般超过中药表面3~5 cm

4. 下列关于中药汤剂服用时间的说法,不正确的是（　　　）。

A. 对胃肠有刺激的药物宜在饭前服用

B. 治疗疟疾的药物宜在发作前2~3 h服用

C. 镇静安神类药物宜在睡前服用

D. 发散解表药物宜饭前服

E. 治疗慢性病的药物服用应定时

5. 发药时要告知患者在服用中药期间,日常饮食一般避免食用（　　　）的食物。

A. 生　　　　　　　　　　　B. 冷　　　　　　　　　　　C. 辛辣

D. 油腻　　　　　　　　　　E. 酸甜

二、简答题

1. 中药汤剂的外用方法有哪些?

2. 如何向患者交代中药的煎煮方法?

3. 简述三种常见的药引及其作用。

（李洪淼）

实训四　发　药

【实训目的】

(1)熟悉中药汤剂中特殊处理药物的煎法、服法。

(2)掌握中药汤剂的煎法、服法、饮食禁忌。

(3)能正确发药并向患者进行发药交代。

【实训器具与耗材】

(1)实训器具:叫号机等。

(2)实训耗材:中药处方、按处方调配并包装好的中药药包等。

【实训操作】

(1)发药:

①药品发出前,发药人首先要查看处方,确认是否有配伍禁忌、毒性中药超量等用药不适宜的情况。确认没有问题后再核对药品。查看剂数是否与处方相符,包装是否坚固,包装袋是否完整、有无

污渍或破损。大黄、芒硝是否单包。

②扫描处方条形码,点击"直接叫号"栏,呼叫患者,核对患者取药凭证,询问患者就诊的科别、医师、药品金额等,确认与处方一致。

③将包装好的中药交给患者,并与患者共同查对剂数、单包药是否齐全。同时进行发药交代。

④发药人在处方"复核发药"栏签字或盖章。

⑤清场。

2 名学生组成一个小组,以角色扮演的形式进行发药练习,一人扮演患者,另一人扮演发药人员,然后两人互换角色。相互检查发药流程是否完整。

(2)发药交代:

①交代药物的煎煮方法。

②交代特殊处理药物的煎法。

③交代药物的服用方法。

④交代服药期间的饮食禁忌。

2 名学生组成一个小组,以角色扮演的形式进行发药交代练习,一人扮演患者,另一人扮演发药人员,然后两人互换角色。

【实训结果】

(1)画出发药的流程图,写出操作要点。

(2)录制发药交代的视频,进行组内和组间展示并评价。

【实训评价】 教师按发药技能考核评分表进行评价。

发药技能考核评分表

项目	评价要求	分值	得分
发药实训	1.审查处方,确认是否有用药不适宜的情况	10	
	2.核对药物,检查包装	10	
	3.扫描处方条形码,点击"直接叫号"栏,呼叫患者,核对患者取药凭证	5	
	4.询问患者就诊的科别、医师、药品金额等,确认与处方一致	5	
	5.将包装好的药物交给患者,并与患者共同查对剂数、单包药是否齐全	5	
	6.在处方"复核发药"栏签字,字迹清晰,不潦草	5	
发药交代	1.交代药物的煎煮方法 2.交代特殊处理药物的煎法 3.交代药物的服用方法 4.交代服药期间的饮食禁忌	40	
实训态度	1.工作服、工作帽整洁无污物,佩戴整齐 2.实训前、后工作环境保持整洁 3.实训态度认真严肃,无大声喧哗	20	
	总分	100	

发药交代练习处方:

【处方1】 羌活 10 g、独活 10 g、柴胡 9 g、荆芥穗 9 g、防风 6 g、桔梗 12 g、川芎 15 g、前胡 12 g、枳壳 9 g、甘草 9 g。6 剂,水煎服。每日 1 剂,早晚两次热服,饭后服用。

【处方2】 乌梅 15 g、桂枝 12 g、细辛 3 g、党参 15 g、黄连 6 g、黄柏 6 g、当归 6 g、附子 6 g、甘草 9 g。3 剂,水煎服。每日 1 剂,早晨空腹温服。

【处方3】 桂枝 18 g、龙骨 20 g、牡蛎 20 g、甘草 9 g、酸枣仁 12 g、远志 15 g、川芎 12 g、柏子仁 18

g、枳实 9 g、茯神 9 g。6 剂,水煎服。每日 1 剂,睡前温服。

　　【处方 4】　木通 9 g、车前子(包煎)18 g、萹蓄 18 g、瞿麦 12 g、大黄 6 g、栀子 12 g、滑石(先煎)20 g、灯心草 15 g。3 剂,水煎服。每日 1 剂,早、晚各 1 次,温服。

　　【处方 5】　苍术 15 g、白术 15 g、厚朴 12 g、海螵蛸(先煎)21 g、瓦楞子(先煎)18 g、枳壳 9 g、黄连 6 g、豆蔻(后下)9 g、木香 9 g、乌药 12 g、香附 9 g、大黄 5 g、甘草 9 g。3 剂,水煎服。每日 1 剂,早、晚各 1 次,饭前温服。

(李洪淼)

中 药 煎 药

(1)掌握中药汤剂的煎煮和服用方法。

(2)熟悉中药特殊煎煮方法。

(3)了解汤剂的特点和服药禁忌。

汤剂,又称汤液,是药材加水煎煮一定时间后,去渣取汁制成的液体剂型,主要供内服,少数外用多作洗浴、熏蒸、含漱用。汤剂是我国应用最早、最广泛的一种剂型,在防治疾病中发挥了很大作用,仍为中医临床应用的重要剂型之一。汤剂具有吸收快、作用强的优点,故有"汤者,荡也"之说。又可根据临床具体病症灵活处方,故临床上应用最广。《备急千金要方》载:"凡古方治疾,全用汤法,百千之中未有一用散者······卒病贼邪,须汤以荡涤。"《圣济经》载:"汤液主治,本乎腠理,凡涤除邪气者,用汤最宜。伤寒之治,多先用汤者以此。"

任务一　煎煮器具准备

PPT

一、煎药锅

中药汤剂煎煮器具与药液质量有密切关系,历代医药学家对煎煮器具均很重视。陶弘景认为温汤忌用铁器。李时珍认为煎药忌用铜铁器,宜用银器、瓦罐。古人强调用陶器煎药是因陶器与药物所含的各种成分不发生化学反应,煎出的汤剂质量好,又因砂锅导热均匀,热力缓和,价格低廉,因而沿用至今。搪瓷器皿和不锈钢煎药锅,具抗酸耐碱的性能,可以避免与中药成分发生化学变化,大量制备时多选用。铝质煎药锅不耐强酸和强碱,故仍可用于酸碱性不很强的复方汤剂,但不是理想的煎煮用具。铁质煎药锅虽传热快,但其化学性质不稳定,易氧化,并能在煎煮时与中药所含多种成分发生化学反应,如与鞣质生成鞣酸铁,使汤液色泽加深,与黄酮类成分生成难溶性络合物,与有机酸生成盐类等,均可影响汤剂质量。铜器煎药锅虽传热效率高,但可与某些药物发生化学反应生成碱式碳酸铜等。这些金属器皿能与药材中某些成分起化学变化。有些能催化某些成分的氧化,影响制剂的稳定性和药效。故一般认为,铁、铜、铝、镀锡等器具不宜供煎药应用。前人提倡用银器煎药。银器化学性质虽稳定,但价格昂贵,得之不易,且因导热性强,锅底温度甚高,不耐高温的成分易被破坏,水分蒸发快,易产生药材煳底焦化现象,故没有实际的应用意义。

煎药器具以砂锅为好,因为砂锅的材质稳定,不会与药物成分发生化学反应,导热均匀,热力缓和,锅周保温性强,水分蒸发小,这也是砂锅沿用至今的原因之一。但砂锅孔隙较多,易"串味",且易破碎。

汤剂的特点

　　汤剂的主要优点如下：能适应中医辨证论治的需要，其中处方组成用量可以根据病情变化，适当加减，灵活应用；有利于充分发挥药物成分的多效性和综合作用；汤剂为液体制剂，吸收快，能迅速发挥药效；制备简单。汤剂也存在一些不足之处：煎液体积较大、味苦，服用、携带不方便；因汤剂溶剂是水，故易发霉、发酵，不能久储。近年来对汤剂进行了有效的剂型改革，如中药合剂、颗粒剂、口服液等都是在尽量保留汤剂优点，克服其缺点的基础上发展起来的中药新剂型。

二、过滤纱布

　　煎好的中药用细纱布过滤，将药汁倒出来之后，可加少许水，稍煎，即倒，再次过滤。收汁一定要缓慢，以免烫伤。如果药汁里仍然有许多杂质，可使用细纱布再次过滤。

三、过滤容器

　　煎好的中药需要过滤，将中药渣过滤出来。一般情况下，可以选用普通的不透钢网，也可以选用铁网进行过滤。但是，最好不要选用铝网来进行过滤，因为铝网性能不比不锈钢和铁网。最好是趁热过滤，这样过滤的效果会好很多，不会有药渣残留。

任务二　中药传统煎药

PPT

一、一般煎煮法

(一)煎煮器具

砂壶或搪瓷锅，避免用铁锅、铝锅。

(二)冷水浸泡

浸泡 30 min，用水量以没过药面 2～3 cm 为宜。

(三)煎煮次数

　　一般煎煮两次。第一次煎煮，大火煮开后转小火慢煎后计时：一般药物为 20～30 min；解表药、清热药、芳香类药物为 15～20 min，不宜久煎；调理滋补药物为 40～60 min，煎煮期间需要搅拌 2～3 次，以免煳锅。第二次煎煮，加水量刚没过药面即可，煎煮时间比第一次短 5～10 min。

(四)合并

将两煎药液混合，一般分两次服用。

(五)煎药量

儿童每剂 50～100 ml，成人每剂 150～200 ml。

二、特殊煎煮法

(一)先煎

　　先煎是指入汤剂的一些中药饮片需要先进行煎煮，目的是增加药物的溶出度，降低或消除毒副作用。矿石类、贝壳类、角甲类药物因质地坚硬，有效成分不易煎出。如石膏、磁石、赭石、紫石英、寒水石、自然铜、生龙骨、生龙齿、瓦楞子、石决明、牡蛎、蛤壳、珍珠母、龟甲、鳖甲、水牛角、鹿角霜等。有毒的药物如制草乌、制川乌等，要先煎 1～2 h，先煎、久煎能达到减毒或去毒的目的。

（二）后下

后下是指含有挥发性成分的药物需要在其他中药煎煮前煎煮，目的是减少挥发性成分的损失及防止有效成分被破坏。

气味芳香，含挥发油多的药物，如薄荷、藿香、砂仁、豆蔻、降香、沉香、青蒿、鱼腥草等均应后下。一般在中药汤剂煎好前 5～10 min 入煎即可。

久煎导致有效成分减少的药物也不宜久煎，如钩藤、杏仁、大黄、番泻叶等应后下。一般在煎好前 10～15 min 入煎。

（三）包煎

包煎是指将药物单独包裹后再与其他药物一起煎煮。

花粉类药物，如松花粉、蒲黄；细小种子果实类中药，如葶苈子、菟丝子、紫苏子；药物细粉，如六一散、黛蛤散等均应包煎。这些药物虽然体积小，但总表面积大，颗粒的疏水性强，浮于水面或沉于锅底，故需用纱布包好与其他药物同煎。含淀粉、黏液质较多的药物，如秫米、浮小麦、车前子等在煎煮过程中易粘煳锅底而焦化，故需包煎。带茸毛的药物，如旋覆花等，包煎可避免茸毛脱落、混入汤液中刺激咽喉而引起咳嗽。

（四）烊化

烊化是指胶类药物等，加入适量热水或加热熔化后，兑入煎好的药液。

一些胶类或糖类药物，如阿胶、龟甲胶、鹿角胶、龟鹿二仙胶、鸡血藤胶、蜂蜜、饴糖等，宜加适量开水溶化后，冲入汤液中烊化服用。若与方中群药同煎，不但会使煎液黏度增大，影响其他成分的扩散，胶质亦受到损失。芒硝、玄明粉等亦可溶化后，冲入汤剂中服用。

（五）另煎

一些贵重中药，如人参、西洋参、鹿茸等，可以另煎取其汁液，兑入煎好的汤剂中服用。

（六）冲服

一些难溶于水的贵重药物，如牛黄、三七等宜研极细粉加入汤剂中服用，或用汤剂冲服。

（七）榨汁

一些需取鲜汁应用的药物，如鲜生地、生藕、梨、韭菜、鲜姜、鲜白茅根等，榨汁后兑入汤剂中服用。竹沥亦不宜入煎，可兑入汤剂中服用。

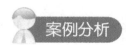 案例分析

处方分析

某患者小徐，男性，年龄 31 岁，临床诊断为咳嗽，证型为外感风热。

处方：荆芥 10 g、防风 10 g、金银花 10 g、鱼腥草 10 g、百部 10 g、浙贝母 10 g、板蓝根 15 g、连翘 10 g、黄芩 10 g、山楂 15 g、炒麦芽 15 g、六神曲 15 g、桑叶 10 g、旋覆花 6 g、桔梗 10 g。

用法用量：煎服，2 剂。

请分析该处方存在的问题。

三、煎剂的质量要求

（1）根据中药煎药室的管理规范，严格执行煎药操作规程。

（2）煎药室制定有完备的质量控制措施，做好煎药、急煎、设备容器使用、日常清洁消毒与紫外线灭菌消毒等记录。

（3）定期对煎药质量进行检查。

（4）煎药质量控制监测记录完备真实。

（5）监测检查煎药室内环境卫生状况。

（6）监测检查对煎药质量造成污染的因素。

（7）监测检查煎药机及容器的清洁冲洗消毒状况。

（8）监测检查煎药人员执行煎药流程的规范操作情况。

（9）监测检查煎药登记患者姓名、编号、病历号、门诊处方号，剂数、特殊煎法，以及送药人、接药人、煎药人、取药人、发药人、复核人等真实执行记录情况。

（10）监测检查煎药用水量，是否符合煎剂标准。

（11）监测检查煎药浸泡时间、入锅时间、出锅时间、先煎时间、后下时间、煎药时间等是否符合要求。

（12）监测检查药渣是否煎透，有无煳状块、硬心、白心等。

（13）监测检查药液是否澄明并符合煎剂标准。

（14）做出质量检查结论评定，质控责任人签字。

四、煎剂质量的影响因素

（一）煎煮水量

煎药时的加水量是一个很重要的因素，加水量的多少直接影响到汤剂的质量。药多水少会造成"煮不透煎不尽"，有效成分浸出不完全，并易干煳；药少水多，虽然能增加有效成分的溶出，但汤液的量过大，不适合患者服用。质地不同药物的吸水量有显著差别。重量相同的药物，若质地松泡，其容积必大，吸水量多；若质地坚实，其容积必小，吸水量亦少。煎煮花、叶、全草类及其他质地松泡的药材时，用水量大于一般用水量；煎煮矿物、贝壳类及其他质地坚实的药物时，用水量应小于一般用水量。传统经验是将药物置于煎药锅内，加水至超过药物表面3～5 cm为宜，第二次煎煮超过药渣1～2 cm即可。

（二）浸泡时间

煎药前，要先将药物放入煎药锅内，加冷水漫过药面，浸透后再煎煮。这样做可使水分充分浸入药材组织，有利于有效成分的溶出。根据中药饮片的性质、体积大小、厚度等情况选择适宜的浸泡时间，一般以花、叶、草类等药材为主的可浸泡20～30 min，以根及根茎、种子、果实类等为主的药材，可浸泡40～60 min。但浸泡时间不宜过长，以免造成药物酶解或霉败。

（三）煎煮次数

药物饮片厚薄或粉碎粒径需适宜，一般煎煮2～3次，基本上能达到浸提要求。煎煮次数太多，不仅耗费工时和燃料，还会使煎出液中杂质增多；煎煮次数太少，则有效成分丢失过多。

（四）煎煮时间

中药饮片的煎煮时间应根据药物成分的性质、药物质地、投料量的多少，以及煎煮工艺与设备等适当增减。一般说来，解表药、清热药和芳香类药材头煎10～15 min，二煎10 min；滋补药头煎30～40 min，二煎25～30 min；一般性药，头煎20～25 min，二煎15～20 min，汤剂煎后，应趁热过滤，尽量减少药渣中煎液的残留量。

任务三　煎药机煎煮

PPT

中药汤剂是中药临方使用的主要剂型，汤剂煎煮的好坏直接影响到临床疗效。但传统的小锅单剂自煎，费时费力，且受煎煮人员个人煎煮技能影响较大，煎煮质量不均一。随着现代技术的发展，目前中药调剂员主要使用煎药机为患者开展中药临方汤剂制备服务。用煎药机煎药，患者则只需将药交给药房,由医院负责煎制,当天即可取回煎好的汤剂,整个疗程的药可一次性带回家,而且用煎药机煎好的汤剂包装好,携带方便,质量稳定。

目前市场上煎药机型号类别繁多,根据是否加压可分为常压煎药机(图 2-7-1)和密闭式压力煎药机(图 2-7-2)两种,其中家庭和小型中药房大多使用常压煎药机,较大的医院调剂室和社会中药房大部分使用的是密闭式压力煎药机,目前煎药机大多带有自动包装功能。煎药机的主要操作流程见图 2-7-3。

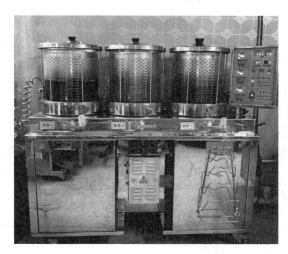

图 2-7-1 常压煎药机

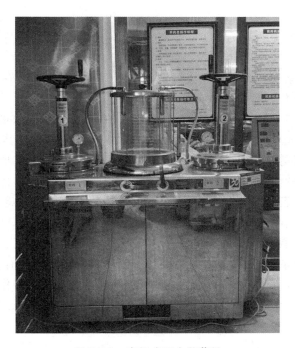

图 2-7-2 密闭式压力煎药机

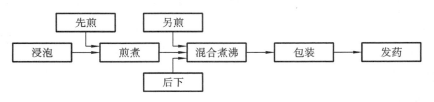

图 2-7-3 煎药机的主要操作流程

一、浸泡

待煎中药应松散置于清洁的专用煎药袋(煎药袋应选用安全无毒的材料制作,及时清洗,定期更换)中,保持袋内有必要的空间余量,扎紧袋口后放洁净容器内先行浸泡,浸泡(煎煮)应当使用符合国家卫生标准的饮用水(以 40 ℃以下温水浸泡为宜)。浸泡时间不少于 40 min,浸泡过程中应搅动或挤压药料 1～2 次,使之浸泡充分。有特殊要求(如先煎、后下、烊化、另煎等)的药物另行处理。

浸泡(煎药)的用水量应为饮片吸水量、煎煮过程中蒸发量及煎煮后所需药液量的总和。花、草类药和解表药等可酌减水量,吸水性强或煎煮时间较长的调理滋补药等应适当增加水量。经验估量一般以浸没药袋 2～5 cm 为宜,或按所需药液总量的 1.2～1.5 倍量加水。浸泡容器应与药物量匹配,保证药物完全被水浸没。

二、煎煮

1.煎煮时间 将浸泡后的煎药袋连同浸出药液置入煎药机内,煎药机容积应与煎煮药物和水量匹配,既要保证药物压置于液面以下,液面也不应超过煎药机容积的 4/5。若处方药物量大于煎药机容积,应分拆调配煎煮。煎煮温度和时间根据所煎中药的功效和药性确定,按煎药流转单上处方功效的分类标注操作(表 2-7-1)。药料要充分煮透,在煎煮过程中,药液沸腾后间隔一定时间煎药机应自动挤压 2 次以上,以提高煎出率。

表 2-7-1　煎药机煎煮药物的一般温度与时间

处方功效	煎煮温度	压力	煎煮时间
解表类药	105～110 ℃	<0.1 MPa	煮沸后煎 15～20 min
一般治疗药	110～115 ℃	<0.1 MPa	煮沸后煎 20～30 min
调理滋补药	115～120 ℃	<0.1 MPa	煮沸后煎 40～60 min

2.煎煮剂量 煎药剂量根据儿童和成人分别确定。一般儿童每剂 100～300 ml,成人每剂 300～400 ml,每剂按两份等量分装。对剂量另有要求的应遵医嘱。

3.特殊煎煮 凡有先煎、后下、包煎、另煎、烊化、煎汤代水等特殊要求的,应当按规定或医嘱操作并做好原始操作记录。①先煎:先煎药物一般应煮沸煎 15～30 min,再与其他药物同煎。除要求先煎时间较长的水牛角、蛇六谷等药物外,使用煎药机煎煮的先煎药物可与其他药物同煎。②后下:药物应浸润后再煎煮。将煎好的药汁注入包装机加热煮沸,再加入后下药物煎煮 3～5 min,也可另煎后下药物,将药汁兑入已煎好的药汁。③包煎:将需包煎的中药装入专用包煎袋,扎紧后与其他药物同煎,可分若干小包均匀分布于药物之中同煎。④另煎:根据贵重药材的特点确定煎煮时间,用水适量,压榨取汁过滤后兑入已煎好的药汁,贵重药材的药渣应留存,在发药时返还。⑤烊化:煎好的药汁注入包装机储液筒后,将要烊化的胶类或粉状类药物置于药汁中加热煮沸,同时不断搅拌,使之溶化即可。⑥对于煎汤代水、久煎、冲服等其他有特殊煎煮要求的药物,按相关规定操作。

4.煎煮操作注意事项 密闭式压力煎药机应严格控制压力和温度,防止超压超温、药液外溢、煎干或煮焦。煎干或煮焦的饮片和药液禁止使用。

煎煮毒性中药或外用中药的设备应固定专用,并设有药品专有标识。设备器具使用后应及时洗净,并经沸水煮后再用。煎煮有特殊气味、颜色较深的药物后,煎煮器具要浸泡清洗,防止串味、串色。

→ 目标测试

一、选择题

目标测试答案

(一)单项选择题

1.在进行中药煎煮过程中需要后下的药是(　　)。

A. 薄荷　　　　　　　　　B. 附子　　　　　　　　　C. 辛夷

D. 滑石　　　　　　　　　E. 蒲黄

2. 解表药的一般煎煮时间为(　　　)。

A. 15～20 min　　　　　　B. 25～30 min　　　　　　C. 30～50 min

D. 60 min　　　　　　　　E. 120 min

3. 不能进行配伍的药组是(　　　)。

A. 生甘草与炙甘草　　　　B. 升麻与葛根　　　　　　C. 丁香与郁金

D. 羌活与独活　　　　　　E. 龙骨与牡蛎

4. 宜包煎的中药是(　　　)。

A. 大黄　　　　　　　　　B. 桂枝　　　　　　　　　C. 蒲黄

D. 金银花　　　　　　　　E. 菊花

5. 中药煎煮时需另煎的中药是(　　　)。

A. 人参　　　　　　　　　B. 大黄　　　　　　　　　C. 麻黄

D. 山楂　　　　　　　　　E. 牡蛎

(二)多项选择题

1. 中药煎煮过程中需要先煎的药有(　　　)。

A. 附子　　　　　　　　　B. 龙骨　　　　　　　　　C. 牡蛎

D. 防风　　　　　　　　　E. 滑石

2. 粉碎时采用水飞法的中药是(　　　)。

A. 雄黄　　　　　　　　　B. 朱砂　　　　　　　　　C. 炉甘石

D. 珍珠　　　　　　　　　E. 芒硝

3. 宜饭后服用的药有(　　　)。

A. 消食药　　　　　　　　B. 滋补药　　　　　　　　C. 泻下药

D. 安神药　　　　　　　　E. 健脾药

二、简答题

1. 简述影响中药煎煮的因素。

2. 中药煎煮时需要后下的药有哪些?

(周莉江)

实训五　煎　药

【实训目的】

1. 知识目标

(1) 掌握中药汤剂的制备方法及操作要点。

(2) 熟悉特殊处理中药的煎煮方法。

(3) 了解煎煮中药的设备及使用方法。

2. 技能目标　能按照处方代煎单要求规范进行中药汤剂的制备,并能准确填写煎药记录。

【实训器具与耗材】　中药饮片处方、代煎单、取药凭证、中药饮片(附子、干姜、甘草)、煎药砂锅或不锈钢煎药机、中药液体包装机、煎药记录本、包装塑料袋等。

【实训内容】　四逆汤的制备。

(1) 处方:附子 30 g,干姜 20 g,甘草 30 g。

（2）煎煮方法：水煎煮，每日一剂。

加水至液面超过药物表面 2 cm，冷浸 30 min。附子先煎 1 h，至口尝无麻舌感。再加入干姜、甘草合煎 30 min，滤取药汁；药渣再加水，煎煮 20 min，滤取煎液，将两次煎液合并即得。

学生分组操作，以小组为单位按"煎药室工作流程"完成四逆汤的煎煮制备，并按要求准确填写煎药操作记录表及煎药记录表。

煎药操作记录表

项目	子项目	操作内容及记录		
煎药前准备	处方审核	1.中药调配结果与处方相符	是（ ）	否（ ）
		2.代煎单、取药凭证与处方相符	是（ ）	否（ ）
		3.患者姓名、剂数、日期正确	是（ ）	否（ ）
		4.是否有特殊煎煮的药物	是（ ）	否（ ）
	登记	在煎药记录表上登记患者姓名、年龄，剂数、包数及特殊事项	是（ ）	否（ ）
	清洗	将盛药砂锅、煎药砂锅或不锈钢煎药机、浸泡容器清洗干净	是（ ）	否（ ）
	检查	供电、供水正常	是（ ）	否（ ）
		煎药设备完好	是（ ）	否（ ）
浸泡	放置药品	1.将附子洗净置于单独洁净的煎药砂锅或不锈钢煎药机内	是（ ）	否（ ）
		2.干姜、甘草另置于浸泡容器	是（ ）	否（ ）
	加水量	1.使用符合卫生标准的饮用水	是（ ）	否（ ）
		2.加水至液面超过药物表面 2 cm 为宜	是（ ）	否（ ）
	浸泡时间	1.附子以冷水浸泡 30 min	是（ ）	否（ ）
		2.干姜、甘草浸泡 30 min	是（ ）	否（ ）
	标志	取药凭证或代煎单附在浸泡容器上	是（ ）	否（ ）
煎煮药	火候控制	沸前用武火，沸后用文火保持微沸状态	是（ ）	否（ ）
	时间控制	1.沸腾计时	是（ ）	否（ ）
		2.附子先煎 1 h	是（ ）	否（ ）
		3.附子煎煮至口尝无麻舌感，再加入干姜、甘草合煎 30 min	是（ ）	否（ ）
	过滤	1.将第一次煎煮汤液过滤	是（ ）	否（ ）
		2.药渣再加水	是（ ）	否（ ）
		3.将第二次煎煮汤液过滤	是（ ）	否（ ）
		4.压榨药渣取液	是（ ）	否（ ）
	合并煎煮液	1.煎煮两次	是（ ）	否（ ）
		2.合并煎液	是（ ）	否（ ）

续表

项目	子项目	操作内容及记录		
包装	检查包装机	1. 供电、供水正常	是（　）	否（　）
		2. 中药液体包装机完好,能正常启动	是（　）	否（　）
	设置参数	在中药液体包装机上调好每包汤液剂量和包数	是（　）	否（　）
	灌装	1. 打开分装按钮,分包灌装	是（　）	否（　）
		2. 检查成品质量,筛除漏液包装	是（　）	否（　）
	贴标签	标签内容与代煎单、取药凭证、处方一致	是（　）	否（　）
清场	处理药渣	将药渣取出,放置规定区域	是（　）	否（　）
	清洗器具	浸泡容器、煎药砂锅或不锈钢煎药机用清水洗干净	是（　）	否（　）
		中药液体包装机按包装机清洗操作规程进行清洗	是（　）	否（　）

【实训结果】　详见煎药操作记录表。

【实训评价】　评价汤液外观、色泽。

（周莉江）

中药临方炮制和制剂

（1）掌握中药炮制的目的及对药物的影响；掌握散剂、丸剂的制备方法。

（2）掌握中药炮制时炒法和炙法的操作方法。

（3）熟悉中药饮片切制的相关知识与技能；熟悉散剂、丸剂的定义、特点等。

（4）了解中药炮制的常用辅料。

任务一　中药临方炮制

PPT

中药炮制理论是中医长期临床用药的经验总结。炮制工艺的确定应以临床需求为依据。炮制工艺是否合理、方法是否恰当，直接影响到药效。中药的净制、切制、加热炮制与加辅料制均可影响药效。

一、中药炮制的目的

（一）增强药效

有些中药炮制后，药效可增强。如种子类药物炒黄后，种皮爆裂，有效成分易于煎出，使药效增强。炮制所用的辅料大多能与药物产生协同作用而增强药效。如麸炒能增强健脾胃的作用，醋炙能增强疏肝止痛的作用，蜜炙能增强润肺止咳的作用等。

（二）降低或消除药物的毒性或副作用

有些中药有较好的药效，但因毒性成分作用较大，临床用药不安全，炮制可降低其毒性，以发挥其特有疗效并保证用药安全，如生附子大毒，炮制后，其毒性或副作用可降低或消除。

（三）改变或缓和药物的性能

药物过偏的性能，会带来一定的副作用。如大寒伤阳、大热伤阴、过酸损齿伤筋、过苦伤胃耗液、过甘生湿助满、过辛损津耗气、发汗作用减弱。止咳平喘药麻黄生品辛温发散，发汗力强，蜜炙后，性温偏润，辛散发汗作用缓和；生地黄味苦性寒，能清热凉血，炮制后的生地黄味甘性微温，具滋阴补血的功能。

（四）改变药物的作用部位和趋向

炮制对药物的作用趋向以升降浮沉来表示。炮制也能引药入经。如香附生品归肝、脾、三焦经，外达肌表。醋炙后引药入肝，增强疏肝止痛的作用；盐炙后引药入肾，专行下焦，暖肾散寒，疗疝止痛。

炮制还可改变药物的作用部位和趋向。如：生黄连味苦性寒，善清胃火，酒炙后能引药上行，清上焦头目之火；黄柏生品性寒而沉降，酒炙可降低其苦寒之性，免伤脾阳，并借酒升腾之力，引药上行，清上焦之热；黄柏炭清湿热之中兼具涩性等。

（五）便于调剂和制剂

中药切制成一定规格的饮片，便于调剂时称量和配方的煎煮。例如，自然铜、石决明等矿物类、贝壳类药物,质地坚硬,难于粉碎,不便于制剂和调剂,采用明煅、醋淬、砂烫等方法炮制能使其质地松脆,易于粉碎和煎出有效成分。

(六)矫臭矫味,便于服用

动物类或其他具有腥臭味的药物,往往为患者所厌恶,难以口服或服后出现恶心、呕吐等不良反应。炮制能矫其腥臭味,以便于服用。如九香虫用清炒法,僵蚕用麸炒法,龟甲用砂烫法,乌梢蛇、蕲蛇用酒炙法,乳香、没药用醋炙法等,都能达到矫臭矫味的目的。

(七)便于储藏及保存药效

药物在加工炮制过程中的干燥处理,可使其含水量降低,并能杀死霉菌,避免霉烂变质;对某些药物进行蒸制可杀死虫卵,防止孵化,如桑螵蛸等;对有效成分为苷类的药物进行加热处理能破坏药物中的酶,避免有效成分被酶解的损失,如黄芩、苦杏仁、芥子、槐花等。利于久存。

(八)纯净药材,保证用药质量

中药在采收、运输、储藏保管过程中,常混有泥沙、霉败品、非药用部位或疗效不同的药用部位;在切制、炮制过程中,常产生碎屑或残存辅料,这些情况都不利于保证用药剂量的准确。通过净制处理,可使药物达到规定的药用净度标准。

(九)扩大用药品种

炮制可扩大用药品种。如人头发通常不做药用,但经扣锅煅法制成的血余炭,则为止血散瘀之良药;棕榈生品一般不入药,煅制的棕榈炭具有收涩止血的功能;大麦经发芽制成麦芽,具有消食、疏肝的作用。炮制可使一药多用,如黑豆生品具滋补肝肾、养血祛风、解毒的功能,黑豆经干馏制成的黑豆馏油,具有止痒、收敛的功能;经发酵制成的淡豆豉,具有解表、除烦的功能;经发芽制成的大豆黄卷,具清热利湿、发汗解表的功能。

二、中药临方炮制方法

(一)中药饮片切制

将净选后的药物进行软化,用一定的刀具,切成具有一定规格的片、段、丝、块等的炮制工艺,称为饮片切制。凡是直接供中医临床调配处方或中成药生产用的药物,即为饮片。

饮片切制的目的:便于有效成分煎出,提高煎药质量;饮片与溶媒的接触面增大;按药材质地的不同,采取"质坚宜薄""质松宜厚"的切制原则,在提高有效成分煎出率的同时,可避免药材细粉在煎煮过程中出现糊化、粘锅等现象。

中药饮片切制的工艺流程:(净药材)→软化→检查软化程度→切制→干燥→包装→饮片→(调剂)

1.药材的软化方法

(1)淋法:气味芳香、质地疏松的全草类、叶类、果皮类药材,以及有效成分易随水流失的药材,采用清水喷淋或浇淋的方法。

(2)淘洗法:质地松软、水分易渗入、有效成分易溶于水的药材及芳香药材,用清水洗涤或快速洗涤药物的方法。

(3)泡法:质地坚硬、水分较难渗入的药材,将其用清水浸泡一定时间,使其吸入适量水分的方法。

(4)漂法:将药材用大量水多次漂洗的方法,漂去有毒成分、盐分及腥臭异味。

(5)润法:将泡、洗、淋过的药材,用适当器具盛装,或堆积于润药台上,以湿物遮盖,或继续喷洒适量清水,保持湿润状态,使药材外部的水分徐徐渗透到药物组织内部,使内、外湿度一致,利于切制。

(6)其他软化方法:有些不适宜采用常规水处理软化的药材,还可采用蒸润、蒸汽喷雾润、加压或减压等方法。

①湿热软化法:某些质地坚硬,或经热处理有利于保存有效成分的药材,需用蒸、煮软化。如红参、木瓜等蒸软后趁热切片,既能加速软化,又利于保存有效成分和保持片型美观,并能加速干燥。

黄芩蒸、煮软化,可破坏黄芩苷分解酶,有利于有效成分黄芩苷保存,提高饮片质量。

②酒处理软化法:鹿茸、蕲蛇、乌梢蛇等药材用水处理容易变质,或难以软化,需用酒处理软化后切片。

2. 中药饮片的类型及规格 中药饮片的常见片型有片、丝、段、块。切制的一般原则为质坚宜薄,质松宜厚。

(1)片:

①极薄片:厚度<0.5 mm;适用于木质类药材,如松节、苏木、降香等。

②薄片:厚度1~2 mm;适用于质地致密坚实,不易破碎的药材,如白芍、乌药、槟榔、当归、木通、天麻、三棱等。

③厚片:厚度2~4 mm;适用于质地松泡、黏性大,薄切易破碎的药材,如茯苓、山药、南沙参、泽泻、丹参、升麻等。

④斜片:厚度2~4 mm;适用于长条形而纤维性强的药材,如桂枝、桑枝、甘草、黄芪、鸡血藤、木香、川牛膝、紫苏梗等。

⑤直片:又称顺片,厚度2~4 mm;适用于粗大致密、色泽鲜艳,需突出鉴别特征的药材,如大黄、天花粉、附子、白术、何首乌、防己等。

(2)丝:

①宽丝:厚度5~10 mm;适用于较大的叶类药材,如荷叶、枇杷叶、淫羊藿等,以及较厚的果皮类药材,如瓜蒌皮、冬瓜皮等。

②细丝:厚度2~3 mm;适用于树皮类药材,如黄柏、厚朴、桑白皮、秦皮等,以及较薄的果皮类药材,如陈皮等。

(3)段:段又称咀、节;厚度10~15 mm;适用于全草类药材,如薄荷、荆芥、香薷、益母草、麻黄、大小蓟、青蒿、佩兰、瞿麦、藿香,以及细长条状,成分易溶出的药材,党参、北沙参、怀牛膝、白茅根、芦根。

(4)块:块为边长8~12 mm的立方体;药物切丁的目的是便于进一步炮炙药材。药物切丁后扩大了表面积,便于控制炮制质量,如大黄、何首乌、阿胶等。

3. 中药饮片的干燥 切制成的饮片均需经干燥后备用。干燥温度一般不超过80 ℃。若为含挥发性物质的饮片,一般温度应不超过50 ℃。干燥方法如下。

(1)自然干燥法:利用阳光干燥。

(2)人工干燥法:采用直火烘烤干燥、火坑烘烤干燥、排管式干燥、隧道式干燥、履带式半自动干燥等。

(3)微波干燥法:利用微波加热器干燥,微波是指频率在1~300 GHz和波长为1 mm至1 m的高频交流电波,具有加热时间短、加热均匀、易于控制、有灭菌效果等优点。

(二)中药炮制常用辅料

制剂辅料是除主药以外的一切附加物料的总称,其必须具有较高的化学稳定性,不与主药起反应,不影响主药的释放、吸收和含量测定。炮制辅料是指具有辅助作用的附加物料,其对主药可起协调作用,或增强疗效,或降低毒性,或减轻副作用,或影响主药的理化性质。

炮制辅料依照其应用时的形态分为固体辅料和液体辅料。

常用的液体辅料有酒、醋、食盐水、生姜汁、蜂蜜、黑豆汁、甘草汁、白矾水等。

1. 液体辅料 辅料在应用时的一种物态。液体辅料多具有药性作用,少有中间传热体作用。

许多液体辅料来自调味剂,如生姜汁、食盐水等;另一些来自药物的汁液,是从复方配伍简化而来,如甘草汁、吴茱萸汁等。

(1)酒:制药用酒分为黄酒和白酒两大类。

①黄酒:粮食酿造而成,含乙醇15%~20%,尚含有糖、酯、醇、氨基酸、矿物质等成分。

②白酒:酿造后经蒸馏而成,含乙醇50%~70%,尚含有酸、酯、醛、醇等成分。

酒具有很好的增溶和助溶作用,常用于炮制含生物碱、苷类等成分的药物,能增加成分的溶出,从而增强药效。炮制用酒以黄酒为主,用于酒炙、酒蒸(炖)、酒浸淬等方法;白酒则多用于浸泡药物和制药酒。酒性味甘辛、大热,具有活血通络、祛风散寒、行药势、矫臭矫味等功效。常用于酒制的药物多为苦寒或作用于上焦的药物,或为气味腥臭的动物药,或为活血化瘀、祛风通络、补肾助阳类药物,如大黄、黄柏、当归、蕲蛇、蛤蚧等。

用酒炮制的目的在于:

①酒制升提,引药上行(如大黄、黄柏等)。

②热以制寒,缓和药性(如黄连、大黄等)。

③消除副作用(如熟大黄、常山、黄精等)。

④协同增效(如当归、丹参、蕲蛇等)。

⑤矫臭矫味(如五灵脂等)。

⑥改变药性(如熟地黄等)。

⑦助溶作用(如蒸女贞子、黄连等)。

⑧便于粉碎(如蟾酥、阳起石等)。

(2)醋:制药多用食用醋,如米醋等发酵醋,含醋酸 4%～6%,尚含有维生素、有机酸、糖分等。

醋制的方法有醋炙、醋蒸、醋煮、醋浸淬等。

醋常用于炮制:①含生物碱类的药物,可以形成生物碱的醋酸盐,增加溶出从而增强疗效。②含苷类成分的药物,除了临床上有特殊要求外,一般不用醋制,以防止成分水解。

醋味苦,性温,功能包括散瘀止血,理气、止痛,行水、消肿、解毒、收涩、矫臭矫味。此外,醋尚有杀菌防腐作用。

常用醋炮制的药物为入肝经血分的药物,以及峻下逐水、活血散瘀、疏肝理气、收敛固涩类药物,以及气味腥臭的动物药。

用醋炮制的目的:

①引药入肝,疏肝止痛(如柴胡、青皮等)。

②增强活血散瘀作用(如三棱、乳香等)。

③降低毒性(如芫花、商陆等)。

④增加成分溶出(如延胡索等)。

⑤酸涩收敛(如五味子等)。

⑥矫臭矫味(如五灵脂、乳香等)。

⑦便于粉碎(如代赭石、自然铜等)。

(3)蜂蜜:为蜜蜂采集花粉酿制而成。

①主要成分为果糖、葡萄糖,两者约占蜂蜜的 70%,尚含少量蔗糖、麦芽糖、矿物质、蜡质、含氧化合物、酶类、氨基酸、维生素等物质。

②炮制时常用的是炼蜜,需要加热炼之后方能使用。

③蜜味甘,性平,能补中、润燥、止痛、解毒、矫臭矫味。

④常用蜜炮制的药物有止咳化痰类药物(如麻黄),补脾益气类药物(如黄芪、甘草等)。

⑤蜜能与药物起协同作用,增强其润肺止咳、补脾益气的作用。还能矫味、缓和药性及降低药物的副作用。

(4)食盐水:食盐的结晶体加水溶解,经过滤而得的澄明液体。主要成分为 NaCl,尚含少量的硫酸盐、镁、钡、氟、砷、铅等。食盐水味咸,性寒,能强筋骨、软坚散结、清热凉血、解毒、防腐,并能矫臭矫味。药物经盐制后,能引药入肾,增强滋补肝肾、滋阴降火、疗疝止痛等作用。常用盐炮制的药物有杜仲、巴戟天、小茴香、车前子等。

(5)生姜汁:鲜姜经捣碎加水取汁或生姜切片后加水共煎去渣而得的黄白色液体。主要成分为挥发油、姜辣素,另含多种氨基酸及淀粉、树脂状物。

生姜汁味辛,性温,能发表、散寒、止呕、化痰、解毒。药物经姜制后,能抑制其寒性,增强疗效,降低毒性。常用姜炮制的药物有厚朴、竹茹、半夏、黄连等。生姜汁较干姜汁好,刺激性小。厚朴生品辛味峻烈,对咽喉有刺激性,一般内服,不生用。姜制可消除其副作用。制厚朴刺激性小,其主要成分为厚朴酚、和厚朴酚、挥发油等。

(6)米泔水:淘米时第二次滤出的灰白色混浊液体,含少量的淀粉和维生素,现今一般用2%大米粉加水搅匀代用。米泔水甘凉,对油脂有吸附作用,可用于浸泡含油质较多的药物(如苍术、白术等),除去部分油质,缓和辛燥之性。

(7)甘草汁:甘草饮片加适量水共煎去渣而得的黄棕色至深棕色的液体。甘草的主要成分为甘草甜素及甘草皂苷、还原糖、淀粉及胶类物质等。甘草汁味甘,性平,能和中缓急,润肺,补脾,解毒。甘草汁炮制能降低药物毒性,缓和药性。常用甘草汁炮制的药物有远志、吴茱萸、巴戟天、法半夏、淡附片等。

2. 固体辅料 一般具有中间传热体作用,可以使药物均匀受热,防止因受热不匀而影响炮制质量。某些固体辅料还具有药性作用,可以增强药效或缓和药性。常用的固体辅料有稻米、麦麸、灶心土、河砂、蛤粉、滑石粉、豆腐、朱砂等。

在固体辅料中,河砂、滑石粉均有中间传热体作用,灶心土、蛤粉既有中间传热体作用,又可协同增效。中间传热体:主要利用辅料的温度使药物受热均匀,质地松脆,易于粉碎,利于成分煎出。协同增效:主要利用辅料的药性影响药物的作用,如苍术、枳壳麸炒可协同增强健脾燥湿作用。

(1)稻米:稻米味甘、性平,能补中益气,健脾和胃,除烦止渴,止泻痢,党参米炒可增强健脾止泻的作用;斑蝥、红娘子米炒可降低毒性、矫臭矫味。

(2)麦麸:麦麸味甘、性淡,能和中益脾,与药物共制能缓和药物的燥性,增强药效。麦麸还能吸附油质,可用来麸炒或麸煨。

(3)白矾:白矾味酸、性寒,能解毒,祛痰杀虫,收敛燥湿,防腐。与药物共制,可防止药物腐烂,降低药物毒性,增强药效,如白矾制半夏、天南星等。

(4)豆腐:豆腐具有较强的沉淀与吸附作用,与药物共制可降低药物毒性,去除污物,如豆腐煮藤黄、硫黄,可降低藤黄、硫黄的毒性。

(5)土:中药炮制常用的是灶心土、黄土、红土、赤石脂等。灶心土味辛,性温,能温中和胃、止血、涩肠止泻等。土炒白术、山药、白芍、当归等均可协同增强补脾止泻的作用。

(6)蛤粉:蛤粉味咸,性寒,能清热,利湿化痰,软坚。蛤粉炒阿胶可降低阿胶的滋腻之性,矫味,增强阿胶清热化痰的作用。

(7)河砂:中药炮制时可用河砂作中间传热体拌炒药物,主要取其温度高、传热快、受热均匀的作用,可使坚硬的药物质地松脆,以便粉碎和利于煎出有效成分,提高药效。

(8)滑石粉:中药炮制时可用滑石粉炒药物和煨药,如滑石粉炒刺猬皮,滑石粉煨肉豆蔻等。炒制主要是使质地坚硬的动物药质地变得松脆,利于粉碎;煨制主要是除去药物过量的油脂,以消除刺激性,增强止泻作用。

(三)炒法

1. 清炒

(1)炒黄:炒黄(包括炒爆)是将净选或切制后的药物,置炒制容器内,用文火或中火加热,炒至药物表面呈黄色或较原色稍深,或发泡鼓起,或爆裂,并透出药物固有气味,如牛蒡子、芥子、王不留行、酸枣仁、槐花等。芥子炒黄散出香辣气。王不留行炒至大部分爆成白花。

(2)炒焦:炒焦是将净选或切制后的药物,置炒制容器内,用武火或中火加热,炒至药物表面呈焦黄或焦褐色,内部颜色加深,并具有焦香气味,如山楂、栀子、槟榔等。炒炭是指将净选或切制后的药物,置炒制容器内,用武火或中火加热,炒至药物表面呈焦黑色,内部呈焦黄色或焦褐色。

(3)炒炭:炒炭要求存性,"存性"是指炒炭后药物只能部分炭化,更不能灰化。未炭化部分应保存药物的固有气味;花、叶、草类药等炒炭后仍可清晰辨别药物原形,如槐花、菊花、荆芥、大蓟等。蒲黄用中火炒至棕褐色。荆芥用武火炒至表面呈黑褐色。

2. 加辅料炒

(1)麸炒：将净制或切制后的药物用麦麸熏炒的方法。适用药物：山药、白术、枳壳、苍术等。

(2)米炒：将净制或切制后的药物与米同炒的方法。适用药物：党参、红娘子、斑蝥等。

(3)土炒：将净制或切制后的药物与灶心土拌炒的方法。适用药物：白术等。

(4)砂炒：将净制或切制的药物与热砂共同拌炒的方法。适用药物：狗脊、马钱子、骨碎补、鸡内金、脐带等。

(5)蛤粉炒：将净制或切制后的药物与蛤粉共同拌炒的方法。适用药物：阿胶等。

(6)滑石粉炒：将净制或切制后的药物与热滑石粉共同拌炒的方法。适用药物：象皮、黄狗肾、水蛭、刺猬皮等。

（四）炙法

将净选或切制后的药物，加入一定量液体辅料拌炒的炮制方法称为炙法。根据所加辅料不同，分为酒炙、醋炙、盐炙、姜炙、蜜炙和油炙6种方法。炙法均用液体辅料，盐、生姜等需制成食盐水和生姜汁方可应用。要求辅料渗入药物内部，其加热温度比炒法低，多用文火，炒制时间较长，以药物炒干为宜。

1. 各类炙法的目的

(1)酒炙目的：①改变药性，引药上行，如大黄、黄连、黄柏等；②增强活血通络的作用，如当归、川芎、桑枝等；③矫臭去腥，如乌梢蛇、蕲蛇、紫河车等。

(2)醋炙目的：①引药入肝，增强活血止痛的作用，如乳香、没药、三棱、莪术等醋炙可增强活血散瘀止痛的作用，柴胡、香附、青皮、延胡索等醋炙能增强疏肝止痛的作用；②降低毒性，缓和泻下作用，如大戟、甘遂、芫花、商陆等；③矫臭矫味，如五灵脂、乳香、没药等。

(3)盐炙目的：①引药下行，如杜仲、巴戟天、韭菜子等盐炙可增强补肝肾的作用，小茴香、橘核、荔枝核等盐炙可增强理气疗疝的作用，益智仁等盐炙可增强缩小便和固精的作用；②增强滋阴降火的作用，如知母、黄柏等。

(4)姜炙目的：①制其寒性，增强和胃止呕的作用，如黄连姜炙可制其过于苦寒之性，免伤脾阳，并增强止呕作用，竹茹姜炙则可增强其止呕功效；②缓和对咽喉的刺激性，增强宽中和胃功效，如厚朴。

(5)蜜炙目的：①增强润肺止咳的作用，如百部、枇杷叶、款冬花、紫菀、麻黄等；②增强补脾益气的作用，如黄芪、甘草、党参等；③缓和药性，如麻黄、桂枝、升麻等；④矫味和消除副作用，如百部等。

(6)油炙目的：①增强温肾助阳作用，如淫羊藿；②利于粉碎，如三七、蛤蚧等。

2. 各类炙法的操作方法

(1)酒炙、醋炙、盐炙、蜜炙的操作：酒炙、醋炙、盐炙、蜜炙的操作方法均有两种，即先拌辅料后炒药和先炒药后加辅料。第一种方法适用于一般性的药材，需先加辅料拌匀闷润，使液体辅料被药物吸尽，然后置锅内炒至所需程度。

第二种方法适用于特殊的药物，操作步骤如下。

①先炒药后加酒。此法仅用于质地疏松且加酒后易发黏的药物，如五灵脂等。

②先炒药后加醋。此法多用于树脂类、动物粪便类药物，如五灵脂、乳香、没药等。

③先炒药后加盐水。用于含黏液质较多的药物，如车前子、知母等。

④先炒药后加蜜。用于药物质地致密者，如百合等。

(2)姜炙的操作：一种方法是将药物与一定量的姜汁拌匀，放置闷润，使姜汁逐渐渗入药物内部，然后置炒制容器内，用文火炒至一定程度，取出晾凉。另一种方法是将药物与姜汁拌匀，待姜汁被吸尽后，进行干燥。

(3)油炙的操作：有油炒（如淫羊藿等）、油炸（如三七等）和油脂涂酥烘烤（如蛤蚧等）。

（五）煅法

将药材用猛火直接或间接煅烧，使药材质地松脆，易于粉碎，充分发挥药效。分明煅和密闭煅。

明煅是将药物直接放炉火上或容器内而不密闭加热的方法,多用于矿物药或动物甲壳类药,如牡蛎、石膏等。密闭煅是将药材置于密闭容器内加热煅烧的方法,又称焖煅,适用于质地疏松、可炭化的药材,如血余炭、棕榈炭等。

(六)蒸煮燀法

1. 蒸法 利用水蒸气加热药物或隔水加热药物的方法。具有改变药性、提高药效或降低毒烈性的作用。以是否加辅料而分为清蒸与辅料蒸。如:酒蒸大黄可缓和泻下作用;何首乌经反复蒸、晒后,不再有泻下之功,而具有补肝肾、益精血之效等。

2. 煮法 将药物置于清水或液体辅料中加水煮沸的方法。具有减低药物毒烈性或增强药效的作用。如豆腐煮硫黄,甘草汁煮远志等。

3. 燀法 将药物快速放入沸水中短暂潦过,立即取出的方法。常用于药物的去皮和肉质多汁药物的干燥处理,如燀杏仁、桃仁以去皮;燀马齿苋、天冬以便于储存等。

(七)其他制法

1. 制霜 种子类药材压榨去油,或药物经过物料析出细小结晶后的制品,称为霜。其相应的炮制方法称为制霜。前者如巴豆霜,以减低其毒副作用;后者如西瓜霜,以增其润喉止咽痛之效。

2. 发酵 将药材与辅料拌和,在一定的湿度和温度下,利用霉菌使其发泡、生霉,并改变原药的药性,以生产新药的方法。如神曲、淡豆豉等。

3. 发芽 将具有发芽能力的种子药材用水浸泡后,保持一定的湿度和温度,使其发芽。如谷芽、麦芽、大豆黄卷等。

4. 煨法 将药材包裹于湿面粉、湿纸中,放入热火灰中加热,或用草纸将饮片分层隔开加热的方法。其中以面糊包裹者,称面裹煨;以湿草纸包裹者,称纸裹煨;以草纸分层隔开者,称隔纸煨;将药材直接埋入火灰中,使其高热发泡者,称为直接煨。

任务二　中药临方制剂

PPT

一、煎膏剂

(一)定义

煎膏剂是指药材用水煎煮、去渣浓缩后,加炼蜜或糖制成的半流体制剂,又称膏滋。煎膏剂是中医治疗慢性病的常用剂型之一,以滋补作用为主,兼有缓和的治疗作用,具有体积小、易保存、服用方便等优点。但受热易变质以及含挥发性活性成分的药材不宜制成煎膏剂。

(二)制备方法

煎膏剂的制备主要分三步。

(1)煎煮:按医师的处方称取饮片,加水浸泡,再煎煮2~3次,每次加水待沸后再煮2~5 h,然后压榨取汁,过滤,合并滤液。

(2)浓缩:将合并的滤液静置1~2 h(夏天要早滤),取上清液置适宜的锅中浓缩成稠膏,取少许稠膏滴于滤纸上检视,以无渗透水迹为度,即得清膏。

(3)收膏:取清膏与中蜜(炼蜜)或冰糖、白糖(微炼、除沫)各等量混合,搅拌均匀,装入灭菌瓶中封存。一般加炼蜜或糖的量不超过清膏量的3倍。

二、丸剂

(一)定义

丸剂是指药材细粉或药材提取物加上适量的黏合剂或其他辅料制成的球状或类球状制剂。丸剂吸收较慢,药效持久,节省药材,便于患者服用与携带。一般说来,丸剂适用于体质虚弱的慢性疾病患者。但也有丸剂药性比较峻猛者,多为芳香类药物与剧毒药物,不宜作汤剂煎服,如安宫牛黄丸、舟车丸等。常用的丸剂有蜜丸、水丸、糊丸、浓缩丸等。根据加入黏合剂(赋形剂)的不同,丸剂可分为多种类型,但临方制剂以蜜丸、水丸为多。

(二)蜜丸制备方法

蜜丸是指药物细粉用炼蜜作为黏合剂(赋形剂)制成的丸剂。先取蜂蜜炼赋形剂。炼蜜程度有3种:嫩蜜(105~115 ℃)、中蜜(116~118 ℃)、老蜜(119~122 ℃)。制备蜜丸时,应根据气候、药物的黏性等情况,选择合适的炼蜜。将药物的细粉摊在泛丸匾内或乳钵中,再放入适量的炼蜜,趁热搅拌和匀,取出搓成大小不同的丸粒。如方中有大枣,可煮后除去核、皮并捏成泥状与药粉混合均匀,再加入适量炼蜜塑制成丸。如需以朱砂为衣,则在成丸后加入适量朱砂细粉滚匀。若为水蜜丸,成型后还需经干燥处理。

(三)水丸制备方法

水丸是指药物细粉用冷开水、药汁或其他液体(如黄酒、醋等)作黏合剂制成的丸剂,具有崩解迅速、吸收快等特点。水丸的操作包括起模子(起母子)、成型包衣等。首先按照药粉的多少及处方药的性质来决定起模子的粉量(一般是总药量的2%~5%)。操作时,将少量水或药液倒于药匾内,然后用小帚刷匀,撒上药粉,起匾旋转,使药粉均匀地贴附在匾上,另用小帚沿药粉逐渐剔刷,使药粉成为潮湿、细小的颗粒,然后两手执匾,不断地轻轻旋转,再加入适量清水或药液,用小帚刷匀,两手执匾旋转,再加入适量药粉,如此反复操作(手工操作要特别注意交替使用团、拉、撞、翻、旋等手法),至丸粒达到规定的标准后筛选匀净的颗粒,除去畸形或过大过小的颗粒。

水丸制成后,应置通风处晾干,然后晒干或低温烘干,不宜立即进行烘、晒,以防变色或出现两面色。干燥温度一般以60 ℃为宜,不应超过70 ℃,避免暴晒。特别是含挥发性药物的丸剂,应在45 ℃下进行通风干燥,或待通风干燥后,再置低温下短时干燥。在干燥过程中,除保持清洁外,还要不断翻动,以使丸剂色泽一致。

此外,根据医疗需要,常将水丸包上不同的外衣。包装用料一般根据处方要求而定,常用的有滑石粉、朱砂、代赭石粉、礞石粉、青黛等。方法是将干燥的水丸放置在药匾内,加适量黏合剂,如淀粉糊、桃胶水等,不停转动,使水丸表面全部湿润,加入适量包衣粉,再继续不停转动均匀,然后取出晾干。

三、散剂

(一)定义

散剂是指药物或与适宜的辅料经粉碎、均匀混合制成的干燥粉末状制剂。散剂是古老的传统剂型之一,《伤寒论》《名医别录》和《神农本草经》中有大量的关于散剂的记载。

(二)制备方法

制备散剂时,运用机械力或人力将固体药物粉碎或碾碎成适宜的细度,并与处方中其他药物研匀成粉。在操作过程中,要掌握共研、分研、串研、掺研、套研等配研或"等量递增"等方法,以研细、研匀、色泽一致为原则。所以应根据药物种类和性质的不同而分别采用不同的方法。对含黏性酯类的药物,如地黄、黄精、玉竹、大枣等,一般采用"串料"的方法进行粉碎;对含脂肪油类药物,如桃仁、杏仁、柏子仁、核桃仁、郁李仁等,常采用"串油"的方法进行粉碎;对贵重细料药,如牛黄、麝香、冰片等,必须分研后再用"等量递增"法和匀;对毒性类药物,如藤黄、斑蝥、马钱子、巴豆霜等,一般应单独粉碎后,用"等量递增"法混合均匀,并按《中国药典》规定加入稀释剂制成倍量剂,其成分含量应符合《中国药典》规定,以防中毒。

四、酒剂

(一)定义

酒剂,又称药酒,是用白酒浸渍药物而得的澄明液体制剂(白酒含醇量为50%~60%)。

(二)制备方法

取药物饮片,制成适当粗细的颗粒(薄片不需破碎),采用冷浸法或热浸法等。

1.冷浸法 将加工炮制后的药材置适宜容器(瓷缸等能密封的容器)中,加入规定量的白酒,密封,置暗处浸渍15~20天(每周搅拌1次),吸取上清液,压榨药渣取汁,合并后过滤,酌加调味剂(冰糖或蜂蜜,其量视处方规定而定),搅拌溶解,密封静置14天以上,过滤澄清,分装。

2.热浸法 将药物装入酒浸容器内,加入规定量的白酒,置水浴锅中,隔水加热至水沸,立即取出,倾入缸中,酌加调味剂,严封容器,浸渍15~20天,吸取澄清液与药渣的压榨汁合并,密封,静置适宜时间,过滤澄清,分装。

3.回流法 将加工炮制后的药材与白酒、糖(或蜜)同置密闭提取罐中,蒸汽加热回流,提取3次,合并滤液,置不锈钢罐中静置3~4个月,取上清液滤过澄清,分装。

4.渗漉法 将加工炮制后的药材置渗漉器中,由上边不断加入白酒渗过药材,由下端流出浸出液,过滤澄清,分装。

五、合剂

(一)定义

合剂是指中药材经提取、浓缩而制成的内服液体剂型。合剂一般根据协定处方和药物性质,采用煎煮法、渗漉法和蒸馏法来制备,必要时可加适量防腐剂与矫味剂。配制中药合剂的目的在于保持汤剂特点并克服汤剂临时煎服的困难,缩减体积,便于服用、携带和储存。但是合剂不能随证加减,故不能代替汤剂。

(二)制备方法

中药合剂的制法与汤剂相似。按处方称取药材饮片,置煎锅内,加水至淹没药面3~5 cm,浸泡20~30 min,加热煎煮,未沸之前用武火,沸后改为文火(并注意补加水量)。一般煎煮2次,每次1~2 h,滤出药液,压榨弃渣,合并,静置沉淀,再过滤,加热浓缩至每剂量为20~50 ml,必要时加矫味剂与防腐剂。分装于经灭菌的瓶内,加贴标签即得。在制备过程中,亦可根据药材及其所含成分的性质,采用先煎、后下、包煎、另煎、烊化兑入等程序,确保合剂质量,提高疗效。

此外,还可采用渗漉法、蒸馏法、水煮醇沉法等来制备中药合剂。若处方中含有芳香性药物如薄荷、荆芥、木香、川楝、细辛、菊花、肉桂等,可先采用蒸馏法提油,然后将药渣并入其他药物中煎煮。有的药物成分对热敏感,可选用渗漉法,并在减压下浓缩至一定体积。采用水煮醇沉法时,沉淀物的使用要慎重,在中药成分尚不十分清楚的情况下,很难确保沉淀物中不含有效成分,同时要注意方剂各成分有无可能生成难溶性成分,滤过遗弃可能影响成品质量。

六、酊剂

(一)定义

酊剂是指将药物用规定浓度的乙醇提取或溶解而制成的澄清液体制剂,亦可用流浸膏稀释而成。

(二)制备方法

1.溶解法或稀释法 按处方称取药物粉末或流浸膏,加规定浓度的乙醇适量,溶解或稀释,静置,必要时过滤即得。

2.浸渍法 取适当粉碎的药材,置有盖容器中,加入溶剂适量,密盖,搅拌或振摇,浸渍3~5天或规定的时间,倾取上清液,再加入溶剂适量,依法浸渍至有效成分充分浸出,合并浸出液,加溶剂至规定量,静置24 h,过滤即得。

3. 渗漉法 用适量溶剂渗漉,至流出液达到规定量后静置,过滤即得。

七、膏药

(一)定义

膏药,一般是指药物煎炸后加入植物油与红丹粉等经高温炼制而成的外用制剂。

(二)制备方法

膏药的制备可分为如下三步。

(1)煎炸药物。将适宜油炸的药物打碎或切断,置油中浸泡,先文火后武火煎炸药物,使药物在植物油(油温 220～240 ℃)中炸枯。对不耐油炸的药物,应待其他药物,炸至枯黄时加入,再炸至深褐色,捞出药渣。

(2)炼油下丹。将植物油继续升温至 320～330 ℃,即可"滴水成珠",这时改用中火或离火放置,待油温降至 270 ℃时加入红丹粉,充分搅拌使之化合。注意下丹搅拌时应离火较远,防止油液外溢,造成火灾。含挥发性成分的药物及矿物和贵重药物应碾成细粉,在温度降至 70 ℃以下时再下或在摊涂膏药时熔化后加入。

(3)去火毒。有两种方法,一是下丹后使之充分化合,待温度稍降即倒入冷水中浸泡数日,然后捏去药料中的水分。二是直接置于露天中半个月左右。

 ▷→ 目标测试

目标测试答案

一、选择题

(一)单项选择题

1. 散剂的水分含量要求不超过( )。

A. 5%   B. 6%   C. 7%

D. 8%   E. 9%

2. 蜜丸的水分含量要求不超过( )。

A. 15%   B. 14%   C. 13%

D. 12%   E. 9%

3. 水蜜丸的含水量要求不超过( )。

A. 15%   B. 12%   C. 10%

D. 9%   E. 8%

4. 煎膏剂不适宜的人群是( )。

A. 慢性病患者   B. 咳喘患者   C. 糖尿病患者

D. 老年人   E. 儿童

(二)多项选择题

1. 可以采用"串油"法粉碎的药材有( )。

A. 桃仁   B. 杏仁   C. 柏子仁

D. 核桃仁   E. 郁李仁

2. 散剂的特点是( )。

A. 分散度大,起效迅速   B. 制作简单   C. 运输,携带方便

D. 易吸潮的药物不宜制成散剂   E. 作用缓慢

3. 中药传统丸剂分为( )。

A. 蜜丸   B. 水蜜丸   C. 水丸

D. 糊丸   E. 浓缩丸

二、简答题

1. 中药临方炮制的方法有哪些?
2. 简述散剂的特点。

(周莉江)

全国职业院校技能大赛中药传统技能赛调剂赛项内容简介

→ 学习目标

PPT

(1)熟悉中药传统技能大赛中药饮片调剂赛项流程。

(2)了解中药传统技能大赛中药饮片调剂赛项要求。

本赛项的举办是为了贯彻落实《国务院关于加快发展现代职业教育的决定》,传承发展中医药事业,引领全国职业院校中药学及相关专业建设与教学改革,促进产教融合、校企合作、产业发展,培育新时代中医药领域的大国工匠、能工巧匠。比赛,能为师生搭建交流与学习的平台,完善"赛教融合"机制,强化实践教学,提高学生在中药性状鉴别、中药显微鉴别、中药调剂、中药炮制、中药制剂分析等方面的知识水平与技能,检验参赛院校学生从事中药生产、流通、服务等岗位的综合职业素质和职业能力,展示全国职业院校中药学及相关专业建设与教学改革成果及师生良好精神面貌,搭建校企合作培养高素质人才的平台,激发行业企业关注和参与教学改革的主动性、积极性,实现专业与产业对接、课程内容与职业标准对接、教学过程与生产过程对接,推进中医药高职教育又好又快发展。

中药传统技能赛调剂赛项考察的职业能力是中药处方审查能力及调剂能力,主要涵盖中药学、中药药剂学知识,中药饮片调剂操作技能。比赛时限:审方 10 min,操作 15 min。其包括审方理论考试和中药饮片调剂操作比赛两部分内容。

一、调剂赛项要求

(一)审方理论考试要求

本项目要求对 2 张中药处方进行审核。所有参赛选手须在同一时间和地点,在计算机上单人单机考试。参赛选手根据调剂审方要求(《中国药典》(2020 年版)一部的中药饮片品名、用法用量和注意事项中的相关规定),在规定时间内,根据计算机给出的界面和指令,找出每张处方中存在的 5 项不规范或错误之处,在相应的位置选择和标注。提交、确认后,计算机自动阅卷评分。比赛规定时限为 10 min。

(二)中药饮片调剂操作比赛要求

本项目采取无药斗抓药方式进行,处方饮片分别装在相同规格的不同药盒内,随机摆放在调剂台正前方,药盒上不标注饮片名称。比赛时,参赛选手须在规定时间内,按照处方笺上的饮片名,从摆放的 12 味中药饮片(其中 2 味是易混淆的干扰品)中,调配 10 味×3 剂处方中药。要求调配操作规范,剂量准确,脚注处理合理,包装美观牢固、整齐、规范,剂量准确。根据中药调剂操作结束后的称重数据计算称量误差率,包括 3 剂总量误差率和单剂重量最大误差率。考虑到比赛时间所限,计价与捣碎两项操作由工作人员完成,参赛选手可忽略此两个操作步骤。比赛规定时限 15 min。调配时,参赛选手可使用自己携带的戥秤,也可使用赛项执委会统一准备的戥秤。

附:中药饮片调剂操作比赛所需物品

戥秤(称量范围 0~50 g、50~250 g,精确度 1 g),秒表,电子秤(称量范围 600 g,精确度 0.01 g),塑料药盒(30 cm×20 cm×10 cm),胶片(40 cm×40 cm),压力板,药袋(25 cm×18 cm,正面印有发药交代),塑料袋,包装纸(16 cm×16 cm,18 cm×18 cm,20 cm×20 cm),调剂台及调剂用中药饮片等。

二、审方理论考试试题

2021 年全国职业院校技能大赛
中药传统技能大赛 处方笺 A 卷
(高职组)

处方 A　　　　　　　　　　　　　　　　　　　　　　　　　**普通处方**

科别　中医科　　　　　　门诊号　GS202101　　　　　日期　2021 年 06 月 5 日

姓名　王小兰　　　　　　性别　男　　　　　　　　　年龄　33 岁

临床诊断　胎动不安、气血两虚

R：

人参^{另煎} 9 g	黄　芪 15 g	白　术 9 g
炙甘草 5 g	当　归 9 g	熟地黄 9 g
芍　药 6 g	续　断 6 g	黄　芩 6 g
砂　仁^{包煎} 5 g	生甘草　5 g	太子参 6 g
大　枣 6 g	党　参 6 g	白扁豆 6 g

审方平台人机对话界面　GS202101

A 卷 A 方

审阅处方 A，在列表中选中错误的处方类别

序号	题型	选项	A	B	C	D
1	选择	处方类别错误	普通处方	儿科处方	急诊处方	外用处方

审阅处方 A，在列表中选中错误的处方前记

序号	题型	选项	A	B	C	D
2	选择	处方前记错误	科别	日期	姓名	性别

审阅处方 A，选中处方中存在用名错误的药味

序号	题型	选项	A	B	C	D
3	填空	处方用名错误	芍药			

审阅处方 A，选中处方中存在配伍禁忌的药味

序号	题型	选项	A	B	C	D
4	填空	配伍禁忌				

审阅处方 A，选中处方中存在妊娠禁忌的药味

序号	题型	选项	A	B	C	D
5	填空	妊娠禁忌	肉桂	牛膝		

审阅处方 A，选中处方中存在超量的有毒中药

序号	题型	选项	A	B	C	D
6	填空	有毒中药超量				

三、审方评分细则

中药饮片调剂审方理论考试由计算机自动阅卷评分,专业技术人员在监督员的监督下进行复核并登记成绩。评分标准见表 2-9-1。

表 2-9-1　中药饮片调剂审方理论考试评分标准

工位号:_____　　组别号:_____　　比赛用时:_____　　　　成绩:_____

项目	审方要求	扣分	得分
处方格式	处方前记中科别、日期、性别、年龄等是否符合《处方管理办法》中相关规定,找出处方中不规范之处		
	处方后记中医师签名、剂数、取药号等是否符合《处方管理办法》中相关规定,找出处方中不规范之处		
	处方类别中普通处方、儿科处方、急诊处方、外用处方等是否符合《处方管理办法》中相关规定,找出处方中不规范之处		
饮片用名	处方饮片用名以《中国药典》(2020 年版)一部为依据,正确书写饮片名和炮制品名,找出不规范处方用名		
配伍禁忌	妊娠禁忌、"十八反""十九畏"等配伍禁忌以《中国药典》(2020 年版)一部为依据,找出处方中不规范之处		
有毒中药	有毒中药饮片的限量以《中国药典》(2020 年版)一部为依据。找出处方中有毒中药用量的不规范之处		
煎法服法用量	找出处方中煎法服法用量的不规范之处		
特殊用法	先煎、后下等特殊处理方法,以《中国药典》(2020 年版)一部为依据		

每位选手的中药饮片调剂操作的每个步骤由两位裁判员进行评分;中药饮片调剂操作完毕,两位裁判员对同一选手的中药饮片调剂的准确度和熟练程度(调配用时)进行结果评分。两位裁判员的过程评分与结果评分相加,再取平均分值作为参赛选手得分。评分标准见表 2-9-2。

表 2-9-2　中药饮片调剂操作比赛评分标准

工位号:_____　　组别号:_____　　比赛用时:_____　　　　成绩:_____

项目	评分标准细则	扣分	得分
1.审核处方(10 分)	单独进行处方审方考试,计算机系统阅卷评分		
	着装(束紧袖口)戴帽(前面不露头发),衣帽清洁,双手清洁,指甲合格,得 1 分,否则扣 1 分		
2.验戥准备(5 分)	检查戥秤是否洁净,药袋、包装纸整齐放置,得 1 分,否则扣 1 分		
	持戥(左手持戥,手心向上),查戥,校戥(面向顾客,左手不挨戥),得 3 分,否则扣 3 分		
3.分戥称量(5 分)	调配时逐剂减戥称量,得 5 分。一次未减戥称量或大把抓药或总量称定后凭经验估分,扣 1 分		

项目	评分标准细则	扣分	得分
4. 按序调配、单味分列（10分）	按序调配、单味分列、无混杂、无散落、无遗漏、无错配等现象，得10分。称量排放顺序混乱，扣1分；药物混杂，扣1分；药物撒在台面上未拣回或撒在地上，扣1分；每缺1味，扣5分；抓错一味药，调配不得分（扣10分）		
5. 单包注明（5分）	需先煎、后下等特殊处理的药物按规定单包并注明，得5分。脚注处理错误或未单包，扣5分；单包后未注明或标注错误，每错1项，扣1分		
6. 复核装袋（10分）	处方调配完毕后看方对药，认真核对，确认无误后装袋折口、处方签字、药袋上注明工位号，得10分。核对不认真，没有看方对药，扣1分；存在缺味、错配现象且没有发现，扣5分；装袋后未折口，扣1分；处方签字不合要求，扣1分；药袋未标注工位号，扣1分。每个药袋均需写明患者姓名、性别、年龄，不合要求，扣1分		
7. 发药交代（5分）	发药交代的内容（煎煮器具、加水量、浸泡时间、煎药时间、饮食禁忌等）按要求在药袋上注明，得5分。未注明，扣5分；标注有漏项，每项扣1分。只需标注1个药袋		
8. 及时清场（5分）	调配工作完成后及时清场，做到物归原处、清洁戥盘、戥秤复原、工作台整洁，得5分。戥盘未清洁，扣1分；戥秤未复原，扣1分；工作台不整洁，扣2分；饮片撒落不清理，扣1分		
9. 总量误差率（15分）	低于±1.00%，得15分；±(1.01～2.00)%，扣3分（得12分）；±(2.01～3.00)%，扣6分（得9分）；±(3.01～4.00)%，扣9分（得6分）；±(4.01～5.00)%，扣12分（得3分）；超过±5.00%，不得分		
10. 单剂量大误差率（15分）	低于±1.00%，得15分；±(1.01～2.00)%，扣3分（得12分）；±(2.01～3.00)%，扣6分（得9分）；±(3.01～4.00)%，扣9分（得6分）；±(4.01～5.00)%，扣12分（得3分）；超过±5.00%，不得分		
11. 调配时间（15分）	在9 min内完成，得15分；在9～10 min完成，得14分；在10～11 min完成，得13分；在11～12 min完成，得12分；在12～13 min完成，得11分；在13～14 min完成，得10分；在14～15 min完成，得8分；超过15 min完成，不得分		
合计			

中药饮片调剂操作比赛称重记录及称量误差率记录表见表2-9-3。

表2-9-3 中药饮片调剂操作比赛称重记录及称量误差率记录表

工位号：_____ 组别号：_____ 比赛用时：_____ 成绩：_____

项目	毛重/g	药袋重/g	单包纸/g	包煎袋重/g	净重/g
第1剂					
第2剂					
第3剂					
三剂总净量/g					
三剂总量误差/(%)					
单剂重量最大误差率/(%)					
裁判员签名：				_____年__月__日	
裁判长签名：				_____年__月__日	

→ **目标测试**

一、选择题

(一)单项选择题

1.中药饮片调剂操作比赛中持戥不正确扣(　　)。

A. 1 分　　　　　　　　B. 2 分　　　　　　　　C. 3 分

D. 4 分　　　　　　　　E. 5 分

2.调剂赛项审方环节的比赛时间为(　　)。

A. 30 min　　　　　　　B. 25 min　　　　　　　C. 20 min

D. 15 min　　　　　　　E. 10 min

(二)多项选择题

1.中药传统技能大赛的比赛环节有(　　)。

A. 中药性状鉴别　　　　B. 中药真伪鉴别　　　　C. 中药调剂

D. 中药炮制　　　　　　E. 中药提取

2.下列药材需要先煎的是(　　)。

A. 生牡蛎　　　　　　　B. 生龙骨　　　　　　　C. 附子

D. 生龟甲　　　　　　　E. 水牛角

二、简答题

举例说明需要包煎的中药。

(周莉江)

中成药的调剂

模块介绍

　　中成药调剂是根据医师处方需求，调配各种中成药，或根据患者的病症来指导患者购买中成药非处方药的过程。中成药调剂必须遵从中药调剂工作制度，严格按处方、计价、调配、复核和发药程序进行。药师应能为患者提供正确的中成药，指导患者正确使用药品，确保患者用药安全、有效。

中成药调剂设施及分类码放

（1）掌握中成药的陈列原则、陈列方法。

（2）熟悉中成药陈列注意事项。

（3）了解中成药的货架、货柜的规格，常见中成药的种类。

中成药调剂的工作场所主要是社会药房和医院药房。所需要的主要设施有盛放中成药的货架、货柜及贵重药品柜、药品冷藏柜等。

任务一　中成药调剂设施

PPT

一、货架

存放中成药的主要设施是柜台或货架，布局主要根据自身营业场所、业务量及人员条件而定。货架又称"货橱"，主要用于摆放非处方中成药，可开架摆放；也可摆放处方中成药，但不可开架摆放。目前多采用轻型金属材料、塑钢材料等制成的货架，各层之间的距离可根据实际情况进行调节。除特殊管理的药品外，一般药架为开放式，方便快速上药和取药（图3-1-1）。通透性比较好的网格状货架，适合于摆放比较轻、用量相对较小的药品。一般医院药房还有圆形转台式货架，此类货架有利于降低司药人员劳动强度，适合在规模较小的药房、专科药房和药店使用。其涉及的药品宣传方式有橱窗宣传、药品展销、药品介绍、药品报道、包装纸和传单等，可充分展示所售商品。

二、货柜

货柜，主要用于摆放处方中成药，材料可选用玻璃、木质框架、铝合金或大理石，多为台式铝合金玻璃柜，以高80 cm、宽60 cm最为适宜，柜内多分3层，大门可关上，使药品不开架摆放，还可防虫、防鼠。柜内中成药按规律分层排列，依调剂室大小和工作量可设置数个货柜，按一字形或丁字形排列，使顾客方便看到，柜外贴标记，查找方便，便于管理（图3-1-2）。

三、其他设施

贵重药品柜、药品冷藏柜、药品阴凉柜（图3-1-3）、电脑等。

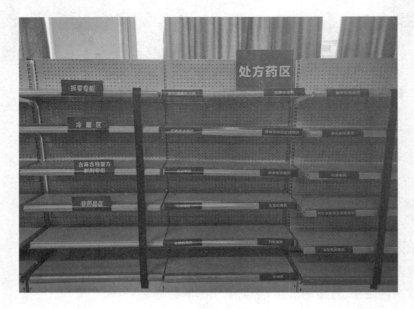

图 3-1-1　货架

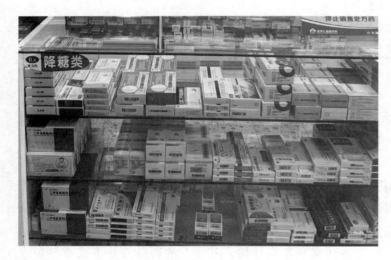

图 3-1-2　货柜

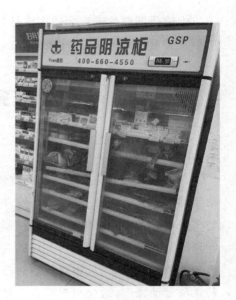

图 3-1-3　药品阴凉柜

任务二　中成药分类码放

PPT

一、中成药的概念

中成药是指以中药材为原料,在中医药理论指导下,按规定的处方和制法生产,有特定名称并标明功能主治、用法用量和规格的药品。中成药大多是从方剂成方中衍生、制备而成,中成药的分类方法大多数与方剂的分类方法相同。

二、中成药的分类

由于中成药有其自身特点和规律,所以中成药在分类上以功用、剂型分类为主。随着现代临床分科的细化,按照科别及病名对中成药进行分类更为普遍,这也是中成药分类法的进一步发展。

1.按照功用分类　便于临床辨证应用。如解表类、祛暑类、泻下类、温里类、止咳平喘类、开窍类、固涩类、补益类等。

2. 按病症分类 便于临床对证应用及问病荐药。如感冒类、头痛类、咳嗽类、胃痛类、食滞类、便秘类、腹泻类、眩晕类、失眠类等。

3. 按剂型分类 此种分类方法便于经营保管。如蜜丸类、水丸类、糊丸类、散剂类、膏滋类、膏药类等。

4. 按笔画、拼音分类 此种分类方法便于查阅。如《中国药典》中收载的中成药。

5. 按临床科属分类 如内科、外科、妇科、儿科、五官科及其他科分类，此分类法突出科别分类，便于临床专科医师使用专方。

三、中成药的陈列

《中国药典》(2020年版)共收载成方剂和单方剂1607种，中成药房或药店经营的中成药品种一般有几百种，因此，合理、有序地陈列药品是一项细致而重要的工作，可以体现出药师的素质和管理水平。

药品陈列是向顾客展示药品的途径之一，只有顾客了解药品，才能完成消费过程。中成药主要在货柜和货架上陈列，陈列时力求整齐、美观、醒目和突出专业特点，以方便顾客浏览，利于选购。同时，便于药师或营业员取放、盘点、操作和管理。通常中成药陈列的原则如下。

1. 整洁美观原则 陈列的药品要清洁、干净，没有破损、污物，不合要求的药品应及时从货架上撤下来。若是在药店陈列药品，还可以通过巧妙的排列组合，塑造艺术造型，使陈列美观大方。

2. 易取易放原则 陈列的药品要安全稳定、防止倒塌，陈列位置高低适中，便于取放。

3. 先进先出原则 近效期药品应放在易于拿取侧，按先进先出的原则进行药品的补充陈列，以保证近效期的药品尽快销售。

(一)中成药陈列方法

1. 按剂型分类陈列 如将中成药按蜜丸类、水丸类、糊丸类、散剂类、膏滋类、膏药类、药酒类、片剂类等剂型分类陈列。这种陈列方法的优点是方便库房储存保管和养护，便于经营管理。

2. 按功效分类陈列 将功效相同的中成药集中区域陈列，方便按功效识别和了解药品，也方便调剂人员或患者快速找到中成药。如将中成药按解表类药、清热解毒类、止咳祛痰类药、疏肝理气类药、开窍类药、祛暑类药、补益类药等分类陈列。

3. 按病症分类陈列 将治疗同一类病症的中成药集中区域陈列，方便按病症识别和了解药品，也方便调剂人员或患者快速找到中成药，如将中成药按感冒类药、头痛类药、咳嗽类药、胃痛类药、腹泻类药、便秘类药、失眠类药等分类陈列。

4. 按给药途径分类陈列 一般按照口服、注射、外用三种给药途径分别陈列药品。

5. 按管理分类陈列 药店将中成药按处方药和非处方药分开陈列，一般处方药陈列在药柜中，方便调剂人员取药；非处方药陈列在开放性的药架上，方便患者选购药品。中药房将精神药品、麻醉药品按照相应的规定专柜或保险柜存放。药店将精神药品按照相应的规定专柜存放。

6. 综合性陈列 上述5种药品陈列方法中，每种都有各自的优缺点，且都不能完全满足药品陈列要求。因此，药房或药店本着缩短调配时间和方便保管养护药品，且符合药政部门管理要求的原则，对药房或药店内的中成药一般采取综合性陈列方法。

(二)中成药陈列注意事项

(1)内服、外用药品应分开陈列，并且要用不同颜色或性状的标签区分开。

(2)药店应将处方药和非处方药分柜陈列。

(3)药品禁止与其他物品混放，药架上禁止存放食品、生活用品等。

(4)陈列的药品在调剂发药或出售后要及时补货，以保证药品调剂使用和药品充足。

(5)按药品畅滞陈列，畅销药品放在醒目或容易取放的位置。

(6)相同药品有不同批号时，有效期越远的药品越靠里侧摆放，有效期近的药品摆放在外侧，确保近效期药品先售出去。

（7）为了减少或避免调剂差错，药品陈列时还应考虑将包装相似的药品、易发生调剂错误的药品分开陈列或摆放在特殊位置。

（8）陈列的药品要有样有货，不要陈列无货的样品和有质量问题的药品。

（9）做到一货一签，具体标明品名、生产厂家、规格、价格等。

→ 目标测试

目标测试答案

单项选择题

1. 中成药分类中"按功效分类"不包括下列哪个选项？（　　）
　A. 解表类　　　　　　　　B. 泻下类　　　　　　　　C. 开窍类
　D. 眩晕类　　　　　　　　E. 补益类

2. 中成药分类中"按剂型分类"不包括下列哪个选项？（　　）
　A. 蜜丸类　　　　　　　　B. 散剂类　　　　　　　　C. 膏药类
　D. 药酒类　　　　　　　　E. 咀嚼类

3. 非处方药的简称为（　　）。
　A. OTC　　　　　　　　　B. OCT　　　　　　　　　C. COT
　D. TOC　　　　　　　　　E. TCO

4. 宜放在货架上的中成药有（　　）。
　A. 危险品　　　　　　　　B. 非处方药　　　　　　　C. 一类精神药品
　D. 过期药品　　　　　　　E. 麻醉药品

5. 非处方药是指不需要凭（　　）的处方即可自行判断、购买及使用的药品。
　A. 执业医师　　　　　　　B. 执业助理医师　　　　　C. 执业药师
　D. 执业医师或执业助理医师　　E. 执业助理药师

（刘佳琪）

实训六　中成药分类码放

【实训目的】

（1）掌握中成药的陈列原则。

（2）了解中成药的常用分类方法和种类。

（3）熟练分类、陈列各种中成药。

（4）学会中成药的在库检查，正确填表。

【实训器具与耗材】

（1）实训器具：模拟中成药房、中成药货架及柜台各10组。

（2）实训耗材：中成药包装盒多个、标签等。

【实训操作】

（1）每2人为1组，负责20种中成药分类码放。要求在20 min之内将20种中成药按照功效的不同进行整理分类、整齐陈列和摆放，动作需迅速，不得有归类错误的情况出现。

（2）每2人为1组，按照内科用药、外科用药、骨伤科用药、皮肤科用药、五官科用药、妇科用药、儿科用药的标识牌陈列中成药。计时开始，结束时学生须向教师报告，教师准确记录此过程学生的用时。

（3）完成在库中成药的盘点检查，及时补充新药。

【实训结果】 练习药品分类、上架的正确操作，并做好相关记录。

【实训评价】 教师按中成药分类码放实训考核评分表进行评价。

中成药分类码放实训考核评分表

项目	评价要求	分值	得分
职业形象	统一着工作服，戴工作帽，干净整洁	10	
分类	10 min 内完成，错 1 个扣 2 分	10	
上架	10 min 内完成，延误 1 min 扣 2 分	20	
陈列	整齐、正确、美观	10	
在库盘点	发现问题，及时反映	10	
填写记录	正确	10	
清场	检查 20 种药，是否都上架，对工作区进行清场	10	
实训态度	1. 工作服、工作帽整洁无污物，佩戴整齐 2. 不留长指甲、不染指甲 3. 实训前后工作环境保持整洁 4. 实训态度认真严肃，无大声喧哗	20	
	总分	100	

（刘佳琪）

中成药调配

(1)掌握中成药处方调配程序及要求。

(2)熟悉中成药处方审查内容。

(3)了解中成药不良反应的分类和监测报告制度。

随着我国医药体制改革的进一步深化,药品分类管理制度的逐步实行,广大人民群众自我保健意识的不断提高,以及中成药历史悠久、应用广泛、用之有效、服用方便、不良反应少等特点,中成药的销售量在整个药品销售行业中所占比例越来越大,因此做好中成药调剂工作尤为重要。

中成药调剂严格按收方、审方、计价、调配、复核和发药程序进行。

任务一 审   方

PPT

审方是药师综合运用中医学、中药学、药事管理与法规等知识,对医师处方、医嘱的有效性和合理性进行审核、判断和干预的过程,是保证患者用药安全、有效的重要措施。

一、审处方的格式

1. 审前记 处方前记包括医疗、预防、保健机构名称,处方编号,费别,患者姓名、性别、年龄、婚否,门诊或住院病历号,科别或病区和床位号,临床诊断,开具日期等。可填列特殊要求的项目。麻醉药品和第一类精神药品处方还应当包括患者身份证明编号及代办人姓名、身份证明编号。

2. 审正文 正文是处方的主要组成部分,中成药的处方正文包括药品名称、规格、数量、用法用量等。

3. 审后记 处方后记包括医师签名或者加盖专用签章,药品金额以及审核、调配、核对、发药药师签名或者加盖专用签章。

二、审处方的药名、剂型、用法用量

药品调剂人员应当对处方用药的适宜性进行审核,如处方用药与临床诊断的相符性,药品的剂量、用法的正确性,选用剂型与给药途径的合理性等。

(一)审核处方的药名

药品名称以《中国药典》收载或药典委员会公布的《中国药品通用名称》或经国家批准的专利药品名为准。如无收载,可采用通用名或商品名。药名简写或缩写必须为国内通用写法。中成药的名称与正式批准的名称一致。医疗、预防、保健机构或医师、药师不得自行编制药品缩写名或用代号。

药学专业技术人员发现药品滥用和用药失误,应拒绝调剂,并及时告知处方医师,但不得擅自更改或者配发代用药品。

知识链接

中成药复方制剂命名原则

中成药一般有通用名和商品名。单味制剂应有拉丁名。

（1）用中药材、中药饮片及中药提取物制成的复方制剂来命名。

（2）可采用处方中的药味数，中药材名称、药性、功能等并加剂型命名。鼓励在遵照命名原则条件下采用具有中医文化内涵的名称，如六味地黄（滋阴）丸。

（3）源自古方的品种，如不违反命名原则，可采用古方名称。如四逆汤（口服液）。

（4）某一类成分或单一成分的复方制剂的命名，应采用成分加剂型命名，如丹参口服液、蛹虫草菌粉胶囊；云芝糖肽胶囊、西红花总苷片等。单味制剂（含提取物）的命名，必要时可用药材拉丁名或其缩写命名，如康莱特注射液。

（5）采用处方主要药材名称的缩写并结合剂型命名。如香连丸由木香、黄连二味药材组成；桂附地黄丸由肉桂、附子、熟地黄、山药、山茱萸、茯苓、牡丹皮、泽泻八味药组成；葛根芩连片由葛根、黄芩、黄连、甘草四味药材组成。

（6）采用主要功能加剂型命名，如补中益气合剂、除痰止嗽丸、大补阴丸等。

（7）采用主要药材名和功能结合并加剂型命名，如牛黄清心丸、龙胆泻肝丸、琥珀安神丸等。

（8）采用药味数与主要药材名或药味数与功能并结合剂型命名，如六味地黄丸、十全大补丸等。

（9）由两味药材组方者，可采用方内药物剂量比例加剂型命名，例如六一散，由滑石粉、甘草组成，药材剂量比例为6：1。

（二）审核药品的剂型

药品的剂型多种多样，应根据疾病的轻重缓急、患者的体质强弱及各种剂型的特点选择适宜剂型。审核处方时要看清剂型、规格、单位，规格、单位不同用量也不同。片剂、丸剂、胶囊剂、颗粒剂分别以片、丸、粒、袋为单位；溶液剂以支、瓶为单位，软膏及霜剂以支、盒为单位；注射剂以支、瓶为单位，应注明含量；饮片以剂或付为单位。

（三）审核药品的用法用量

药品剂量一般应按照药品说明书中的常用剂量使用。特殊情况下需要超剂量使用时，应注明原因并再次签名。药品用法用量要准确，不得使用"遵医嘱""自用""按说明服"等含糊不清的字句。

门诊处方药品一般不得超过7日用量；急诊处方药品一般不得超过3日用量；对于某些慢性病、老年病或特殊情况，处方用量可适当延长，但医师必须注明理由。精神药品、医用毒性药品等特殊药品的处方用量应当严格执行国家有关规定。

知识链接

注意中成药用药剂量

有些疾病尽管辨证和选药准确，但由于用量不当，难以获得满意的疗效。有相当一部分中药方剂做成成药时与汤剂比较起来其有些成分用量相差悬殊。如银翘解毒丸，其丸剂1～2丸含量仅相当于汤剂每剂药量的2%～4%，按常用量服用效果较差，而适当增加用量，效果较好。很多中成药用量有此弊，因此，适当加大一些中成药的用量是很有必要的。然而，如果不了解药物的成分，尤其是含有毒性成分或不良反应较大成分的药物，随意加大剂量，不但无法达到治疗目的，反而可能产生严重的不良后果。所以，确定中成药的用量时应考虑药物的性质、患者的病情及个体差异等诸多因素，综合分析而定。

三、审中成药的联合用药

中成药在临床具体应用中,常需采用配伍联合用药的形式,其目的有适应复杂病情、增强药效、满足某些疾病在治法上的特殊需要和抑制偏性、降低毒性等。因此,安全、有效、合理地使用中成药,必须掌握中成药的配伍规律。

1. 审查中成药之间的配伍应用　中成药之间的配伍应用,自古以来就是临床应用中成药的主要形式之一。药师进行处方审查,应注意:①配伍应用中的中成药是否有增强原有药物疗效的作用。如"相使""相须"配伍,附子理中丸与四神丸合用,可以明显增强温肾运脾、补火助阳、涩肠止泻的功效。②中成药之间的配伍应用是否为了适应复杂病情的需要,如治疗小儿痰热急惊以牛黄抱龙丸为主,若喉间痰鸣,风痰壅盛,可配猴枣同用。③中成药之间的配伍应用是否为了适应治法的特殊需要,对某些特殊疾病,常需采用内服与外用相结合的治疗方法,如筋骨折伤,可内服跌打丸,外敷七厘散,共奏活血伸筋、疗伤止痛之效。若中成药配伍中出现上述三种情况中的任何一种,则属于合理配伍。

2. 审查中成药与西药之间的配伍应用　中西药联用得当,可使药效增强,病程缩短,降低药物的副作用。药师进行处方审查时,应注意:①中西药配伍起协同增效的作用,如莨菪碱与生脉散、丹参注射液合用,治疗病态窦房结综合征,既能适度加快心率,又能改善血液循环,达到标本兼治的目的;②中西药配伍能降低药物的毒副作用,如八味地黄丸、济生肾气丸等中药与降血糖药联用,可使糖尿病患者的性神经障碍和肾功能障碍减轻;③中西药配伍可以降低用药剂量,如地西泮有嗜睡等不良反应,若与苓桂术甘汤合用,地西泮用量只需常规用量的 1/3,嗜睡等不良反应也因为并用中药而消除。若中成药与西药之间的配伍应用符合以上三种情况中的一种,则属于合理配伍。

四、审中成药的用药禁忌

中成药用药禁忌是中医保证临床安全用药的经验总结,它包括配伍禁忌、妊娠禁忌、证候禁忌及服用饮食禁忌四大部分,处方审查时需要审查是否有前三项禁忌。

(一)审中成药的配伍禁忌

配伍禁忌是指有些药物相互配合使用后能产生毒性反应或疗效降低。药师在审查处方的配伍禁忌时,主要从审查配伍的中成药中是否含有"十八反""十九畏"药味,是否含有可产生毒性的药物联用,是否含有某些药物的相互作用等方面进行。若药师审查出处方用药有配伍禁忌,则应尽量避免药物联用,请医师另换其他药物。

(二)审中成药的妊娠禁忌

某些中药具有损害母体及胎儿致堕胎的副作用,所以应该作为妊娠期禁忌使用的药物。根据药物对母体及胎儿的损害程度可分为禁用药与慎用药两类。如禁用的品种有牛黄解毒片、安宫牛黄丸、紫金锭等;慎用的品种有龙胆泻肝丸、防风通圣丸、温胃舒胶囊等。

药师在审方时,要仔细阅读中成药使用说明书中是否标注该药是妊娠期妇女慎用或禁用药。凡是禁用药,在妊娠期间绝对不能使用,慎用药可根据孕妇体质及病情审慎使用,以免发生医疗事故。

(三)审中成药的证候禁忌

每种中成药都有其特定的功效和适用范围,主治相应的病证,因此临床用药亦有所禁忌,称证候禁忌。凡药不对证,即药物的性能功效与所治疗疾病的病证相悖,有可能导致病情加重、恶化者,原则上都属于禁忌范围。如安宫牛黄丸,功能清热解毒、豁痰开窍,属于凉开宣窍醒神救急之品,主治中风、热厥、小儿急惊风证,用于心肝有热、风痰阻窍所致的高热烦躁、面赤气粗、两拳固握、牙关紧闭、舌绛脉数的热闭神昏证,若见面青身凉,苔白脉迟,属于寒闭神昏者,当用苏合香丸以温开宣窍,则禁用本药。

药师审方时应仔细阅读药品说明书,严守病机,审因论治,辨证用药,患者自行使用中成药时,也必须弄清药物功效、主治病证、禁忌病证后,才能够应用。由此可见,正确使用中成药必须坚持辨证用药原则,注意证候禁忌。

证候禁忌小结

体虚多汗者,忌用发汗药,以免加重出汗而伤阴津;虚里寒者,忌用寒凉药,以免再伤阳生寒;阴虚内热者,慎用苦寒清热药,以免苦燥伤阴;脾胃虚寒、大便溏者,忌用苦寒或泻下药,以免再伤脾胃;阴虚津亏者,忌用淡渗利湿药,以免加重津液的耗伤;火热内炽和阴虚火旺者,忌用温热药,以免助热伤阴;妇女月经过多及崩漏者,忌用破血逐瘀之品,以免加重出血;脱证神昏者,忌用香窜的开窍药,以免耗气伤正;邪实而正不虚者,忌用补虚药,以免闭门留邪;表邪未解者,忌用固表止汗药,以免妨碍发汗解表;湿热泻痢者,忌用涩肠止泻药,以免妨碍清热解毒、燥湿止痢。

任务二　调　配

PPT

一、中成药的调配流程

中成药调剂人员应按照操作规程调剂处方药品,认真审核处方,准确调配药品。

(1)调剂人员应按照操作规程调剂处方药品,认真审核处方,准确调配药品,正确书写药袋或粘贴标签,注明患者姓名和药品名称、用法用量、包装。向患者交付药品时,按照药品说明书或者处方用法,进行用药交代与指导,包括每种药品的用法用量、注意事项等。

(2)调剂人员调剂处方时必须做到"四查十对":查处方,对科别、姓名、年龄;查药品,对药名、剂型、规格、数量;查配伍禁忌,对药品性状、用法用量;查用药合理性,对临床诊断。

(3)调剂人员在完成处方调剂后,应当在处方上签名或加盖专用签章。

(4)调剂人员对于不规范处方或不能判定其合法性的处方,不得调剂。

二、中成药的调配注意事项

(1)调剂人员要慎读处方,谨防相似药品名称的混淆。

(2)注意药品的有效期,为了防止药品存放时间长而过期,确保用药安全、有效,调剂人员应加强管理,定期检查。在调剂出售时应先将更接近有效期的药品出售;对在有效期内的药品也要注意检查药品的包装和外观性状,发现异常要及时适当处理。对在有效期内变质的药品一律不得调剂、销售和使用。

(3)调剂人员应熟悉常用中成药的主要成分、剂型特点、功能主治、用法用量及注意事项,特别是对孕妇、高龄患者、婴幼儿用药应充分重视。

(4)中成药是中医药学的重要组成部分,它的合理使用必须坚持辨证论治的基本思想,切忌不区分证候类型,仅凭药名想象用药。

三、中成药包装、标签及说明书的有关规定

(一)中成药包装的有关规定

药品包装是指用适当的材料或容器,利用包装技术对药物制剂的半成品或成品进行分灌、封、装、贴签等操作,为药品提供品质保证、鉴定商标与说明的一种加工过程的总称。药品包装分内包装和外包装。

1.内包装　直接与药品接触的包装(如注射剂瓶、铝箔等)。①内包装应能保证药品在生产、运输、储藏及使用过程中的质量,并便于医疗使用。②药品内包装分为Ⅰ、Ⅱ、Ⅲ三类,分类目录由国家药品监督管理局制定、公布。③内包装须经药品监督管理部门注册并获得药包材注册证书后方可生

产和使用。④药品内包装不得夹带任何未经批准的介绍和宣传产品或企业的文字、音像及其他资料。

2. 外包装 内包装外的包装,按由里向外分为中包装和大包装。外包装应根据药品的特性选用不易破损的包装,以保证药品在运输、储藏、使用过程中的质量。药品的每个最小销售单元的包装必须按照规定印有或贴有标签,并附有说明书。

(二)中成药药品标签的有关规定

药品的标签是指药品包装上印有或者贴有的内容,分为内标签和外标签。药品的内标签应当包含药品通用名称、适应证或者功能主治、规格、用法用量、生产日期、产品批号、有效期、生产企业等内容。包装尺寸过小无法全部标明上述内容的,至少应当标注药品通用名称、规格、产品批号、有效期等内容。药品外标签应当注明药品通用名称、成分、性状、适应证或者功能主治、规格、用法用量、不良反应、禁忌、注意事项、储藏、生产日期、产品批号、有效期、批准文号、生产企业等内容。适应证或者功能主治、用法用量、不良反应、禁忌、注意事项不能全部注明的,应当标出主要内容并注明"详见说明书"字样。同一药品生产企业生产的同一药品,药品规格和包装规格均相同的,其标签的内容、格式及颜色必须一致;药品规格或者包装规格不同的,其标签应当明显区别或者规格项明显标注。同一药品生产企业生产的同一药品,分别按处方药与非处方药管理的,两者的包装颜色应当明显区别。

(三)中成药说明书

药品说明书包含了有关药品的用药安全性、有效性等基本科学信息,是医药人员和患者用药的依据,具有法律意义。药品调剂人员应认真阅读理解药品说明书的内容,并以此指导患者使用和储藏药品。

(1)中成药说明书格式中所列的【药品名称】【性状】【功能主治】【用量用法】【规格】【储藏】各项内容,均应按各品种的相关标准的规定书写。

(2)中成药说明书格式中所列的【药理作用】【不良反应】【禁忌】【注意事项】各项的内容,可按药品实际情况客观、科学地书写。若其中有些项目缺乏可靠的实验数据,则可以不写,说明书中不再保留该项标题。

(3)中成药说明书应列有以下内容:药品名称(通用名、汉语拼音)、主要成分、性状、药理作用、功能主治、用法用量、不良反应、禁忌、注意事项(孕妇及哺乳期妇女用药,儿童用药,药物相互作用和其他类型的相互作用,如烟、酒)、规格、储藏、包装、有效期、批准文号、生产企业(包括地址及联系电话)等内容。如某一项目尚不明确,应注明"尚不明确"字样;如明确无影响,应注明"无"。

任务三 复核与发药

PPT

一、复核

复核是指由另一名有经验的药师对所调配的处方药品做一次全面核对的过程。复核内容如下。

(1)逐个核对所配的药品与处方药名是否一致,所配药物规格、剂量、剂型是否一致。核对药品的有效期,确保药品在患者处方治疗期是有效的。

(2)逐个检查药品外观质量是否合格。如发现药品标签不清或破损等情况时,一律严禁调配发药。

(3)处方经全面复核无误后,核对人员在处方相应处签字,以示负责。核对工作完成后进入发药环节。

二、发药

(一)发药操作要点

发药是指将调配好并已核对好的药品发给患者的过程。发药是调配工作的最后一关,要想不出差错,发药人员一定要思想高度集中。

1. 核对 询问患者姓名、年龄、门诊号或住院号,确保将药品发给正确的患者防止张冠李戴。严格执行五核对:核对姓名、处方编号、发票编号、配方剂数、处方发票金额,无误方可发出。

顾客在药店领药时,药店发药人员还应核对已付费盖章的 POS 结算清单,一式两份,顾客一份,药店留存一份。

2. 发药 将包装好的药剂,交付患者。按照药品说明书或者处方医嘱,向患者或其家属进行相应的用药交代与指导,包括每种药品的名称、用法用量、注意事项等。

3. 提供咨询服务 当患者咨询问题时药学人员应当热情、认真、详细、正确地予以解答,尽可能满足患者对用药知识的需求。使患者明确了解按医嘱用药的意图,增强患者用药的依从性,达到治疗疾病的目的,直到患者或家属完全明白为止,以保证患者用药的安全、有效。

4. 签名 发药完成后,发药人要在处方相应处签名,以示负责,并将处方按规定办法归档储存。

(二)发药交代

1. 中成药的用药方法 中成药用法主要有内服法、外用法、注射法等多种形式。

(1)内服法:内服中成药剂型多为丸剂、片剂、散剂、颗粒剂、合剂、胶囊剂等,主要用于脏腑气血功能失常所致病证,一般药性平和。内服有送服、冲服、调服、含化、炖服等不同。

①送服:又称吞服,即用水或药引将成药经口送入体内。此法适用于片剂、丸剂、散剂、冲剂、膏剂、酒剂、胶囊剂、丹剂等。送服药物时,要注意服药的姿势和送药的饮水量,一般以站立服药,饮水量超过 100 ml 为佳。同时还要注意:大蜜丸宜掰成小块吞服;肠溶片剂整粒吞服,不可压碎;液体药剂宜摇匀后服;止咳、润喉的药液服后不必用水送服,使其在咽喉、食管挂一薄层效果更好。某些疾病若出现服药后呕吐,可先饮生姜汁少许或用生姜片擦舌之后再服药。

②冲服:中药入汤剂的方法之一,指将某些有效成分不在水中溶解的贵重的药物或加热后某些有效成分易分解的药物,以适宜的液体冲散搅拌服用。如人参粉、牛黄粉、三七粉等,将药末合于已煎好的煎剂中搅拌后服用。

③调服:用糖水、乳汁或温开水将成药调成糊状后服用。此法适用于小儿和不能吞咽的患者。散剂直接倒入口中用水送服容易呛入气管,一般宜调成糊状。蜜丸、水丸为了加快吸收,也可压碎调成糊状服。

④含化:将成药含于口中,使成药缓缓溶解,再慢慢咽下。如治咽喉病的六神丸即以此法服用。

⑤炖服:阿胶等胶剂常用开水或黄酒炖化后服。

(2)外用法:外用中成药剂型多为贴膏剂、散剂、搽剂、栓剂、滴眼剂、滴鼻剂、气雾剂等,主要用于皮肤、耳、鼻、眼、口腔等疾病。其中一些药物具有毒性、刺激性,应用时仅限于局部使用,不可内服。常用方法有以下几种。

①涂撒患处:运用外用油膏、外用散剂、药液等成药在洗净患处后涂一薄层。

②吹布患处:用纸卷成直径为 2～3 mm 的小管,一端挑少许药粉,一端对准耳内、咽喉或牙龈等病灶将成药粉直接吹入。

③贴患处:大膏药微热烘软后贴患处,小膏药、橡胶膏直接贴患处或规定部位。

④纳入腔道:将栓剂按医嘱纳入肛门或阴道的一种外治法。

⑤其他外用方法:如滴耳、点眼等。

(3)注射法:中药注射剂用于静脉、肌内、穴位注射等,多起效迅速。按西药注射法要求严格使用。

2. 中成药用药注意

(1)饮食禁忌:服药饮食禁忌是指服药期间对某些食物的禁忌,俗称"忌口"。由于治疗需要,患者应忌食某些有碍病情的食物或药物,以免影响药效或产生副作用。例如,伤风感冒或小儿出疹未透时,不宜食用生冷、酸涩、油腻的食物;治疗因气滞而引起的胸闷、腹胀时,不宜食用豆类和白薯。

服药期间,一般而言应忌食生冷、辛热、油腻、腥膻等不易消化及有刺激性的食物,此外,根据病情的不同,饮食禁忌也有区别。如热病患者应忌食辛辣、油腻、煎炸类食物;寒病患者应忌食生冷;胸痹患者应忌食肥肉、动物内脏及烟、酒;肝阳上亢、头晕目眩、烦躁易怒等患者应忌食胡椒、辣椒、大蒜、白酒等辛热助阳之品;脾胃虚弱者应忌食油炸黏腻、寒冷固硬、不易消化的食物;疮疡、皮肤病患者,应忌食鱼、虾、蟹等腥膻发物及辛辣刺激性食品。

忌萝卜:服用中药时不宜吃生萝卜(服理气化痰药除外),因萝卜有消食、破气等功效,特别是服用人参、黄芪等滋补类中药时,吃萝卜会削弱人参等的补益作用,降低药效而达不到治疗目的。

忌浓茶:一般服用中药时不要喝浓茶,因为茶叶含有鞣酸,浓茶里的鞣酸更多,与中药同服时会影响人体对中药中有效成分的吸收,降低药效。尤其在服用阿胶、银耳时,忌与茶水同服,同时服用会使茶叶中的鞣酸、生物碱等产生沉淀,影响人体吸收。如平时有喝茶习惯,可以少喝一些绿茶,而且最好在服药 2 h 后喝。

(2)服药时间:在服药时间方面,一般慢性病,要定时服药。滋补药宜在饭后服用,以便药物同食物中的营养成分一起吸收。解表药煎后趁热服下,覆盖衣被,令其微汗。对胃有刺激性的药物,应在饭后服用,以减轻对胃肠道的刺激。安神药应在晚上临睡前服用。补阴药宜在 18—20 时一次服,补阳药宜在早上 6—8 时服,以此保持药效与人体阴阳、脏气节律的消长一致。

→ 目标测试

目标测试答案

一、单项选择题

1.门诊处方药品一般不得超过几日用量?(　　)

A. 10 日　　　　　　　　B. 3 日　　　　　　　　C. 5 日

D. 7 日　　　　　　　　E. 15 日

2.审查处方时,发现处方书写有误,应(　　)。

A. 审方人员修改后调配

B. 口头告知处方医师

C. 处方医师修改,并在修改处签字后才能调配

D. 调剂人员照方调配发药

E. 患者自行修改

3.急诊处方药品一般不得超过几日用量?(　　)

A. 1 日　　　　　　　　B. 3 日　　　　　　　　C. 5 日

D. 7 日　　　　　　　　E. 10 日

4.下列哪项不是引起中成药不良反应的因素?(　　)

A. 临床合理用药　　　　B. 个体差异　　　　　　C. 药物超过有效期

D. 用法用量有误　　　　E. 用药途径不当

5.下列哪项不是服用中成药的饮食禁忌?(　　)

A. 饮水　　　　　　　　B. 忌食不易消化食物　　C. 忌食有刺激性的食物

D. 忌烟、酒　　　　　　E. 忌食辛辣食物

二、多项选择题

1.处方审查内容包括(　　)。

A. 处方的格式　　　　　B. 用药禁忌　　　　　　C. 药名

D. 剂型　　　　　　　　E. 用法用量

2.中成药内服方法包括(　　)。

A. 吞服　　　　　　　　B. 烊化　　　　　　　　C. 调糊

D. 贴敷　　　　　　　　E. 涂抹

3.社会主义医药职业道德的原则是(　　)。

A. 救死扶伤,实行革命的人道主义

B.以患者利益为最高标准,提供安全、有效、经济的药品

C.促进本行业的发展

D.从调整药学人员道德行为出发

E.全心全意为人民服务

(刘佳琪)

实训七　中成药审方

【实训目的】

(1)熟悉处方格式、内容及正确的书写方法,了解各种处方的保存制度。

(2)熟悉工作程序,完成审方、调配、发药等工作。

(3)熟悉毒、麻中成药的种类及管理办法。

(4)了解调剂过程中的差错及处理办法。

(5)掌握常用药品的名称(化学名、拉丁名、别名及商品名)。

【实训器具与耗材】

(1)实训器具:药架、药篮等。

(2)实训耗材:处方纸、审方记录表等。

【实训操作】 以小组为单位,审核10张处方,每个实训小组自定一名同学扮演医师,组员共同合作,通过查找相关资料进行讨论,审核处方是否合格。若不合格,分析原因,并采取相关措施,然后每组派代表解说教师指定处方的审方结果,其他组员进行修正或补充完善。

【实训结果】 审查处方中出错部分,并登记在审方记录表中。

审方记录表

处方编号	处方格式审核	药物剂量审核	配伍禁忌和不合理用药审核	审核结论
	不符合要求项目及分析改正	不符合要求项目及分析说明	不符合要求项目及分析说明	

【实训评价】 教师按审方技能考核评分表评价。

审方技能考核评分表

项目	评价要求	分值	得分
处方格式	1.处方前记内容应齐全 2.医师应签全名 3.药名(别名、并开名等)使用正确规范 4.需特殊处理的药物标注(脚注)应正确 5.处方应分列饮片名称、数量和用法用量	20	
药物剂量审查	1.毒、麻中成药不应超剂量 2.超剂量处有签名	20	
配伍禁忌和不合理用药	1.无"十八反""十九畏" 2.有妊娠期用药禁忌说明 3.无重复用药	20	
处方审核结论	审核结论正确得全分,错误不得分	10	
不合格处方处理措施	处理方式应正确,即直接与医师联系,处方审核存在的问题清楚明白告知医师	10	
职业素养	1.工作服、帽穿戴整齐洁净 2.不留长指甲、不染指甲 3.与人沟通协作、责任心强	10	
实训态度	1.实训前后工作环境保持整洁 2.实训态度认真严肃,无大声喧哗	10	
总分		100	

(刘佳琪)

实训八　中成药调剂

【实训目的】

(1)读懂中成药包装、标签及说明书的有关内容。

(2)学会中成药的销售技巧并能解决问病售药中的常见问题。

(3)学会中成药调剂的正确操作规程。

(4)熟悉常见中成药的功效类别。

(5)养成认真负责、一丝不苟的工作作风。

【实训器具与耗材】

(1)实训器具:模拟药房、中成药货柜、中成药货架等。

(2)实训耗材:50个中成药、10张"问病荐药题目卷"等。

【实训操作】

(1)每人发1种中成药药品,仔细阅读药品包装、标签及说明书的内容。

(2)每组讨论感冒类中成药的使用,学习中成药的功效。

(3)每人抽取1张"问病荐药题目卷"交给教师,教师根据题目卷中显示的病症,假扮患者,与各组的 1 名组员以问答的方式陈述症状。教师不能说出病症,只能在回答选手提问中描述症状(不超过 2 min)。组员与教师问答完毕后,每组可集体商讨(不超过 2 min),最后各组只派 1 名组员作答。该名组员须回答三点:其一,教师假扮的患者是何病症? 其二,根据病症推荐 2 种常见的中成药。其三,嘱咐患者有哪些注意事项? 该名组员回答时间不超过 5 min。评委需简要记录组员的答题内容,现场给分。

【实训结果】

(1)完成中成药按药理分类的调研(任选两大类并各举三种药物,学习药物的服用方法,储存、包装要求等)。

(2)描述感冒类中成药的常见药品和适用患者的临床表现。

(3)准确说出中成药调剂的常规要求。

【实训评价】 教师按问病荐药实训考核表评价。

问病荐药实训考核表

项目	评价要求	分值	得分
职业形象	统一着工作服,戴工作帽,干净整洁	10	
角色扮演	真实	10	
诊断病症	正确	20	
推荐中成药	正确	20	
注意事项	正确	10	
完成时间	超时扣分	10	
实训态度	1.工作服、工作帽整洁无污物,佩戴整齐 2.不留长指甲、不染指甲 3.实训前后工作环境保持整洁 4.实训态度认真严肃,无大声喧哗	20	
总分		100	

(刘佳琪)

模块四

中药储存与养护

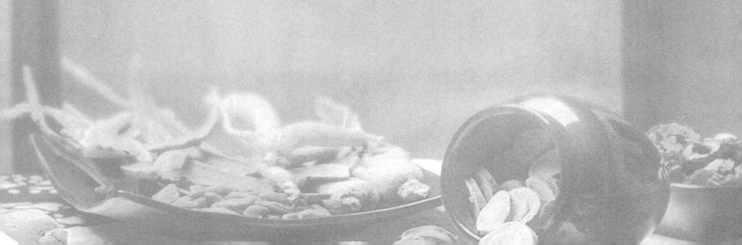

中药储存是保证中药商品持续供应的重要手段,养护是保证中药质量的重要环节。由于中药品类多、性质复杂,储存保管技术要求高,为了保证在库中药的质量和数量,必须了解各种中药的性质以及外界环境对其质量的影响,并依据相关法律法规不断研究储存条件和保管方法,以经验传承与科技创新相结合,保证中药的临床疗效。

中药仓库日常管理

(1)掌握中药验收入库的技能。

(2)熟悉色标管理规定,中药在库管理的基本要求。

(3)了解中药库房的类型、库区的划分。

任务一　中药仓库类型、分区及设施

PPT

仓储是中药生产、流通、使用等环节必不可少的作业内容,由于中药品类繁多、需求量大等,为了满足市场供应,保证中药质量,做好中药仓储工作十分必要。按照药品管理有关要求,各级各类企业配备的仓库面积、设施设备、文件管理都有各自的特点,熟悉和掌握仓储的相关知识与技能,科学合理地开展中药养护,能够防止中药浪费,保证中药质量。

一、仓库的类型

自然因素对中药质量影响大,温度、湿度、光照等方面的变化,会使中药出现多种变异现象,严重影响中药质量。依据《药品生产质量管理规范》(GMP)和《药品经营质量管理规范》(GSP)的规定,所有中药生产或经营企业都应设立与经营品种要求相适应的仓库类型。

(一)按一般管理要求分类

仓库按一般管理要求分为待验库(区)、合格品库(区)、发货库(区)、不合格品库(区)、退货库(区)、中药饮片零货称取专库(区)。

(二)按温度管理要求分类

1.常温库　要求库内温度为10～30 ℃,相对湿度为35％～75％。主要用于储存化学性质比较稳定的中药和未规定储存温度的中药。

2.阴凉库　要求库内温度不超过20 ℃,相对湿度为35％～75％。主要用于储存一些化学成分不稳定的中药。

3.冷库　要求库内温度为2～10 ℃,相对湿度为35％～75％。主要用于储存贵细药材或饮片,以及按规定冷藏的中成药。

(三)按特殊管理要求分类

仓库按特殊管理要求分为贵细药品库、麻醉药品库、一类精神药品库、毒性药品库、放射性药品库、危险品库等。

二、仓库分区

依据GSP的规定,根据药品经营企业规模和经营品种,一般药品批发企业和药品零售连锁企业仓库储存药品,按质量状态实行色标管理。合格品库(区)、发货库(区)、中药饮片零货称取专库(区)为绿色;待验库(区)、退货库(区)为黄色;不合格品库(区)为红色。

三、仓库设施

依据 GSP 的规定,仓库应当配备以下设施、设备和场所。

(1)药品与地面之间有能有效隔离的设备,如垫板、货架等。

(2)具备避光、通风、防潮、防虫、防鼠等设备,如窗帘、空调、除湿机、挡鼠板、粘鼠板、捕虫灯等。

(3)有效调控温湿度及室内外空气交换的设备,如换气扇、空调等。

(4)能自动监测、记录库房温湿度的设备,如温湿度计等。

(5)符合储存作业要求的照明设备,如防爆灯等。

(6)用于零货拣选、拼箱发货操作及复核的作业区域和设备。

(7)存放包装物料的场所。

(8)验收、发货、退货的专用场所。

(9)不合格药品专用存放场所。

(10)经营中药材、中药饮片的,应当有专用的库房和养护工作场所,直接收购地产中药材的应当设置中药样品室(柜)。

任务二　入　库　验　收

PPT

药品验收是指按照与合同相符的供货方发货单与有关凭证,对购进药品进行数量和质量验收工作。做好验收工作,是防止和消灭差错事故,防止假药、劣药流入市场,维护患者生命健康和合法权益的重要环节,同时也是分清供货方、运输单位与收货方之间经济责任的重要手段。实践证明,验收制度不严,是造成药品医疗事故责任不清、药品经营企业经济损失的主要原因,因此,药品验收是库房日常管理的重要环节。

药品验收要做好对单验收、包装验收、数量验收、质量验收四个方面的工作,以达到单货相符、质量相符、数量无误、包装完好的要求。

一、中药饮片入库验收

(1)核对供货方送货单及入库通知单上的饮片品名和数量是否与入库商品一致,做到单、货相符。

(2)检查箱(袋)标志或标签的内容是否相符或完整,如品名、规格、数量、产品批号、生产日期、产地、生产企业等,并附有质量合格的标志。对实施批准文号管理的中药饮片需检查药品批准文号。

(3)检查包装的质量,外包装是否有破损、松散、潮湿、油渍、虫蛀等现象,内包装是否有破损、污染、渗漏、虫蛀等现象。

(4)检查饮片的质量,饮片是否有霉变、虫蛀、鼠咬、潮解、变色、泛油、气味散失、风化等质量变异现象。

(5)验收毒性中药饮片必须实行双人验收制度,双人签字,专账记录,双人双锁,专库或专柜管理,严禁与其他药品混放。

(6)贵细中药饮片验收入库应双人逐件验收、称量,并双人签字,专账记录。

案例分析

中药饮片入库验收常见质量问题分析

某医疗机构对三年来因中药质量验收不合格未入库的情况进行分析,发现原因主要集中在性状达不到标准、混杂、掺伪、炮制不当、硫黄熏蒸、装量不足、包装不严等方面。其中,中药饮片混杂、掺伪及炮制不当在中药饮片不合格因素中占比较高。

据此,提高入库验收把关人员中药鉴别水平,确定来货的真伪优劣,确保中药饮片的质量,守好中药入库验收关,从而让患者用上优质优价的中药饮片。

二、中成药入库验收

中成药的验收入库也应符合 GSP 的规定。

(1)按照药品批号查验同批号的检验报告书。供货单位为批发企业的,检验报告书应当加盖其质量管理专用章原印章。检验报告书的传递和保存可以采用电子数据形式,但应当保证其合法性和有效性。

(2)企业应当按照验收规定,对每次到货药品进行逐批抽样验收,抽取的样品应当具有代表性。同一批号的药品应当至少检查一个最小包装,但生产企业有特殊质量控制要求或者打开最小包装可能影响药品质量的,可不打开最小包装;破损、污染、渗液、封条损坏等包装异常以及零货、拼箱的,应当开箱检查至最小包装。

(3)验收人员应当对抽样药品的外观、包装、标签、说明书等逐一进行检查、核对。

(4)对实施电子监管的中成药,经营企业应当按规定及时将数据上传至中国药品电子监管网系统。

任务三　在库管理

PPT

一、在库分类储存

《药品流通监督管理办法》中明确指出"中药材、中药饮片、化学药品、中成药应分别储存、分类存放"。GSP 也明确规定药品应"按剂型、用途以及储存要求分类陈列"。因此,合理做好药品储存工作,应对在库中药实行分类储存管理。

(一)中药饮片的在库分类储存

中药饮片品种多、规格多,将其进行分类管理,有利于货物进出、日常养护、账目清晰、核对方便。分类储存主要是把性质相似、易发生相同变化的中药饮片归为一类。选择合适的储存环境,采取相应的养护措施,达到保证中药质量的目的。

1.根据来源不同分类储存　如植物药、动物药、矿物药分开存放。植物药根据药用部位不同又可以分为根及根茎类、皮类及茎木类、花叶类、果实种子类、全草类等。同时,为了防止性状相近的中药饮片混淆,也应分隔存放,如生地黄与玄参、葛根与茯苓、天花粉与白芷、紫苏梗与荆芥等。

2.根据炮制规格不同分类储存　如清炒品、麸炒品、烫制品、煅制品、酒炙品、醋炙品、蜜炙品、盐炙品等分开存放。

3.根据功效分类储存　如滋补类、解表类、清热类、泻下类等分开存放,以便查找。

(二)中成药的在库分类储存

中成药一般按照剂型进行分类储存。

1.液体及半固体制剂　如合剂、糖浆剂、酒剂、酊剂、浸膏剂、膏药等,对光和热敏感,应储存在阴凉干燥处。

2.固体制剂　如散剂、片剂、胶囊剂、丸剂、颗粒剂等,容易受潮而出现气味散失、霉变、虫蛀等变异现象,应密封储存。

二、在库检查

中药的在库检查是指对库存的中药质量、数量及库房自身维持系统等进行检查,以便及时了解其变化情况,从而采取相应的措施来保证中药质量。

(一)检查方法和时间

中药库房的检查方法可分为定期检查和突击检查。定期检查就是按固定周期进行的检查,可针对不同中药或所处季节,确定不同的检查周期,如每天、每周、每月、每季度、每半年进行一次检查。突击检查是在气候异常状况下或在发现有质量变化迹象的情况下,对库存中药进行的检查。检查人员通过结合应用这两种方法,不仅能掌握库存中药的基本情况,还能及时发现异常情况。

（二）检查内容与要求

检查内容包括库存中药的检查以及库房软、硬件的检查。检查的基本要求是及时、准确、真实地将检查情况进行记录。对检查中发现的异常情况,要及时由质量管理部门按照规程进行处置。对中药的检查包括查看中药质量变异的情况以及对库存中药进行盘点。对库房软、硬件的检查主要是查看库房的温湿度调控系统的运行状况,进出库房物流及人流的管理情况,管理人员对相关管理规章制度的落实执行情况等。

任务四　仓库管理员工作要求

PPT

一、工作内容

仓库管理员负责药品入库、在库和出库管理,核对入库药品的数量,配合做好抽样与送检工作,依规对库存药品按性质、剂型分类摆放,定位保管,对特殊药品按规定严格管理。做好在库养护,保持室内通风干燥,防止药品霉变失效。定期盘点库存,核销质量变异药品。

二、工作职责

负责仓库药品管理,统计药品所有库存情况,根据药品的使用和库存提出申报,保证常用药品的库存数量和及时供应。做到药品分类摆放,标识明确。建立库存台账、明细账,数量明确。对过期药品须报有关部门审批。平时定期检查,保持仓库整洁,做好仓库防火防盗工作。文明办公,做到优质服务,坚守工作岗位。

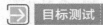 目标测试

目标测试答案

一、选择题

（一）单项选择题

1. 中药仓库实行色标管理,以下说法错误的是（　　）。

A. 退货药品库（区）为黄色　　　　　　　　B. 待验药品库（区）为黄色

C. 不合格药品库（区）为红色　　　　　　　D. 发货库（区）为绿色

E. 饮片零货称取专库（区）为黄色

2. 符合中药阴凉库要求的是（　　）。

A. 温度不超过 20 ℃,相对湿度 35％～75％

B. 温度不超过 5 ℃,相对湿度 35％～75％

C. 温度不超过 30 ℃,相对湿度 35％～75％

D. 温度 5 ～20 ℃,相对湿度 35％～75％

E. 温度不超过 20 ℃,相对湿度 35％～50％

3. 中药仓储需要离墙、离地,货位间都必须留有一定的距离,以能执行先进先出的发货原则。下列说法错误的是（　　）。

A. 垛与垛间距不少于 50 cm　　　B. 垛与梁间距少于 30 cm　　　C. 垛与墙间距不少于 50 cm

D. 垛与地面间距不少于 15 cm　　E. 垛与顶棚间距不小于 30 cm

4. 毒性药品管理要求是（　　）。

A. 双人签字　　　　　　　　B. 专账记录　　　　　　　　C. 双人双锁

D. 随用随取　　　　　　　　E. 专库或专柜管理

5.贵细中药饮片验收入库应（　　）。

A.双人逐件验收、称量　　　　B.抽样验收　　　　C.单人验收、称量

D.无须逐件验收　　　　E.以上都不是

（二）多项选择题

1.中药分类储存的原则是（　　）。

A.性状相似品种分开存放

B.不同功效中药分类储存

C.入药部位相同的中药一起储存

D.炮制方法相同的中药一起储存

E.内服药与外用药分开存放

2.中药入库验收包括（　　）。

A.核对供货方送货单及入库通知单

B.检查箱（袋）标志或标签的内容

C.检查包装的质量

D.检查饮片的质量

E.贵细药和毒麻药单独验收

3.在库养护中发现药材和饮片有质量问题时应（　　）。

A.立即焚烧处理掉

B.和无质量问题的混合在一起

C.立即暂停发货，设置标识

D.放置不理

E.报告质量管理部门复查处理

4.依据色标管理规定，绿色区包括（　　）。

A.不合格品库（区）　　　　B.发货库（区）　　　　C.退货库（区）

D.合格品库（区）　　　　E.中药饮片零货称取专库（区）

5.依据GSP的规定，仓库应当配备的设施、设备有（　　）。

A.药品与地面之间有能有效隔离的设备

B.符合储存作业要求的照明设备

C.验收、发货、退货的专用场所

D.包装物料的存放场所

E.饮片炮制的工具

二、简答题

1.中成药入库验收的内容是什么？

2.色标管理对于中药安全有什么意义？

（刘桓宇）

中药饮片储存与养护

→ 学习目标

(1)掌握引起中药饮片质量变异的因素。
(2)掌握中药饮片养护技术。
(3)熟悉中药饮片的储存方法。
(4)了解中药饮片质量变异现象。

任务一　中药饮片储存方法与养护技术

PPT

一、中药饮片的储存方法

中药饮片具有来源广泛、种类繁多、流通周期长的特点。储存是一项长期、细致而复杂的工作,应根据中药饮片的特点、库存量、所处季节以及库房的设备条件等,进行妥善保管。常用的储存方法有以下几种。

(一)通风法

通风法是利用自然或机械方法使风到达库房内的一种方法。利用该法可增强库房内空气流动,调节库房的温湿度。一般应在晴天及室外相对湿度低的天气进行自然通风或机械通风,雨天及室外相对湿度高的天气则应密封库房,以免中药饮片返潮。

(二)吸湿法

吸湿法是利用吸湿设施、设备使库房内的湿度降低的一种方法。一般会采用吸湿剂、吸湿(除湿)机来降低仓库中空气的湿度,除湿保干。若中药饮片库存量小,周转又快,则可选择适宜的密闭容器,下面放吸湿剂(生石灰、无水氯化钙、硅胶等),中间用透气材料隔开,上面放入饮片,则能保持干燥。

(三)密封法

密封法是将中药饮片严密封闭,使其与外界的霉菌、害虫等隔绝的一种储存方法。当进入高温、高湿季节,各种霉菌、害虫容易繁殖生长,此时可采用该法。在对中药饮片进行密封前要检查其干燥程度、有无虫蛀及霉变现象,否则虽进行了密封处理,仍不能起到良好的储存效果。在密封时,一般会根据药库的规模和储存饮片的品种、数量,采用整库密封、库内某个区域密封或某种饮片单独密封。现在中药饮片大多采用小包装塑料袋进行密闭包装存放,随用随开,非常方便。

(四)对抗同储法

对抗同储法是将两种以上的中药饮片同储而起到抑制虫蛀、霉变的一种储存方法。该法是一种传统的储存方法,也是一种养护方法,其利用不同品种的中药饮片所散发的特殊气味、吸湿性能或特有的能驱虫的化学成分来防止另一种饮片发生虫蛀、霉变等变异现象,如花椒、大蒜与蕲蛇或金钱白花蛇同储,可防止蕲蛇或金钱白花蛇生虫、发霉;牡丹皮与泽泻同储,可防止牡丹皮变色、泽泻虫蛀等。

(五)低温储存法

低温储存法是指利用机械制冷设备产生冷气,使中药饮片处于低温状态,以抑制霉菌、害虫生长和繁殖的一种储存方法。此法所用制冷设备一般是冰箱、冰柜,用以储存贵细药材,如西洋参、人参、冬虫夏草等。此外,在中药饮片储存中需要注意季节变化,在气温高、雨水多、湿度大的季节,害虫、霉菌容易生长繁殖,饮片极易变质,需特别注意。另外,要及时掌握库存饮片质量变化情况,做好入库前的检查,查看饮片的干燥程度、虫蛀和霉变情况等。对于饮片出库,一般遵循"先进先出"的原则,中成药出库须遵循"先产先出、近期先出、先进先出、易变先出和按批号发药"的原则。随时更新库存,并对库存药品定期检查,发现质量变异迹象,要及时采取措施。

二、中药饮片的养护技术

中药饮片养护是在继承中医药学遗产和劳动人民长期积累的储存中药饮片经验的基础上,运用现代自然科学知识来研究中药饮片储存理论和指导实践的基本技能。中药饮片养护的最主要目的是预防中药饮片变质,确保中药饮片质量符合药用要求。养护是为了保障储存,养护是手段,储存是目的,因此储存方法和养护技术是有联系的,甚至是相通的。

(一)干燥养护技术

干燥不仅能去除中药饮片中过多的水分,同时还能杀灭所带的霉菌、害虫及虫卵,起到防霉治虫的目的,达到久储不变质的效果。适用于大多数中药饮片的养护。常用的传统干燥方法有晒、晾、烘等,现代新型干燥方法有微波干燥、远红外干燥等。

1.摊晾法　摊晾法也称阴干法,即将中药置于室内或阴凉处,借助空气流动,吹去水分而达到干燥效果的一种方法。该法适用于芳香性叶类、花类、果皮类及油性大的种子类药材,因为这些药材若用暴晒法会使挥发油损失,或引起脆裂、走油、变色等。例如,陈皮常切成丝,水分多时易变软、腐烂,水分少则干燥易碎,增加损耗,将其在烈日下暴晒会导致干枯变色,因此只能用摊晾法干燥。又如,柏子仁、杏仁、火麻仁等药材,采用摊晾法干燥,能避免走油。采用该法时,若能勤翻动,并增加通风,效果会更好。

2.烘干法　烘干法是指借助适当的烘干设备,加热增温,以达到去除中药饮片所含水分的一种干燥方法。该方法适合大多数中药饮片,且效率较高、省劳力,最重要的是不受天气的制约,随时需要随时就能烘干。另外,加热干燥还能杀虫祛霉,特别是采用烘箱来烘干中药饮片,烘箱温度可以任意控制。烘干中药饮片时必须根据药材的性质及对加工炮制品的要求,掌握烘干的温度、时间及其操作方法,分别对待,以免影响质量。同时,在烘干时,要勤观察,发现问题及时处理。若饮片较湿,在烘干初期,要注意隔段时间适当通风,及时排出水蒸气,以提高烘干效率。饮片堆积不能太厚,否则容易积热,引起失火。采用烘干法,一定要注意安全生产,防止发生事故。

3.石灰干燥法　石灰干燥法是利用石灰的吸湿性能对中药饮片进行干燥的一种方法。一般采用石灰箱、石灰缸或石灰吸潮袋进行干燥。凡中药饮片容易变色,价格较贵重,质娇嫩易走油、溢糖或生虫霉变,回潮后不适宜暴晒或烘干的品种,如白糖参、枸杞子、怀牛膝等,所放石灰量一般占石灰缸高度的 $1/6 \sim 1/5$ 较适宜。

4.木炭干燥法　木炭干燥法的原理同石灰干燥法,一般先将木炭烘干或晒干,然后用牛皮纸包裹,将其放置于容易受潮发霉的中药饮片内,可以随时吸收环境侵入的潮气而防霉虫。使用木炭吸潮有以下优点:木炭性质稳定,不会与任何中药发生反应,使用方便,价格经济,可重复使用。一般可1个月烘干木炭1次,梅雨季节根据具体情况,酌情增加木炭烘晒次数。

5.翻垛通风法　将垛底中药饮片翻到垛面,或堆成通风垛,使热气及水分散发,一般在梅雨季节或发现药材含水量较高时采用。为了增强通风效果,可利用电风扇、鼓风机等机械装置加速通风。

6.密封吸湿法　密封吸湿法是储存方法中的密封法同养护方法中干燥法的结合,即将中药饮片密封在一定的空间内,采用合适的吸湿剂以吸收中药饮片中的水分,进而保证中药饮片的质量。

(二)冷藏养护技术

冷藏养护技术与储存方法中的低温储存法类似,一般采用低温(2~10 ℃)来养护中药饮片,可以有效地防止不宜烘、晾中药的生虫、发霉、变色等变质现象发生。但此法需要一定的设备,费用较大,故主要用于贵细中药,特别容易霉变、虫蛀的药材,以及无其他较好办法保管养护的中药。例如,夏季枸杞子极易吸潮变软、生虫,若将其烘干,容易导致枸杞子颜色变黄,但采用冷藏法,会起到很好的效果。

(三)埋藏养护技术

埋藏养护技术就是将中药饮片采用合适的包装包裹后埋置或直接埋置于适当的材料中,以达到干燥、隔热、隔潮、保鲜等目的的一种养护技术。该方法操作简单,使用方便,只适用于部分中药饮片的养护,如苔藓包埋鲜人参。

(四)化学药剂养护技术

化学药剂养护技术是采用适当的化学药剂来喷淋或熏蒸中药饮片,起到抑制霉菌、害虫生长,改善中药饮片外观的一种养护方法。本法效果好、速度快,省时省力,曾经广泛应用。但随着人们环保意识的提高及对无公害"绿色中药"概念的重视,化学药剂养护技术的使用逐步减少或被禁止。

1.硫黄熏蒸法　硫黄燃烧后能生成二氧化硫气体,该气体能抑制中药饮片中的多种霉菌,毒死害虫,同时用硫黄熏蒸还能改善中药饮片的外观。现在国家已明确规定中药不允许使用硫黄熏蒸以漂白、增艳、防虫,一旦发现将按《中华人民共和国药品管理法》以生产、销售劣药来论处。

2.磷化铝熏蒸法　磷化铝为高毒杀虫剂,在干燥条件下对人畜较安全,吸潮后自行分解并释放出剧毒磷化氢气体。磷化铝是近年来应用较广的一种新型高效仓库熏蒸剂,有较强的扩散性、渗透性、散气性,不易被中药等物体吸附,使用时一定要加强安全管控,防止中毒事故的发生。

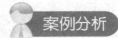 **案例分析**

警惕磷化铝中毒

陈某在十袋苞米袋里各放了一颗磷化铝。随后将苞米袋中的玉米放进妻子及两个女儿居住的房间里。次日早晨,陈某发现怎么都喊不醒大女儿,而且大女儿手脚冰凉。意识到情况不妙,陈某赶紧将妻子和大女儿送到当地医院抢救,还来不及伤心,小女儿和陈某也出现了呕吐、头晕等现象。经抽血化验发现四人有中毒迹象,病情严重,医院紧急展开抢救,大女儿离世,其余三人病情稳定。

磷化氢是一种无色、高毒、易燃的气体,该气体比空气重,并有类似臭鱼的味道,人一旦吸入这种气体,会出现头晕、头痛、恶心、乏力、食欲减退、胸闷及上腹部疼痛等。严重者有中毒性精神症状,脑水肿,肺水肿,肝、肾及心肌损害,心律失常等,危及生命。

3.氯化苦熏蒸法　氯化苦是一种无色或微黄色油状液体,毒性强烈,会刺激眼与咽喉部,引起头痛、恶心、呕吐、腹痛、呼吸困难、心悸、气促、胸部紧束感等症状,严重者发生肺水肿。但其具有特殊的刺激气味,有较强的"警戒性"和较强的杀虫、杀菌、杀鼠力,可致常见的中药害虫死亡。在接触和使用氯化苦的时候一定要小心谨慎,必须做好防护措施。

4.氨水熏蒸　氨水指氨气的水溶液,有强烈的刺鼻气味,对人体的眼、鼻和皮肤都有一定的刺激性和腐蚀性,可用作消毒剂。如用其熏蒸鲜瓜蒌,可以保持40天不霉变。

5.醋酸钠喷洒　醋酸钠具有一定的防霉作用。以40%~50%的乙醇为溶剂,按6∶1的比例配成醋酸钠乙醇液,用喷雾器在中药垛的外缘喷洒一层,然后以苇席封好可起到防霉变的作用。有试验证明,每喷洒一次醋酸钠乙醇液,可以保持20~30天不霉变。

任务二 中药饮片储存中常见变异现象

中药饮片是中药材经过加工炮制处理后的制成品,可以直接供应调剂配方、煎制汤剂或作为制药原料。中药饮片的质量标准必须符合《中国药典》或炮制规范相关规定。中药饮片的储存保管是否妥当,直接影响着饮片的质量、临床疗效及患者安危。因此,做好中药饮片的储存养护工作事关重大。在储存过程中,由于储存条件不当,中药饮片的颜色、气味、形态、内部组织等会出现各种各样的变异。常见的变异现象可分为以下几种。

(一)霉变

霉变,又称发霉,是霉菌在中药饮片表面或内部滋生的现象。发霉与温度和湿度密切相关,一般温度在 $20\sim35$ ℃,相对湿度 75% 以上或中药饮片含水量超过 15% 时,霉菌易繁殖。此外,中药饮片的成分也是霉变的重要因素,含有糖类、黏液质、淀粉、蛋白质及油类的中药饮片较易霉变,如党参、黄芪、怀牛膝、独活等。夏季及初秋,气候炎热,空气湿度大,中药饮片最易霉变。有效控制中药饮片库房及调剂室的温度、湿度,尽量采用密封包装,都可有效防止中药饮片霉变。

(二)虫蛀

中药饮片所含的淀粉、糖、脂肪、蛋白质等营养成分利于害虫生长繁殖,淀粉、糖、脂肪、蛋白质等含量较高的中药饮片更易生虫,如大黄、白芷、前胡、桑螵蛸、北沙参、山药、川芎、泽泻、枸杞子、当归等。将中药饮片充分干燥,杀灭虫卵,可有效防止虫蛀。

(三)变色

变色是指中药饮片在采收加工、储存过程中,由于储存养护不当而引起本身固有色泽改变的现象,各种中药饮片都具有固有的色泽,不仅是中药饮片性状鉴别的依据,也是判断其品质好坏的指标之一。中药饮片变色是由于其所含色素受到外界因素(如温度、湿度、日光、化学药剂的使用等)的影响,中药饮片失去了原有的色泽,进而影响了饮片质量。由于保管不善,某些中药饮片的颜色由浅变深,如泽泻、白芷、山药、天花粉等;有些中药饮片颜色由深变浅,如黄芪、黄柏等;由鲜艳变暗淡的有红花、菊花、金银花等。冷藏、避光或密闭储藏,能有效防止中药饮片变色。

(四)泛油

泛油,又称走油或浸油,是指某些含油中药的油质溢于中药饮片表面的现象。含有脂肪油、挥发油、黏液质、糖类等较多的中药,在温度和湿度较高时出现的油润、发软、发黏、颜色变深等都被称为"走油"或"泛油"。易泛油的中药饮片多为果实种子类中药,如柏子仁、桃仁、杏仁等。另外,含糖量较高的中药饮片,常因受潮而造成返软而"走油"。如牛膝、麦冬、天冬、熟地黄、黄精等。通常将中药饮片进行干燥、冷藏、低温、隔绝空气和避光保存等,可防止泛油。

(五)气味散失

气味散失是指一些含有易挥发性成分的中药饮片,其固有的气味在外界因素的影响下,或久储而发生气味改变的现象。中药的固有气味是由其所含的各种成分决定的,气味改变影响药性,从而影响药效。中药饮片发霉、泛油、变色均能使中药气味散失,一般将中药饮片进行小包装并密闭存放于阴凉处,能防止气味散失。

(六)风化

风化是指某些含结晶水的盐类中药,与干燥空气接触日久逐渐失去结晶水,变为非结晶状无水物质,最终成为粉末的现象。中药风化后药性也随之发生改变,如芒硝、硼砂等,密闭保存能防止中药风化。

（七）升华

升华是指某些中药所含的挥发性成分在常温下由固态直接变为气态的现象。易升华的中药是经蒸馏冷却制备而成的含挥发性成分的结晶性物质,如樟脑、冰片、薄荷脑等。易升华中药的储藏养护,宜采用小包装或小件严密固封。

（八）挥发

挥发是指某些含挥发油的中药,因受温度和空气的影响,挥发油挥散,药物失去油润,发生干枯或破裂的现象,如肉桂、厚朴等。对此宜控制温度,密闭存放。

（九）潮解

潮解习称返潮、回潮,是固体中药饮片吸收潮湿空气中的水分,表面逐渐湿润,慢慢溶化成液体状态的现象。潮解使得中药饮片功效降低,难以储存,如芒硝、青盐等,此类中药宜密闭存放为妥。

（十）粘连

粘连是指某些固体中药饮片,因熔点较低,遇热黏结在一起,或含糖分较高的中药饮片,吸潮后黏结在一起,使原来形态发生改变的现象。多见于树脂类及胶类中药,如乳香、没药、阿胶、鹿角胶、龟甲胶等,其存放时宜控制温度,同时采用小包装密闭保存。

（十一）腐烂

腐烂是指某些新鲜中药存放过久或受温度影响引起闷热,出现腐烂败坏的现象,如鲜地黄、生姜、鲜藿香、鲜薄荷等,中药饮片一旦腐烂即不能入药。因此对新鲜中药一般应随用随采,避免长时间存放。

知识链接

黄曲霉毒素(AF)的危害

1960年,英国伦敦郊区"火鸡X病"(当时不清楚病因,故以此命名)的发生导致了AF被人们发现。AF是一类结构和理化性质相似的真菌(霉菌)次级代谢物,是自然界中已经发现的理化性质最稳定的一类霉菌毒素。

AF属于极毒物质,其剧烈的毒性比人们熟知的剧毒药氰化钾要强10倍,比眼镜蛇、金环蛇的毒汁还要毒,一粒严重发霉含有40 μg AF的玉米,可令两只小鸭中毒死亡。北京大学医学部曾用含AF的饲料喂大鼠(20 μg/kg)一年后大鼠即发生肝癌。因此,在中药质量检验中,AF属于限定检测项。

任务三 引起中药饮片质量变异的因素

PPT

引起中药饮片质量变异的因素,主要有中药饮片的自身因素和周围的环境因素。

一、中药饮片自身因素的影响

1.水分 中药饮片含有一定量的水分,或因成分和内部结构不同而存在结晶水。含水量与其质量有着密切的关系。含水量高,中药饮片容易发生虫蛀、霉变、潮解、粘连等;反之,中药饮片易发生风化、气味散失、泛油、干裂等现象。

2.淀粉 淀粉是一种适合虫蛀、霉菌生长的营养基质,含淀粉较多的中药饮片,很容易吸收水分。中药饮片表面水分增加可引起霉菌、虫卵繁殖,淀粉含量高的中药饮片容易发生虫蛀、霉变。

3.黏液质 黏液质是一种近似树胶的多糖类物质,它存在于植物细胞中。黏液质遇水会膨胀发热,既易于发酵,又是微生物、虫卵的营养基质。

4.油脂 含油脂的饮片,若长时间与空气、日光、湿气等接触,或因微生物的作用,会发生氧化反应,继而出现异味、酸败等,如桃仁、杏仁、刺猬皮等。

5.挥发油 挥发油在植物药材中分布较广,特别是在伞形科、唇形科、樟科等植物中含量极为丰富,如白芷、当归、荆芥、薄荷等。含挥发油的药物,都具有不同的浓郁气味,长期与空气接触,随着油分的挥发,其气味会随之减弱,且在温度较高时,挥发会加速。

6.色素 一般中药饮片含有色素,特别是花类饮片。颜色从外观上反映了饮片的质量,不仅能作为鉴定中药品质的重要指标,同时也直接反映了药材加工质量的优劣。但有些色素不稳定,易受到日光、空气等因素的影响而遭到破坏,含这些色素的中药饮片受潮后也易变色,如月季花、玫瑰花等。

二、环境因素的影响

除了自身因素影响中药质量外,中药材、中药饮片、中成药在储藏过程中,由于受到外界诸多因素的影响,其质量也会不断发生变化。这些外界因素主要有温度、湿度、空气、日光、微生物(霉菌)及害虫等。另外,包装容器、保存时间也是影响中成药质量的重要因素。这些因素可直接或间接影响中药质量。

(一)温度

在储存过程中,外界温度的改变对中药质量有很大的影响。当温度升高时,害虫和霉菌容易滋生,饮片容易虫蛀、霉变;分子的运动加速,加快中药饮片水分蒸发,以致中药饮片含水量和重量降低;同时加速中药饮片氧化、降解等化学反应,促使化学成分迅速变化。挥发油挥发加快,香味减弱或消失;含糖类及黏液质的中药饮片容易发霉、生虫;含油脂成分的饮片因受热而出现酸败泛油,外表油润的炮制品,因受热和空气的影响而外表失润等。但如果温度过低,低于冰点,会对新鲜的中药材产生有害的影响。

(二)湿度

中药含水量应控制在7%~13%,储存环境的相对湿度应控制在35%~75%。当空气相对湿度达到75%,温度30 ℃时,中药饮片会加速吸收空气中的水分,使本身含水量增加,易发生霉变,特别是含糖类、黏液质、淀粉类中药饮片更容易吸潮变质,如天冬、地黄、山药等;一些粉末状中药也易吸潮粘连成块。相对湿度高于75%时,多数无机盐类矿物药容易潮解,如芒硝($Na_2SO_4 \cdot 10H_2O$)、胆矾($CuSO_4 \cdot 5H_2O$);盐制的饮片也容易吸收空气中的水分而变潮,继而生霉,如盐知母。但当相对湿度过低时,含结晶水的药物易失去结晶水而风化。

(三)日光

日光是使中药发生变色、气味散失、挥发、风化、泛油等变异的因素之一。日光对某些中药的色素有破坏作用而导致中药变色,如玫瑰花、桑叶、益母草等,在日光的照射下颜色变浅,干燥易碎。但紫外线和热量具有杀灭霉菌和驱潮的作用。

(四)空气

氧气和臭氧对抑制中药质量变异起着重要的作用,以氧化反应较为重要。如常见的牡丹皮、大黄、黄精等颜色变深,就是因为所含的鞣质、油脂及糖类与空气中的氧气接触而发生变化。然而,中药材经炮制加工制成中药饮片后,与空气接触面积增大,更容易发生泛油、虫蛀、霉变等。

(五)霉菌

一般室温在20~35 ℃,相对湿度在75%以上时,霉菌极易萌发为菌丝,发育滋长,使瓜蒌、肉苁蓉等中药饮片发生霉变、腐烂变质而失效。

(六)害虫

温度在18~35 ℃,药材含水量达13%以上及空气的相对湿度在70%以上时,利于害虫的繁殖生长。尤其是泽泻、党参、贝母等含糖类较多的中药饮片,易被虫蛀蚀心。

(七)储存时间

中药材或中药饮片,如果储存时间过长,出现质量变化的机会增加。而有一部分中药,如麻黄、陈皮,陈放后入药的效果更好。

→ 目标测试

目标测试答案

一、选择题

(一)单项选择题

1.下列哪一项不属于饮片储存中的变异现象?(　　)

A. 虫蛀　　　　　　　　B. 霉变　　　　　　　　C. 泛油

D. 沉淀　　　　　　　　E. 变色

2.红花在储存中易发生的变异现象是(　　)。

A. 腐烂　　　　　　　　B. 气味散失　　　　　　C. 变色

D. 风化　　　　　　　　E. 粘连

3.易变色的中药是(　　)。

A. 根及根茎类药材　　　B. 皮类药材　　　　　　C. 叶类药材

D. 花类药材　　　　　　E. 果实种子类药材

4.凡药材与氧接触,能使药材的颜色发生改变的,储藏时应注意(　　)。

A. 避光　　　　　　　　B. 通风　　　　　　　　C. 密闭

D. 放置在阴凉处　　　　E. 定期晾晒

5.不属于化学熏蒸法常用化学物质的是(　　)。

A. 氯化钙　　　　　　　B. 硫黄　　　　　　　　C. 磷化铝

D. 氯化苦　　　　　　　E. 氨水

(二)多项选择题

1.中药饮片储存的方法有(　　)。

A. 通风法　　　　　　　B. 吸湿法　　　　　　　C. 密封法

D. 对抗同储法　　　　　E. 低温储存法

2.中药干燥养护技术包括(　　)。

A. 摊晾法　　　　　　　B. 暴晒法　　　　　　　C. 细辛与鹿茸同储

D. 密封吸湿法　　　　　E. 翻垛通风法

3.属于易虫蛀中药组成成分特点的有(　　)。

A. 淀粉含量高　　　　　B. 蛋白质含量高　　　　C. 富含脂肪

D. 富含纤维素　　　　　E. 多糖含量高

4.哪些中药易变色?(　　)

A. 人参　　　　　　　　B. 菊花　　　　　　　　C. 细辛

D. 玫瑰花　　　　　　　E. 辛夷

5.中药养护的原则为(　　)。

A. 预防为主　　　　　　B. 先进先出　　　　　　C. 救治为主

D. 防治结合　　　　　　E. 定期翻垛通风

二、简答题

1.中药绿色养护技术有哪些?

2.中药自身因素与质量变异的关系如何?

(刘桓宇)

实训九　中药储存与养护

【实训目的】

(1)熟悉中药饮片与中成药的储存与养护。

(2)熟悉中药饮片与中成药的抽样流程。

(3)学会设计并填写中药饮片和中成药养护检查记录表。

【实训器具与耗材】

(1)实训器具:戥秤、斗柜、中成药货柜、剪刀、牛皮纸、自封袋等。

(2)实训耗材:

①中药饮片:泽泻、白芷、人参、大黄、枸杞子、麝香、杏仁、马钱子、菊花、蜈蚣、金银花、肉桂、厚朴、芒硝、雄黄、海金沙、冰片、龟板胶、炙甘草、鹿茸等。

②中成药:银翘解毒丸(蜜丸,每丸重 9 g)、香砂养胃丸(水丸,每瓶装 40 g)、六味地黄丸(浓缩丸,每丸重 0.18 g)、冰硼散(每瓶装 3 g)、板蓝根颗粒(每袋装 5 g)、穿心莲片(薄膜衣片,每片重 0.25 g)、西瓜霜清咽含片(薄膜衣,每片重 1.8 g)、胃苏泡腾片(每片重 2.3 g)、脉血康肠溶片(每片重 0.35 g)、紫金锭(锭剂,每锭重 0.3 g)、川贝枇杷膏(煎膏剂,每瓶装 100 ml)、阿胶(胶剂,每盒装 250 g)、急支糖浆(糖浆剂,每瓶装 100 ml)、麝香壮骨膏(橡胶膏剂)、双黄连口服液(口服溶液剂,每支装 10 ml)、丹参滴丸(滴丸剂,每粒重 35 mg)、心脑康胶囊(胶囊剂,每粒装 0.25 g)、藿香正气软胶囊(软胶囊,每粒装 0.45 g)、国公酒(酒剂,每瓶装 500 ml)、复方土槿皮酊(酊剂,每瓶装 15 ml)、刺五加浸膏(浸膏剂,每瓶装 50 g)、镇江膏药(膏药,每张净重 25 g)、肿痛凝胶(凝胶剂,每瓶装 30 g)、烧伤止痛膏(软膏剂,每支装 30 g)、金银花露(露剂,每 500 g 相当于金银花 31.25 g)、罗汉果茶(茶剂,每块重 14 g)、柴胡注射液(注射液,每支装 2 ml)、正红花油(搽剂,每瓶装 5 ml)、骨刺消痛涂膜剂(涂膜剂,每瓶装 50 g)、痔疮栓(栓剂,每粒重 2 g)、咽喉宁喷雾剂(喷雾剂,每瓶装 20 ml)、珍珠明目滴眼液(眼用制剂,每支装 8 ml)。

【实训操作】

(1)以小组为单位,随机检查模拟中药饮片库中的 10 种中药饮片,对其规格、数量、质量及储存状况进行检查,针对存在的问题选择适当的养护方法进行养护,并按中药饮片养护检查记录表的项目进行记录。

(2)以小组为单位,随机检查模拟中成药库中的 10 种中成药,对中成药的剂型、数量、质量及储存状况进行检查,分析存在的问题,选择适当的养护方法进行养护,并按中成药养护检查记录表的项目进行记录。

【实训结果】　填写记录表。

中药饮片养护检查记录表

类别	品名	数量	生产企业	生产批号	生产日期	质量状况	养护技术	养护人	检查日期	下次检查日期
一										

续表

类别	品名	数量	生产企业	生产批号	生产日期	质量状况	养护技术	养护人	检查日期	下次检查日期
二										
三										

中成药养护检查记录表

序号	品名	数量	生产企业	生产批号	生产日期	质量状况	养护技术	养护人	检查日期
1									
2									
3									
4									
5									
6									
7									
8									

【实训评价】 教师按中药储存与养护记录评分表评价。

中药储存与养护记录评分表

项目	评价要求	分值	得分
饮片识别	1.可以准确地识别20种中药饮片 2.能够准确区分贵细药、毒麻药、炮制品	20	
中成药分类	1.熟悉中成药的分类 2.能够选出近效期药品	20	
检查记录	1.字迹工整，没有涂抹，不出边框 2.质量状况描述准确 3.中药饮片分类准确 4.科学地对不同类型中药饮片提出储存要求 5.中成药分类合理	30	

续表

项目	评价要求	分值	得分
实训结果	1. 中药饮片记录完整,场地清洁 2. 中成药记录完整,摆放整齐	10	
实训态度	1. 工作服、工作帽整洁无污物,佩戴整齐,不留长指甲、不染指甲 2. 存疑操作不隐瞒,核查无误 3. 团队协作效果好,讨论中达成最佳方案 4. 实训态度认真严肃,无大声喧哗	20	
总分		100	

（刘桓宇）

中成药储存与养护

(1)掌握中成药储存中常见变异现象及影响因素。

(2)熟悉中成药的储存方法。

(3)了解中成药的养护技术。

任务一　中成药储存方法与养护技术

PPT

一、中成药储存方法

中成药合理的储存保管方法,是保障用药安全、有效的重要环节。中成药因剂型不同,储存保管方法也不同。

(一)散剂

散剂常出现潮解与风化现象,须充分干燥,包装材料防潮性能要好。一般散剂用防潮、韧性大的纸或塑料薄膜包装折口或热熔封严后,再装入外层袋内并封口。含有挥发性成分的散剂,应用玻璃管或玻璃瓶装,塞紧,沾蜡封口。储存大量散剂时,可酌加防腐剂,以防久储发霉。另外有些散剂须避热、避光,防鼠害、虫蛀。除另有规定外,散剂应密闭储存,含挥发性药物或吸潮药物的散剂应密封保存。

(二)丸剂

丸剂分为蜜丸、水蜜丸、水丸、糊丸、蜡丸和浓缩丸等类型。蜜丸、水蜜丸含蜂蜜,受潮易霉变、黏结、虫蛀、蜜味减失;水丸易干枯失泽,受潮易霉变、虫蛀;糊丸、浓缩丸也类同。因此,丸剂宜密封,置阴凉干燥处储藏,防潮湿。

(三)片剂

片剂含药材粉末或浸膏量较多,当气温高时,片剂极易吸潮、松片、裂片以及粘连、霉变等,出现上述现象则不能使用。温度过低,则药品干裂,影响质量。片剂常用无色、棕色玻璃瓶或塑料瓶封口加盖密封,亦可用塑料袋包装密封,置于室内凉爽、通风、干燥处,除另有规定外,片剂应密封储存。

(四)颗粒剂

颗粒剂含有浸膏及大量糖粉、淀粉等辅料,极易受潮结块、发霉。通常装入塑料袋,袋口热熔封严,置于室内阴凉、干燥处,要遮光,防潮,防高温。

(五)胶囊剂

胶囊剂容易吸收水分,轻者可鼓胀,表面释浊,严重时可霉变、软化、破裂;过热则易软化、粘连;因此储存温度不宜超过 30 ℃,应置于室内阴凉干燥处,除另有规定外,胶囊剂应密封储存。

(六)糖浆剂

糖浆剂的常用辅料为蔗糖,蔗糖是一种营养物质,其水溶液很容易被酵母菌等污染,使糖浆被分解而酸败、混浊。盛装容器一般为容积不超过 500 ml 的棕色细颈瓶。将糖浆剂灌装后密封,储存于室内阴凉干燥处,应避光、防潮、防热等。

(七)含乙醇的中药制剂

中药酊剂、药酒、流浸膏等制剂,皆含乙醇,具有良好的防腐作用,故储藏过程中相对比较稳定,但由于乙醇易挥发,故应密闭存放。夏季应避热,冬季应防冻,置于室内阴凉干燥处储藏保管。

(八)注射剂

中药注射剂目前多是提取中药水溶性有效成分制成,一些高分子化合物,如鞣质、树脂、树胶、色素等,在储藏过程中可因条件的变化,发生氧化、水解、聚合等反应,逐渐出现混浊或沉淀,宜避光、避热、防冻保管。

(九)膏药

膏药中含有挥发性药物,如冰片、樟脑、麝香等,如储藏时间过久,有效成分易散失;如储藏环境过热,膏药易渗过纸或布面;如储藏环境过冷或吸湿性过大,膏药黏性会降低,贴时易脱落。故宜密闭储藏,置于干燥阴凉处,防热、防潮、避风保管。

(十)栓剂

栓剂是以可可豆脂或甘油明胶等为基质而制成的,熔点较低,遇热容易软化变形。甘油明胶有很强的吸湿性,易吸湿而霉变。空气中湿度过低时,它又可析出水而干化。故在储存过程中,应以蜡纸、锡纸包裹,放于纸盒内或装于塑料瓶或玻璃瓶中,注意不要挤压,以免互相接触发生粘连或变形,宜置于室内阴凉干燥处。

(十一)合剂

合剂成分复杂,久储易变质,故在制剂过程中应讲究清洁卫生,必要时加防腐剂,灌装后密封。应于防潮、遮光、凉爽处保存与养护。

(十二)茶剂

茶剂制成后应先阴至半干,然后晒干或加热进行低温烘干,待充分干燥后放冷,每块以纸包或袋装,置木箱内储存。茶剂为药材粗粉,包装简易,极易吸潮虫蛀,挥发油成分又易散失,故茶剂必须储存于干燥、通风处,严防受潮,不要久储。

二、中成药养护技术

中成药的养护要比中药饮片的养护简单,因中成药包装经过国家药品监督管理局审核批准,符合规定要求,对药品本身可起到防护作用,能有效保障药品的质量。下面结合中成药的不同剂型,介绍中成药养护的注意事项。

(一)遮光

日光照射后容易变质的中成药,要遮光保存。如存放在棕色瓶内,或用黑纸等不透光的材料遮盖,糖浆剂常用深色瓶盛装。

(二)密闭和密封

密闭是指将容器密闭,以防止尘土等异物进入;密封是指将容器密封,以防止风化、吸潮、挥发或异物污染。密闭可防止昆虫、老鼠的侵入,密封可有效控制温湿度。怕虫蛀、怕冻、怕热、怕潮、怕过分干燥的中成药,可存放于密室、箱、柜、缸等密闭或密封环境内。

(三)控制温度

将中成药置于密闭的环境中,怕冻的给其加热保温,怕热的给其降温或将其放置于温度较低(2～10 ℃)处。

(四)控制湿度

将中成药置于密闭或封闭的环境中,湿度太大时,放入生石灰等干燥剂吸湿;过分干燥时,可在密闭或封闭环境的底部洒水或用加湿器增加密闭或封闭环境中的水分含量,以加大湿度。

影响中成药的质量因素

　　中成药质量的好坏直接关系到临床用药的安全和疗效。中成药质量与药物配伍直接相关,要精选道地药材,严把原料关,正所谓"药材好,药才好";此外,坚决按照《药品生产质量管理规范》要求,严格把握生产工艺、操作等直接影响药品质量的因素。储存与养护是影响中成药质量的间接因素。中成药质量问题以预防为主,"救治"为辅。

任务二　中成药储存中常见变异现象

PPT

　　中成药常见的变异现象有霉变、虫蛀、发硬、粘连、鼠害、发酵、返砂、沉淀、变色、开裂等。

(一)霉变

　　空气中的霉菌孢子污染药物,在适宜的温度、湿度条件下生成菌丝,造成药物霉变。蜜丸、水丸、散剂发霉后出现白色或其他颜色的霉点,可改变药物应有的气味。糖浆、膏剂发霉后则出现白色絮状物。

(二)虫蛀

　　蜜丸、水蜜丸、水丸等有时发生虫蛀,丸药表面形成孔洞,甚者蛀成粉末状,并有虫的排泄物,严重影响药物质量。虫蛀的原因与原料药成分、温湿度、储存过久、包装材料等因素有关。

(三)发硬

　　蜜丸因长期储存,失去水分而发硬。外用膏药也可因存期过久而干枯发硬,失去黏性,不能使用。

(四)粘连

　　粘连是因受热、受潮而致药物变形、粘连在一起的变质现象。如胶剂、颗粒剂一旦粘连,则失去其原来形状,结块成饼,影响药物质量。

(五)鼠害

　　鼠嗑食药品或包装,损坏或污染药品。所有剂型都有可能遭受鼠害。

(六)发酵

　　发酵是指内服膏剂或糖浆,因受热、受潮,在酵母菌作用下,膨胀酸败变质。

(七)返砂

　　返砂是指内服膏剂出现析出糖的结晶现象。返砂除与工艺操作时糖的转化不完全有关外,还与储藏中温度过高、水分蒸发等有关,从而影响药品质量。

(八)沉淀

　　药酒、露剂、针剂等液体制剂,由于灭菌操作不严、过滤不清或储藏过久,药物产生絮状沉淀而变质。

(九)变色和开裂

　　一般指各类片剂、丸剂等药品,由于受潮、受热、日光照射或因储存日久而变色、开裂,影响质量。

(十)挥发

　　含有挥发性成分的药品,由于包装不当,气味散失,挥发油挥发,影响药品的质量。如膏剂、合剂等。

PPT

任务三 引起中成药质量变异的因素

中成药若不按规定条件储存,就会产生复杂的物理和生物化学的变化而发生变异。储存过程中,环境因素主要有温度、湿度、空气、日光、微生物及害虫等,与中药饮片变异的影响因素一样,中成药变异的影响因素也分环境因素和自身因素。

一、中成药自身因素的影响

1. 中药原料药 原料药有无霉变、虫蛀等变异现象直接影响中成药的质量。

2. 剂型 以原粉入药的剂型,如片剂、散剂、丸剂等,易出现质量变异的现象。

3. 生产管理 科学的质量保障体系,既包括对原料药材、厂房、设备等硬件的管理,也包括对人员及操作规程等软件的管理,能够保证药品的质量。

二、环境因素的影响

环境因素主要有温度、湿度、空气、日光、微生物及害虫等,与引起中药饮片变异的因素一样。应根据药品性质选择相应类型的仓库储存,以保证中成药的质量。

> **知识链接**
>
> **如何确定药品有效期**
>
> 药品有效期标示为 2021 年 9 月,表示该药在 2021 年 9 月 30 日内都是合格的。
>
> 药品有效期是指药品在一定的储存条件下,能够保持药品质量的期限。超过此期限的药物(过期药)要按照《中华人民共和国药品管理法》,按劣药处理,禁止流通和使用。
>
> 药品有效期主要通过试验确定。一方面,可以通过极端条件(如高热等),在较短的时间内考察药品成分的变化。另一方面,可以在规定的储存条件(如阴凉、干燥处、原包装)下,长期考察药品成分的变化。不仅药品有效成分的含量需要检测,杂质的种类和含量等的变化也是重要的考察因素。有效期内的药物必须保证有效成分以及杂质种类和含量等都符合要求。

目标测试

一、选择题

(一)单项选择题

1. 酊剂一般盛装于( )。

A. 白色玻璃瓶　　　　　　B. 白色塑料瓶　　　　　　C. 棕色玻璃瓶

D. 一般塑料瓶　　　　　　E. 棕色塑料瓶

2. 需要阴凉储存的中成药是( )。

A. 清肺消炎丸　　　　　　B. 六味地黄丸　　　　　　C. 牛黄上清丸

D. 麻仁滋脾丸　　　　　　E. 龙胆泻肝丸

3. 下列描述不是药品养护目的的是( )。

A. 保证药品安全有效　　　B. 确保药品储存安全　　　C. 降低损耗

D. 延长药品储存期　　　　E. 保证药品质量

4. 蜜丸储存易发生的变异现象是( )。

A. 霉变　　　　　　　　　B. 虫蛀　　　　　　　　　C. 变色

D. 开裂　　　　　　　　　E. 返砂

目标测试答案

5.需要避光保存的药品是（　　）。

A.片剂　　　　　　　　　　B.合剂　　　　　　　　　　C.散剂

D.茶剂　　　　　　　　　　E.丸剂

(二)多项选择题

1.药品的分类方法包括（　　）。

A.根据库区分类　　　　　B.根据药品的治疗作用分类　　　C.根据药品的名称分类

D.根据药品的包装分类　　E.根据剂型分类

2.纸质包装的散剂的储存方法是（　　）。

A.不宜久储　　　　　　　　B.防潮　　　　　　　　　　C.防虫、防蛀

D.密封　　　　　　　　　　E.防霉

3.片剂的储存养护应做到（　　）。

A.密闭　　　　　　　　　　B.干燥处储存　　　　　　　C.防潮

D.防止发霉、变质　　　　　E.避光

4.液体制剂质量验收检查时,应注意其（　　）。

A.有无变色　　　　　　　　B.有无酸败　　　　　　　　C.有无异臭

D.有无沉淀　　　　　　　　E.有无析出结晶

5.中成药储存常出现的变异现象有（　　）。

A.变色　　　　　　　　　　B.发酵　　　　　　　　　　C.霉变

D.虫蛀　　　　　　　　　　E.返砂

二、简答题

1.中成药养护技术有哪些?

2.中成药自身因素与质量变异现象的关系如何?

（刘桓宇）

中药处方点评

(1)掌握处方点评的内容。
(2)熟悉处方点评的流程及保障措施。
(3)了解处方点评的概念、目的和产生的背景。

任务一　处方点评的知识准备

PPT

一、处方点评的概念

处方点评是指将医师处方进行综合统计分析,从不同层面和不同角度反映医疗机构处方工作的整体和细分情况,为决策提供科学的数据支持,以达到合理用药、用药监测与管理目的的监管模式。

二、处方点评产生的背景

基于大数据的现代处方点评涵盖了医院所有处方点评细节。处方点评是为了遏制药物滥用,发现药品使用过程中存在或潜在的问题,制订并实施干预和改进措施,促进临床药物合理应用。

三、处方点评的目的

处方点评是根据国家有关处方的法律、法规和相应的技术规范对处方的规范性和用药适应证、药物选择、给药途径、用法用量、药物相互作用、配伍禁忌等进行综合评价的过程,以提高处方质量,促进合理用药。

四、处方点评的依据

处方点评以《处方管理办法》《中药处方格式及书写规范》《医院处方点评管理规范(试行)》《中华人民共和国药品管理法》《中华人民共和国执业医师法》和《医疗机构管理条例》等有关法律法规为依据。

任务二　处方点评内容

PPT

处方点评主要是将整个合理用药管理根据需要总结了三个管理规定(不规范处方、用药不适宜处方、超常处方三项管理规定)。通过六项点评指标达到多层次管理:单张处方的药品的数量、药品使用是否符合适应证、国家基本药物的使用比例、抗菌药物的使用比例、注射剂型的使用比例、不合理用药比例。

一、不规范处方

(1)处方的前记、正文、后记内容缺项,书写不规范或者字迹难以辨认的。
(2)医师签名、签章不规范或者与签名、签章的留样不一致的。

（3）药师未对处方进行适宜性审核的。（处方后记的审核、调配、核对、发药栏目无审核，无调配药师及核对、发药药师签名，或者单人值班调剂未执行双签名规定）

（4）婴幼儿处方未写明日、月龄的。

（5）西药、中成药与中药饮片未分别开具处方的。

（6）未使用药品规范名称开具处方的。

（7）药品的剂量、规格、单位等书写不规范或不清楚的。

（8）用法用量使用"遵医嘱""自用"等含糊不清字句的。

（9）处方修改未签名并注明修改日期，或药品超剂量使用未注明原因和再次签名的。

（10）开具处方未写临床诊断或临床诊断书写不全的。

（11）单张门急诊处方超过五种药品的。

（12）无特殊情况下，门诊处方超过 7 日用量，急诊处方超过 3 日用量，慢性病、老年病或特殊情况下需要适当延长处方用量未注明理由的。

（13）开具麻醉药品、精神药品、医疗用毒性药品、放射性药品等特殊管理药品处方未执行国家有关规定的。

（14）医师未按照抗菌药物临床应用管理规定开具抗菌药物处方的。

（15）中药饮片处方药物未按照"君、臣、佐、使"的顺序排列，或未按要求标注药物调剂、煎煮等特殊要求的。

二、用药不适宜处方

（1）适应证不适宜的。

（2）遴选的药品不适宜的。

（3）药品剂型或给药途径不适宜的。

（4）无正当理由不首选国家基本药物的。

（5）用法用量不适宜的。

（6）联合用药不适宜的。

（7）重复给药的。

（8）有配伍禁忌或者不良相互作用的。

（9）其他用药不适宜情况的。

三、超常处方

（1）无适应证用药。

（2）无正当理由开具高价药的。

（3）无正当理由超说明书用药的。

（4）无正当理由为同一患者同时开具 2 种以上药理作用相同药物的。

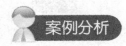 案例分析

处方点评

处方：患者，男性，37 岁，临床诊断为咳嗽。开具的药品为通宣理肺丸，规格是 6 g×10 丸，用法用量为每次 2 丸，bid（每天两次），po（口服）；养阴清肺丸，规格是 9 g×10 丸，用法用量为每次 1 丸，bid，po。

处方中的通宣理肺丸和养阴清肺丸虽均可治疗咳嗽，但通宣理肺丸功效为解表散寒，宣肺止嗽，用于风寒感冒所致的咳嗽；而养阴清肺丸可养阴润燥，清肺利咽，适用于阴虚肺燥的干咳。建议医师开具处方时，明确患者的证型，为患者遴选适宜的药品。

任务三 处方点评方法

一、处方点评的组织实施

处方点评一般由医务科、临床药学部(药局)共同组织实施。分为几个层次,包括医师出具处方时的自我复查、药房药剂师复查评价、院长统计监督,最后卫生健康委员会对相关资料进行监察管理。

二、处方点评的流程与方法

1. 处方点评的样本量设定 根据处方数量等实际情况确定具体抽样方法和抽样率,其中门急诊处方的抽样率不应少于总处方量的 1‰,且每月点评处方绝对数不应少于 100 张,不足 100 张的,全部点评;病房(区)医嘱单的抽样率(按出院病历数计)不应少于 1%,且每月点评出院病历绝对数不应少于 30 份。

2. 处方点评范围 根据药事管理和药物临床应用管理的现状和存在的问题,确定处方点评的范围和内容,对特定的药物或特定疾病的药物(如国家基本药物、血液制品、中药注射剂、肠外营养制剂、抗菌药物、辅助治疗药物、激素等)临床使用及超说明书用药、肿瘤患者用药和围手术期用药等情况进行专项处方点评。

3. 处方点评 应坚持科学、公正、务实的原则,依据确定的处方抽样方法随机抽取处方,并按照处方点评工作表对门急诊处方进行点评(表 4-4-1);对病房(区)用药医嘱,应当以患者住院病历为依据,实施综合点评。

表 4-4-1 处方点评工作表

医疗机构名称:_____医院　　　　　　处方点评工作表
点评人:　　　　　　　　　　　　　处方日期:　　　　　　　　　　　　　　　填表日期:

序号	处方号	年龄	诊断	药品品种	抗菌药物	注射剂	国家基本药物品种数	药品通用名数	处方金额	处方医师	审核调配医师	核对发药药师	是否合理	存在问题	问题(代码)
1															
2															
3															
4															

三、不合理用药的干预方式

医疗机构对于不合理用药的干预,不能局限于处方点评,要做好全过程检查与监督,避免不合理用药现象的出现。

(1)通过"四查十对"(即查处方,对科别、姓名、年龄;查药品,对药名、剂型、规格、数量;查配伍禁忌,对药品性状、用法用量;查用药合理性,对临床诊断)发现明显用药错误、配伍禁忌的处方不予调配,原处方退回。通知处方医师更改后调剂。如果属于书写范围不合格的情况,在不影响患者用药的情况下,调剂发药。药房每周对不规范处方进行汇总后通知门诊部,上报医务科、门诊部,每月集中上报医院,按有关规定处理。

(2)处方评价检查出的问题处方,集中上报医院处理。药房将不合格处方及时登记,每月写出一份分析报告,药剂科主任审核后报医务科和门诊部。

(3)检查出的住院患者不合理或不适宜用药医嘱,及时通知医嘱处方医师,并提出相关合理用药建议。临床药师查房发现的问题要与医师沟通修改。

（4）定期举行合理用药的知识培训，提高处方、医嘱用药水平。按照《处方管理办法》，对超常处方3次以上的医师提出警告，未改正仍连续2次超常处方的，取消其处方权。

任务四 处方点评的持续改进与完善

PPT

一、传统处方点评的弊端

传统的处方管理模式，大多以实时提醒方式督促医师合理用药，缺乏完善的多层次回顾式的处方监察管理系统，对于大量的医师处方只能每月随机抽取100张或1‰的处方进行点评，人工查阅统计，没有对不合理用药进行评价的统一标准，缺乏说服力和权威性。

二、处方点评的持续改进与完善

医疗机构利用现代化的技术，建立处方点评的自动化模式，可落实质量改进措施，提高合理用药水平，保证患者用药安全，不但实现实时对抽样处方点评，还涵盖了医院所有处方点评细节；不仅对处方中抗菌药物等的用药情况进行统计、点评，还增加了安全用药模块。对不合理处方的点评项目包括：联合用药不适宜、重复给药、配伍禁忌、产生的药物不良反应（ADR）及潜在的具有临床意义的药物相互作用等。

目标测试

目标测试答案

一、选择题

（一）单项选择题

1.普通处方、急诊处方、儿科处方保存期限为（   ）年。

A. 1   B. 2   C. 3

D. 4   E. 5

2.医疗用毒性药品、第二类精神药品处方保存期限为（   ）年。

A. 1   B. 2   C. 3

D. 4   E. 5

3.麻醉药品和第一类精神药品处方印刷用纸为（   ）。

A. 白色   B. 淡黄色   C. 淡绿色

D. 淡红色   E. 红色

4.调配药品时，应当在分装药品的包装材料和容器上注明药品通用名称、规格、用法用量、有效期和注意事项，做出详细记录并至少保存（   ）年。

A. 1   B. 2   C. 3

D. 4   E. 5

5.购进验收记录的保存期为药品有效期届满后（   ）年。

A. 2   B. 3   C. 1

D. 5   E. 4

（二）多项选择题

1.以下为处方点评目的的是（   ）。

A. 规范处方   B. 评价给药途径   C. 促进合理用药

D. 提高处方质量   E. 判断是否符合用药适应证

2.下列哪些项符合处方书写规则？（   ）

A. 西药和中成药可以分别开具处方，也可以开具一张处方

B. 开具处方后的空白处画一斜线以示处方完毕

C. 处方可以不注明临床诊断

D. 药品用法用量应当按照药品说明书规定的常规用法用量使用,特殊情况需要超剂量使用时,应当注明原因并再次签名

E. 中药饮片应当单独开具处方

3. 药品的使用应当遵循的原则是(　　　)。

A. 安全　　　　　　　　　　B. 科学合理　　　　　　　　C. 经济便民

D. 无不良反应　　　　　　　E. 有效

4. 用药人购进药品,不得有下列行为(　　　)。

A. 购进假药、劣药

B. 从不具有相应药品生产资格的单位或者个人处购进药品

C. 购进或者擅自使用其他医疗机构配制的制剂

D. 法律、法规禁止的其他行为

E. 从不具有相应药品经营资格的单位或者个人处购进药品

5. 除治疗需要外,医师不得开具以下哪种处方?(　　　)

A. 麻醉药品处方　　　　　　B. 精神药品处方　　　　　　C. 医疗用毒性药品处方

D. 放射性药品处方　　　　　E. 普通药品处方

二、简答题

1. 简述处方点评的流程与方法。

2. 处方点评的意义有哪些?

（刘桓宇）

模块五

药学服务

　　药学服务(pharmaceutical care)是指药学人员通过利用自己的药学专业知识和一些工具,给公众群体提供的与药物使用相关的各类服务。药学服务包括接待顾客、处理顾客投诉、特殊人群用药指导等。

接 待 顾 客

PPT

→ 学习目标

(1)掌握药品购销的流程,用药指导的注意事项。

(2)熟悉接待顾客的注意事项;熟悉不同场景下的服务用语。

(3)了解接待顾客的整个流程及流程里容易犯错的点。

接待是让顾客消费的前提,正确的接待方式能够让顾客乐于在此购买药品,同时下次需要买药时也会倾向于选择给他(她)留下好印象的药店(医院)。而错误的接待方式,则会影响顾客买药,甚至可能会引起顾客的投诉并造成药店(医院)口碑的损失。

接待顾客前需要做好准备,在接待顾客时才能得心应手。

任务一　接待的基本准备

一、礼貌待客

(一)衣着打扮

无论是在医院还是在药店,药学工作者进行药学服务时都应该穿白大褂或者蓝色大褂等规范工作服装,同时注意将扣子扣好。

男性药学工作者在穿白大褂时,里面可以选择穿衬衫,同时打好领带,将领带多余的部分收到白大褂里面。女性药学工作者,应该将头发扎起来,不宜披散着长发。

(二)动作仪态

药学工作者在面对顾客时,要身体端正,目视对方,且保持微笑,注意礼貌对待。

药学工作者在没有顾客的情况下,也应该保持良好的仪态,站立时要抬头挺胸,不宜含胸驼背,坐立时也应保持上半身自然挺直,不宜弯腰驼背、坐姿歪扭或者跷二郎腿,也不宜用手机打游戏或者看视频,以免顾客进门时给顾客留下不好的印象。

空闲时,药学工作者可以去整理药品货架,或者仔细研读一些药品的说明书。

(三)服务态度

1.认真负责　药学工作者在工作时需要认真倾听顾客的需求,认真分析顾客的描述,并要通过细致的思考给出合理的用药方案。不可在顾客述说病症和需求的时候做其他事情,不可没听完顾客描述就自己随意指导用药,不可在用药指导时内容有缺漏。

2.谨慎细致　医药行业,事关人命。药学工作者所开出的每一份处方、给顾客销售出的每一份药品,给顾客普及的每一个医药知识等如果有错误或者疏漏,可能都会影响患者的治疗效果,甚至还可能会使患者身体产生不适甚至导致患者死亡。所以作为一名药学工作者,必须小心谨慎且细致,思考给药(非处方药)方案前一定仔细询问顾客的症状和需求,要致力提供合理、高效的用药方案;如果对方要配处方药,配药前一定要仔细做好审方的工作;配好药之后,要仔细复核所配的药和处方上的药名、规格、剂型、数量、标签等是否一致;复核好之后,把药交给顾客时要认真做好用药指导。

3. 耐心　药学工作者的工作内容有时可能会比较琐碎,有时也会碰到有些犹豫的顾客,这时就需要药学工作者去耐心地尝试解决问题。记住每个药品的摆放位置,就能更快地给患者配好药品;记住每个药品的用量和用药注意事项,就能更好地给患者做用药指导;耐心地回答患者的每个问题,就能避免患者用药不当。

4. 热情主动　面对顾客,适当热情、主动的服务态度可以让顾客有更好的买药体验。工作时多微笑、语气温和、适当地表露关心,这些可以让顾客放下戒心,更加放松和完整地叙述自己的需求,这样药学工作者就可以更好地给顾客推荐适合的给药方案,同时可能给药学工作者带来更好的口碑和业绩。

5. 文明礼貌　①行为上:要求药学工作者对在正常工作时碰到的一些常见情况(包括但不限于:嫌弃效率低,投诉、抱怨,不耐烦问题问得很多而且反复问,顾客语气不好、回答问题时闪烁其词等言语上的表现),都要耐心和礼貌地进行处理,安抚顾客的情绪,并诚恳地解答顾客的问题,不可以对顾客态度不好或者与顾客吵架等。②心理上:要把患者发自内心地当作正常人对待,不能够鄙视或者轻视患者,保持适当的同情但是又不能过于显示出可怜患者的神情,不能因为疾病而妄自揣测患者的人品或者经历。③细节上:有时买药需要询问病症,可能会碰到一些顾客羞于表达自己的病症,在这种情况下药学工作者应该降低音量,尽量不引起其他人的注意,或者可以去角落等稍偏僻的地方交流;对疾病的一些称呼不能用带有侮辱性的词汇,如"精神障碍"不能说成"精神病","残障"不能说成"残废"等。

6. 实事求是　药学工作者在工作中要做到自己的阐述与客观情况一致,客观叙述药品的药效,客观叙述价格贵的药品和价格便宜的药品具体区别在哪里,同时在给顾客推荐给药方案的时候要根据顾客的经济能力和需求给出性价比高的方案。

二、服务用语

1. 称呼用语　男性顾客可称呼为"先生",女性顾客可称呼为"女士"。切忌用"喂""哎"等不礼貌称呼。如果能清晰记得顾客的姓氏,可以用"姓＋先生/女士"称呼,会让顾客感觉更加亲切,但是如果记得不是很清晰,就不要采用这种方式,以免叫错姓氏而影响顾客心情。称呼时最好使用本地习用尊称。

2. 招呼用语　如"您好!请问我有什么可以帮到您的吗?""请问需要买些什么药呢?"。业务繁忙时候的招呼用语有"请您稍等一下,我先帮这位顾客挑好药,稍后就过来""请您慢慢挑选,选好了叫我一下,我先去接待一下其他顾客""实在不好意思,让您久等了,请您谅解。请问您需要买些什么药品呢?"等。

3. 导购用语　如"这款药品的特点是……具有……的优点""这款药品可能价格会稍微高一些,但是它药效更好/发挥更快……""×先生/女士,既然您有×××的烦恼,那要不要尝试一下购买这款药品呢? 它能……""这款药品和××药品一起使用,可以更好发挥药效,减少副作用,您要不要考虑一下?"等。

4. 用药指导用语　如"使用这款药品时,需要注意……""这款药品需要低温保存,回去不用的时候请放到冰箱里""服药期间要忌口,忌吃生冷、辛辣、油腻、膻腥及刺激性的食物""这款药品平时饭前/饭后/睡前/起床时,服用×粒""这款药可能会有……副作用,这些是正常现象,服用的时候不用太担心""××药要用包煎袋包起来,再一起煮。"等。

5. 收银结账用语　如"共收您××元""手机支付还是现金? 手机支付的话请您打开付款码""这是找您的××元,请收好""我帮您打包好药品,请稍等一下""您的药品我已经帮您打包好了,您清点一下是否齐全""这是您的东西,请带好""请记得带好自己的随身物品"等。

6. 送客用语　如"祝您早日康复""谢谢您,请慢走"等。

PPT

任务二　顾客接待流程

一、礼貌招呼

打招呼的目的是让顾客知道药学工作者在欢迎他们的到来,顾客进店的时候可以微笑着向他们打招呼:"您好,请问有什么需要帮助吗?"如果药学工作者与顾客距离较远,顾客可能听不到药学工作者的招呼,这时药学工作者可以向顾客面带微笑地点头示意,或者挥手打招呼。

二、接触顾客

一般来说,顾客在进入药店之后,可能会先去浏览货架上的药。当他们还在走动浏览的时候,不用太着急打断他们,等他们看向药学工作者或者他们在药架前停下来仔细浏览药品又或者在柜台前徘徊,这时药学工作者可以上前询问:"您好,请问我有什么能帮到您吗?"或者询问"您好,请问您需要买些什么药品?"

三、产品导购

产品导购就是在药学工作者了解顾客的需求之后,尝试给顾客推荐能解决顾客需求的药品。可以将产品购销的流程分为以下四步。

1. 了解目的　首先要了解顾客买药是出于什么目的。顾客买药的目的是治疗某项疾病还是基于养生保健的需要呢?又或者说是为了调理身体等。

2. 明白需求　了解顾客对药品有什么样的要求。顾客是希望用价格便宜的药品,还是希望用药效更好的药品?(价格上的要求);是需要见效快的药品,还是希望使用副作用较轻的药品?(药品作用上的要求);是喜欢服用片剂还是液体制剂?喜欢饭前服用的还是喜欢饭后服用的?(使用上的要求)

3. 推荐给药　药学工作者运用自己的知识储备和基于店(院)里的药品,给顾客列出几个给药方案,并仔细且实事求是地说明每款药品的优缺点、价格以及药品其他的特点。

4. 关联销售　给顾客提供了满足顾客要求的药品后,药学工作者还可以尝试询问顾客需不需要与之相关联的药品。如:可以询问购买眼药水的顾客是否需要购买菊花、枸杞子、决明子这些具有明目作用的药品;购买跌打损伤药的顾客需不需要创可贴、绷带、纱布等产品;购买助消化药品的顾客需不需要购买一些具有健脾养胃功能的药品……总而言之,关联销售是为了围绕顾客的需求而提供更加完整、更加全面的给药方案,这需要药学工作者对顾客的需求有深入了解和对疾病的病理知识有深刻理解。

四、用药指导

用药指导是指综合运用医药学知识,用简洁明了、通俗易懂的语言向患者说明按时、足量、按疗程用药对治疗疾病的重要性,解释用药过程可能出现的不良反应以及应对措施。

(一)用药指导方向

1. 治疗目的　为什么用;何时产生效果;改善哪些症状;不用会出现什么情况。

2. 用法用量　怎样用,何时用,用多少;用药方法是什么;何时需要增减药量;最大剂量是多少;需使用多长时间。

3. 不良反应　主要不良反应有哪些;如何识别不良反应;不良反应的严重程度如何;不良反应的应对措施有哪些;发生哪些不良反应要停止用药。

4. 注意事项　用药的要求;如何储藏;是否过期;用药禁忌等。

用药指导重点:信息资料交代要简明扼要,且要求通俗易懂,为了让顾客理解,少用专业术语描述。同时要审核药物的禁忌证、药物之间的相互作用,是否存在过度治疗的情况。

(二)用药指导内容

(1)注意事项。

(2)禁忌证。

(3)服药的适宜时间。

(4)适当的疗程。

(5)起效时间。

(6)过度治疗。

(7)潜在的不良反应。

(三)用药指导方法(告知顾客应知道的内容)

1.取药时要跟顾客(患者)解释清楚的内容

(1)处方中的药物治疗什么疾病。

(2)用药方案是什么。

(3)如何服用药物。

(4)如何正确储存药物。

(5)防止或减少副作用发生的注意事项。

(6)在用药期间是否需要限制饮食或饮酒。

(7)哪些副作用是已经预知要发生的或不可避免的。

2.阅读处方及核对药物 确定顾客得到的是正确的药物,并明白正确的服用方法。

3.与顾客交谈 帮助顾客明确说明书中含糊的地方,解答顾客感到疑惑的问题。

知识链接

常见不良反应对处置方法

便秘:增加饮食中纤维的含量;喝大量的水;运动。

出汗减少:避免在阳光下或炎热的环境中工作或运动。

腹泻:喝大量的水以补充丢失的水分;若腹泻持续超过3天,应去医院就诊。

眩晕:避免驾驶交通工具。

嗜睡:避免驾驶交通工具。

口干:吸吮糖果或冰块,或嚼无糖型口香糖。

鼻子和喉咙发干:使用加湿器或雾化器。

液体潴留(轻度):食物中不要放盐;若可能,将腿抬高。

头痛:保持安静;服用阿司匹林或对乙酰氨基酚。

失眠:每天提早服用最后一剂药物;睡时饮用一杯热牛奶;询问医师有关运动的方案。

发痒:经常洗澡或淋浴,或湿敷。

鼻腔充血:若需要,使用滴鼻剂。

心悸(轻度):经常休息;避免紧张;不要喝咖啡、茶或可乐;戒烟。

胃部不适:药物与牛奶或食物同服。

五、收银结账

收银结账前应该先复核一遍药品,认真核对是否有错漏,如果是中药饮片,可以放在电子秤上给顾客看一下总重。

核对之后询问顾客是否要打包(如果中药材里有要包煎的药材,要询问顾客是否需要包煎袋)。如果店里有代煎服务,可以询问顾客是否需要代煎服务。

收银时动作要迅速且准确,操作的每一步都要坦然让顾客看见。收银时要声音清晰地报账,"收您××元""找您××元"。

六、礼貌送客

送客时要面带微笑,说些祝福类的话,如"祝您早日康复""祝您身体安康"等,切忌说一些"欢迎下次光临""请多多关照本店生意"等容易引起顾客误会、让人联想到不好意义的语句。

目标测试

目标测试答案

一、选择题

(一)单项选择题

1. 不能用于药店送客服务中的是( )。

A. 多谢惠顾　　　　　　　B. 您慢走　　　　　　　C. 欢迎下次光临

D. 祝您早日康复　　　　　E. 祝您身体安康

2. 正确的病症称呼是( )。

A. 精神障碍　　　　　　　B. 残废　　　　　　　　C. 瞎子

D. 哑巴　　　　　　　　　E. 聋子

3. 收银结账时要询问顾客( )。

A. 需要买些什么药品　　　B. 是否有过敏史　　　　C. 是否需要打包

D. 对于药品有什么需求　　E. 症状出现有多长时间了

4. 给顾客用药指导时,语言应该( )。

A. 通俗易懂、简洁且重点突出

B. 专业性强,极具学术性

C. 事无巨细,每个方面都讲得特别详细

D. 简略迅速,一笔带过

E. 随心所欲,想起哪一点就提哪一点

5. 当顾客需要购买眼药水时,我们可以尝试关联销售( )。

A. 山药和黄连　　　　　　B. 麻黄和薄荷　　　　　C. 丁香和郁金

D. 菊花和枸杞子　　　　　E. 人参和莱菔子

(二)多项选择题

1. 药学工作者工作时,不应该( )。

A. 穿好白大褂或者蓝色大褂,同时注意将扣子扣好

B. 披散着长发

C. 不宜弯腰驼背、坐姿歪扭或者跷二郎腿

D. 用手机打游戏或者看视频,顾客进门时给顾客留下不好的印象

E. 空闲时,整理药品货架,或者仔细研读一些药品的说明书

2. 用药指导的内容有( )。

A. 注意事项　　　　　　　B. 禁忌证　　　　　　　C. 起效时间

D. 过度治疗　　　　　　　E. 潜在的不良反应

3. 给药时要跟顾客说明( )。

A. 发生哪些症状需要注意同时去医院就诊

B. 如何正确储存药物

C. 防止或减少副作用发生的注意事项

D. 在用药期间是否需要限制饮食或饮酒

E. 哪些副作用是已经预知要发生的或不可避免的

4.不良反应需要说明的内容有(　　)。

A. 如何识别不良反应　　　　B. 服药的时间　　　　C. 严重程度

D. 用法用量　　　　E. 发生哪些不良反应要停止用药

5.用药注意事项有(　　)。

A. 用药的要求　　　　B. 如何储藏　　　　C. 是否过期

D. 用药禁忌　　　　E. 服用时间

二、简答题

1.药学工作者的服务态度要求是什么?

2.请简述用药指导的内容。

3.请简述取药时要向顾客解释清楚的内容。

（林华天）

处理顾客投诉

→ **学习目标**

(1)掌握投诉的处理原则及流程内容。
(2)熟悉投诉的类型内容和减少该类投诉的方法。
(3)掌握投诉中的沟通技巧。

　　作为药学工作者,有时会收到一些顾客的投诉。投诉对于药学工作者来说,是顾客对某项工作内容上的不满,所以药学工作者要学会认真分析投诉中反映的内容,并借此改进不足。顾客投诉对于医药单位的口碑有着一定的负面影响,所以药学工作者要学会妥当处理投诉事件,才能将负面影响降至最低。

任务一　投诉处理前准备

PPT

一、投诉类型

按照投诉的原因分以下几种。

1. 对药品质量的投诉　可能有这些情况:买到了过期的药品;药品变质,出现异味或者有些融化了;买到了假药;吃了药品好几天都不见起效……

如何减少这类的投诉:预防胜于到时再处理,药品入库时一定要仔细验收,避免将伪劣产品入库;平时要按照规定条件储存,防止药品过早变质;要定期进行盘点工作,查库存中每个药品是否在保质期内,有没有变质。另外,有时顾客可能会因为不正确的服药方式而造成药效大减,比如喝茶就药,把胶囊剂咬破服下等,顾客不知道这些知识,而误以为是药品质量问题而来投诉。所以,为了避免这类事情的发生,在顾客买药时,药学工作者务必教会顾客正确的服药方法,同时要说清楚注意事项,比如服药期间需不需要忌口,服药期间有哪些事情不能做等,叙述完之后要与顾客确定一下,"请问我说清楚了吗? 还有些什么问题需要我帮您解答?"

2. 对服务态度的投诉　顾客对药学工作者服务态度的投诉,主要包括:粗鲁的语言、不负责任的答复或行为,冷冰冰的态度,若无其事、爱理不理的接待方式,过分热情,对顾客抱有偏见等。由于药学工作者与顾客都有不同的性格特点,在任何时候,此类投诉都很容易发生。

如何减少这类投诉:首先要改善工作态度,不要简单地认为这只是一份养家糊口的工作。无论处于哪个具体岗位,药学工作者的工作都是有温度的,因为他们的工作成果能为更多的人带来健康。要培养爱心和温情。顾客和药学工作者的关系,也是一种需要帮助者和帮助者的关系。药学工作者要注意自己的神态表情、说话语气和表达方式,保持微笑,用适当热情的语气进行诚恳的表达。许多顾客面对真诚并有耐心的服务,即使可能有些情绪也会愿意好好沟通。

3. 对服务质量的投诉　如药学工作者没有按照顾客要求给顾客包装好,或拿错了药品,或因为顾客较多而忽略了某一个顾客导致顾客等待过久等,则容易被顾客投诉,这种情况容易发生于医院或者药店事务繁忙的时期。

如何减少这类投诉：减少顾客对药学工作者服务态度与服务质量投诉的最好方法是加强对药学工作者的培训。大多数药学工作者不是有意对顾客无礼，他们往往未预料到自己的接待服务方式会使顾客不满。因此，对药学工作者进行有关对顾客服务的态度、知识、技能的培训是非常重要的。同时药学工作者也要在工作的时候认真细致，要养成复核与反思的习惯，管理者也应该设置专门负责复核的职位和制定对工作失误者的惩罚机制。

4. 对意外事件的投诉　如药店有些药品卖完没有及时进货，或者因为电脑系统故障而无法正常工作，或者医师开错药等。

如何减少这类投诉：对意外事件，可能很难阻止其发生，但是可以通过定期的检查和维护来减少意外事件的发生。发生以上意外事件时，首先要对顾客表示歉意，其次要联系相关人员尽快处理好，根据事件处理的难度向顾客做出合理的承诺。

二、投诉处理原则

1. 有效倾听顾客抱怨　为了能让顾客心平气和，在倾听时应该注意：当顾客说出他们心中的抱怨时，只要认真倾听，并对他们的感受表示同情，就可以赢得他们的心。要知道，即使是喜欢挑剔的顾客，甚至是那种脾气火爆的顾客，也常常会在一个具有忍耐心和同情心的倾听者面前，态度变得缓和起来。当顾客正火冒三丈地倾吐自己的抱怨与不满时，倾听者应当用足够的耐心去倾听，而且不要做任何反驳，否则只会让顾客更加坚持自己的观点，使事情变得更加难以处理。

2. 让顾客先发泄情绪　如果顾客还没有将事情全部说完，就中途打断顾客，做一些辩解，只会加重顾客的不满情绪。应该让顾客把要说的话说出来，要表达的情绪充分地发泄出来，这样才能让顾客在尽情地发泄不满情绪后有一种较为放松的感觉，也能逐渐地平静下来。

3. 确认问题所在　药学工作者倾听时必须认真了解事情的每一个细节，确认问题的症结所在，并利用纸笔将问题记录下来。如果对于抱怨的内容不是十分了解，可以在顾客将事情说完之后再询问对方。不能让顾客产生被质问的感觉，而应以婉转的方式请对方提供情况。

4. 诚心诚意地道歉　不论责任是否在于药店（医院），药学工作者都应该诚心诚意地向顾客道歉，并对顾客提出的问题表示感谢，这样可以让顾客感觉受到重视。表达歉意时态度要真诚，而且必须建立在认真倾听了解的基础上。如果道歉的内容与顾客投诉的内容根本就不是一回事，那么这样的道歉不但无助于平息顾客的愤怒情绪，反而会使顾客认为药学工作者是在敷衍而变得更加不满。

5. 实实在在解决问题　解决问题是最关键的一步，只有有效、妥善地解决了顾客的问题，才算完成了对这次投诉的处理。问题解决得好，顾客感到满意，下次自然还愿意来这里购买药物；如果敷衍了事，顾客更加不满，或闹得更大，就会影响药店（医院）的口碑。

6. 必须遵守与顾客的承诺　在处理投诉事件的过程中，已经答应顾客的承诺，如赔偿、优惠、赠品等，一定要在预定的时间内兑现。如果未能兑现承诺，或者未在与顾客商定的时间内兑现，只会让顾客的负面情绪加重，导致后续更难平息。因此，药学工作者在承诺前需要保证这些承诺是在能力范围之内的，不能做出能力之外的承诺。

任务二　投诉处理

PPT

一、投诉处理流程

1. 接到投诉　药学工作者可能在工作中接收到一些投诉（电话投诉、现场投诉、前台投诉），首先要问清楚该顾客投诉的受理人员是谁，如果不是药学工作者，应该尽快让对应的人接受投诉；如果受理人员是药学工作者，药学工作者就应该把部分工作交给同事处理，专心处理顾客的投诉。

2. 安抚顾客情绪　投诉受理人员在接到投诉后，首先安抚顾客的情绪，运用"先处理心情，后处理事情"的处理原则,在态度上给顾客一种亲切感,以积极的态度对待顾客的投诉。

3. 了解事情经过 等顾客情绪冷静下来之后,应该让顾客陈述事由时,注意要想办法在不惹顾客反感的条件下尽可能完整地了解事情经过,因为有时顾客可能会刻意隐瞒事件中自己的错误行为,如果能了解到这部分行为,则可以更好地与顾客协商,也能让顾客更容易接受协商方案,降低药店(医院)的损失。药学工作者可以在顾客陈述事由时做详细记录,以备查询,同时让顾客出示相关证明(照片、截图、记录等)作为凭证。

4. 协商解决方案 根据顾客所提供的信息,判断投诉事项是否真实、有效,若有效,则开始协商解决的方案(退款、换货、赔偿、道歉声明等)。能现场处理的,立即处理;不能当场处理的,可与顾客协商处理时间,在商定的时间内按照商定好的方案解决。

5. 上级协调 如果顾客不满意处理结果或者协商时,投诉处理人员可交上级处理。当药学工作者无法现场解决时,可与顾客协商另定时间,让职位更高一级的负责人在商定时间内联系顾客,协调解决方案。

6. 后续联系 在与顾客协商好解决方案,并执行完之后,要后期跟进,与顾客进行联系,询问对于这样的结果是否满意,对于药店(医院)有什么意见和还有什么其他需要反馈的事情。

7. 记录与反思 当投诉处理完毕,收到顾客对于协商结果接受的反馈时,药学工作者及时做好投诉处理结果记录。若时间允许可以将投诉事件进行归类、总结,反思如何避免或者减少此类投诉的发生。

二、投诉处理方法与技巧

在与顾客的沟通中,药学工作者可以灵活运用以下几种沟通方法。

(一)移情法

移情法适用于顾客情绪非常激动时。药学工作者可以采用移情法,使顾客冷静下来。

移情法用语举例:

"我能明白您为什么觉得那样……"

"我能理解您现在的感受……"

"那一定非常难过……"

"遇到这样的情况,我也会很着急……"

"我对此感到遗憾……"

(二)三明治法

当顾客提出不合理要求或者要求超出药学工作者能力范围时,药学工作者可以用"三明治法"拒绝。

"三明治法"就是两片"面包"夹拒绝:

第一片"面包":"我们可以做的是……"

告诉顾客,你会想尽一切办法来帮助他,提供一些可选择的行动给顾客。

第二片"面包":"您能做的是……"

告诉顾客,你已控制了一些情况的结果,向顾客提出一些可行的建议。

三明治法用语举例:很抱歉,您的要求我们这边暂时无法满足。目前来说,我们可以做的是……您可以做的是……

(三)谅解法

谅解法要求受理人员在接受顾客的投诉时,迅速核定事实,并向顾客表示歉意,安抚其情绪,尽量用顾客能够接受的方式取得顾客的谅解。

谅解法用语举例:

避免说:"您说得很有道理,但是……"

应该说:"我很同意您的观点,同时我们考虑到……"

(四)3F 法

3F法就是对比投诉顾客和其他顾客的感受差距,应用利益导向的方法取得顾客谅解的一种沟通技巧,是心理学中从众心理的一种应用。

3F法用语举例:

顾客的感受(feel):"我理解您为什么会有这样的感受。"

别人的感受(felt):"其他客户也曾经有过同样的感受。"

发觉(found):"不过经过说明后,他们发觉这种规定是在保护他们的利益,您也考虑一下好吗?"

(五)引导征询法

引导征询法是一种为了平息顾客不满,主动了解顾客的需求和期望,取得双方认同和接受的沟通技巧。

经验告诉我们,单方面地提出顾客投诉处理方案往往会引起顾客的质疑和不满,那么药学工作者可变换一种思路来主动询问顾客希望的解决方案,有时更能被顾客所接受。

引导征询法用语举例:

"您需要我们怎样做您能满意呢?"

"您有没有更好的处理建议呢?"

"您觉得另外几种方案哪一种合适呢?"

目标测试

目标测试答案

一、选择题

(一)单项选择题

1."吃了药品好几天都不见起效"属于(   )。

A. 对服务态度的投诉　　　　B. 对服务质量的投诉　　　　C. 对药品质量的投诉

D. 对意外事件的投诉　　　　E. 其他类型的投诉

2.在处理投诉中碰到情绪化的顾客,药学工作者首先要做的是(   )。

A. 安抚情绪,使其情绪冷静下来

B. 迅速解释,帮助顾客了解责任所在

C. 找上级协商处理

D. 记录投诉原因以及解决的方案向顾客反馈

E. 向顾客要求出示证明作为凭证

3.处理投诉原则中,最关键的一步是(   )。

A. 让顾客先发泄情绪　　　　B. 确认问题所在　　　　C. 诚心诚意地道歉

D. 实实在在解决问题　　　　E. 不轻易承诺

4.为了减少对服务质量的投诉,应该(   )。

A. 加强对药学工作者的培训　　　B. 做好药品入库工作　　　C. 定期检查库存

D. 定期维修系统　　　　E. 端正自己的服务态度

5.以下哪项行为不利于投诉的处理?(   )

A. 有效倾听

B. 不轻易许诺

C. 确定问题所在

D. 明确说明顾客犯错的地方,让其负责对应的损失

E. 诚心诚意解决问题

(二)多项选择题

1.顾客投诉的原因主要有( )。

A.对于药店位置偏远的投诉　　　　B.对于药品质量的投诉　　　　C.对于服务态度的投诉

D.对于服务质量的投诉　　　　　　E.对于意外事件的投诉

2.投诉沟通技巧中,"移情法"的用语有( )

A."您需要我们怎样做您才能满意呢?"

B."您有没有更好的处理建议呢?"

C."您现在能做……"

D."您觉得另外几种方案哪一种合适呢?"

E."其他客户也曾经有过同样的感受。"

3.投诉处理原则有( )。

A.让顾客先发泄情绪　　　　B.确认问题所在　　　　C.诚心诚意地道歉

D.实实在在解决问题　　　　E.不轻易承诺

4.投诉沟通技巧中,"移情法"的用语有( )。

A."我能明白您为什么觉得那样……"

B."您这样做是不符合流程的,我们这边……"

C."遇到这样的情况,我也会很着急……"

D."这不是我们的责任……"

E."那一定非常难过……"

5.投诉沟通技巧中,"3F法"的用语有( )

A."我理解您为什么会有这样的感受。"

B."其他客户也曾经有过同样的感受。"

C."不过经过说明后,他们发觉这种规定是在保护他们的利益,您也考虑一下好吗?"

D."您说得很有道理,但是……"

E."我很同意您的观点,同时我们考虑到……"

二、简答题

1.按照投诉原因分类,投诉分为哪几种类型?

2.请简述投诉的处理原则。

3.请简述投诉的处理流程。

(林华天)

特殊人群用药指导

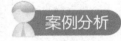 学习目标

（1）掌握特殊人群的中药运用。
（2）熟悉不同特殊人群用药注意事项。

PPT

任务一　老年人的中药运用

案例分析

老李滥用泻药

　　老李近期便秘，便自己服用牛黄上清丸、牛黄解毒丸等来治疗，同时每天泡一杯番泻叶来喝，觉得通便效果还挺好。数周后，老李却发现自己的便秘情况加重而且出现了食欲不振等症状，请叙述这种现象出现的原因。

　　老年人各脏器的组织结构和生理功能都有不同程度的退行性改变，影响了药物在体内的吸收、分布、代谢和排泄过程。主要表现为细胞数减少、细胞内水分减少、组织局部血液灌流量减少、总蛋白水分减少（"四少"）。肝肾功能、免疫功能较成年人减低 1/3～1/2，致血液内药物浓度较一般成年人高，药物半衰期亦较一般人明显延长。这都使得药物的安全范围变小、药物反应的个体差异增大，因此对老年人用药的合理性应给予更高的重视。执业药师为老年患者提供药学服务，以减少药物不良反应和药源性疾病的发生，发挥药物应有的作用，对保证患者的用药安全、减轻患者的经济负担具有重要的现实意义。

　　1. 辨证论治，严格掌握适应证　老年人体虚多病，病情往往复杂多变，若药物使用不当，可使病情急转直下，甚至无法挽救，故首先应当明确是否需要进行药物治疗。对有些病证可以不用药物治疗的就不用，不要滥用。不辨证就无法选用中药，掌握辨证之后，还需要知道哪些中药是治疗此证型的。辨证有误则药不对证，会使机体阴阳偏盛或偏衰，以致病情更趋严重。如川贝止咳糖浆治疗风寒感冒咳嗽有效，若用于肺热咳嗽则会加重病情。

　　2. 熟悉药品，恰当选择应用　老年人的靶器官或细胞的敏感性增强，使他们对药物的反应比年轻人强烈，特别是对中枢神经抑制药物、降血糖药物、心血管系统药物特别敏感，在正常剂量下的不良反应增加，甚至出现药源性疾病，因此在联合用药中应当高度重视。如甘草、人参等药具有糖皮质激素样作用，可以促进糖原异生，升高血糖，与常用降糖药二甲双胍、阿卡波糖等产生拮抗作用，导致降糖作用降低。

　　3. 选择合适的用药剂量　老年人肝肾功能多有不同程度的减退或合并多器官严重疾病，因此用药要因人而异，一般应从"最小剂量"开始。尤其对体质较弱、病情较重的患者切不可随意加药。某些中药的活性成分含量较低，作用缓和而持久，但若慢性病患者长期服用，往往会产生不良反应。如胖大海作为一种常用药材，长期泡服易致大便溏泻、饮食减少、消瘦等。

4. 正确合理服用滋补药 老年人由于生理功能衰退,常感到体力、精力较差,总想用一些滋补药来增强体质,延年益寿。但在使用滋补药时,要严格遵照中医的辨证论治,按需行补,不需不补。如果不辨证论治,不分气血、阴阳、寒热、温凉就滥用补药,很容易引起病情加重或者引发新的疾病。如老年人咳嗽日久会出现肺阴虚,宜用西洋参、北沙参等清补之品,能益气清热养阴,若用红参,因其性偏甘温,反而会使余热加重。

任务二　妊娠期和哺乳期患者的中药运用

PPT

妊娠期用药不但要考虑用药所带来的风险,也要考虑不用药物所带来的风险。在用药治疗时要尽量平衡用药对胎儿的危害和孕妇得到的治疗效果。《中国药典》具有法律效力,是权威的临床用药参考文献,其将妊娠禁忌用药分为孕妇禁用药和孕妇慎用药(具体药物见模块二中项目二之任务二中药处方审核相关内容)。禁用药在妊娠期间绝对不能使用,慎用药可根据病情需要审慎使用,但需密切监护病情变化及用药后反应。对《中国药典》中未标示有妊娠禁忌的药物,或列出的妊娠禁忌等级偏低的药物,医师或者药师仍然可以依据工作经验或其他文献报道做出更为严格的使用限制。如藿香正气水(含乙醇40%～50%)在《中国药典》中未做任何妊娠禁忌标注,医师或药师在用药时要慎重选择。

哺乳期患者应慎用中药。乳母服用某些中药后,药物会通过乳汁进入新生儿体内,所以在用药时需要注意哪些药物会通过母乳影响新生儿。这些药物可分为3类:①乳汁中的药物浓度大于乳母血中的药物浓度。②乳汁中的药物浓度等于乳母血中的药物浓度。③乳汁中的药物浓度小于乳母血中的药物浓度。新生儿会吮吸乳汁,如果乳汁中药物浓度较大,更多的药物会进入新生儿体内,所以影响较大;若乳汁中药物浓度小于乳母血中的药物浓度,对新生儿造成的影响则较小。

任务三　婴幼儿患者的中药运用

PPT

婴幼儿机体处于生长发育时期,在这个时期,许多器官和组织尚未发育成熟,新陈代谢旺盛,吸收、排泄都比较快,对药物敏感性强。由于中药疗效好、副作用小,许多治疗小儿常见病、疑难病的中医药疗效独特,因此现代临床对中医药治疗小儿常见病、疑难病应用颇多。婴幼儿应用中药治疗时需注意以下几点。

1. 用药及时,用量宜轻 小儿得病急,变化快,因此用药要及时。小儿脏腑娇嫩,对药物敏感,处方要精,用量要轻。

2. 宜用轻清之品 小儿脏气清灵,对大苦、大辛、大寒、大热和药性猛烈的药物要慎用。如属必用,则宜少量,中病即止。例如风热表证,当以辛凉解表剂为主,如银翘散、桑菊饮。

3. 宜佐健脾和胃之品 小儿脾气不足,消化能力差,因此应佐健脾和胃、消食导滞的山药、神曲、鸡内金、山楂等。

4. 宜佐凉肝定惊之品 小儿体属"纯阳",热病偏多,易出现肝热抽搐、惊风之症。在治疗小儿外感病邪时,出现壮热、烦躁、惊风等症,则应当在清热解表时,佐以蝉蜕、钩藤、羚羊角等平肝息风药。

5. 不宜滥用滋补之品 小儿生机旺盛,宜饮食调理,不宜滥用滋补之品,否则会使机体阴阳失衡,伤及脏腑气机。滋补药的使用对象应该是有虚证的小儿,随意甚至滥用滋补药,如人参、冬虫夏草、黄芪精等,不但达不到预期效果,还可能会适得其反。例如生长发育正常的小儿,若过多服用含激素的滋补之品,可引发性早熟等。

PPT

任务四　肝肾功能不全患者的中药运用

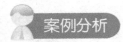 案例分析

龙胆泻肝丸事件

　　龙胆泻肝丸事件也称马兜铃酸肾病事件,2003年《龙胆泻肝丸——清火良药还是"致病"根源》报道披露,人们用了很多年的传统中药龙胆泻肝丸即使正常服用也会造成肾损害,动摇了大家头脑中固有的"中药没有毒副作用"的传统观念。龙胆泻肝丸导致严重肾损害的原因是,这种中成药含有一味药名叫关木通,关木通是一种常用中药,具有利尿通淋、清心除烦的功效,是临床广泛使用的中成药龙胆泻肝丸的主要药味。但关木通含有马兜铃酸,对肾脏有较强的毒性,可以损害肾小管功能,导致肾功能衰竭。请问马兜铃类中药有哪些,在使用时有哪些注意事项?

一、肝功能不全患者的中药运用

　　肝脏是人体内进行解毒及药物转化和代谢的重要器官之一,药物或者毒物的侵袭容易损伤肝脏的结构和功能。特别是肝功能不全患者由于肝功能减退,药物代谢较慢,药物作用加强或者作用时间延长。不适当地用药,不仅不能取得预期的治疗效果,反而会加重病情,造成严重后果。因此肝功能不全患者应在医师指导下慎重、合理地选择药物,用药少而精,避免加重肝脏损伤。

　　1.明确疾病诊断和治疗目标　首先要明确疾病的诊断,包括所患肝病的类型、合并疾病等;其次应明确治疗所需达到的目标,是改善肝功能,还是抗病毒或抗脂肪肝等。在治疗过程中,应当密切观察病情变化,确定目标达到程度,是否需要调整用药,避免盲目用药。

　　2.忌用有肝毒性的药物　肝脏是药物体内代谢的主要场所,肝功能不全者应谨慎用药,要了解哪些中药或者中成药容易引起肝损害,对已知有肝毒性的中药或中成药,应尽量避免使用,如因病情需要必须使用时,应当适当减少药物剂量,并采取相应的保护措施,同时应当密切观察肝功能的变化。

　　3.注意药物相互作用,避免产生新的肝损害　同时服用多种药物时,要注意药物之间的相互作用,警惕药物间的代谢产物形成新的肝毒性物质。我们需熟知并掌握能引起肝损害的常用药物及主要临床表现和病理改变。对于刚上市的中成药应密切观察其不良反应,以预防和及早发现药源性肝损害。

　　4.坚持少而精的用药原则　肝功能不全者,往往出现多种并发症,临床症状呈多样化,病情错综复杂,在治疗上势必多药联用,致使肝脏负担加重。同时在体内代谢过程中,药物相互作用增多,形成新的肝毒性物质的机会也相应增多,这样不仅达不到预期的治疗效果,反而可能使病情加重,所以必须减少用药剂量和使用疗程。一般来说,慢性肝功能不全时,易被肝脏摄取的药物清除率降低50%,则服药剂量应减少一半;不易被肝脏摄取的药物剂量应不变或稍减少。凡用药剂量偏大,疗程过长,则产生肝损害的机会越多。即使使用保肝药物也要注意选择,不可乱用,以免加重肝损害。

　　5.定期检查肝功能,及时调整治疗方案　肝病患者或者肝功能不全者在用药治疗期间,必须定期监测肝脏功能,密切观察药物的疗效及不良反应。如果在治疗期间突然出现转氨酶水平的异常升高、黄疸等情况,应当警惕药物的毒副作用。临床医师应当对病情及药物反应做出正确的评价。同时注意避免加重肝损害的诱因,如空腹状态下服药,患者长期处于营养不良状态下服药,嗜酒或者饮酒后服药等。

二、肾功能不全患者的中药运用

　　肾脏是人体重要的生命器官,具有诸多生理功能。①排泄功能:肾脏通过尿液的生成与排出,排出机体代谢终产物以及药物和毒物。②调节功能:肾脏通过调节体液渗透压、体液量和电解质浓度,

维持机体酸碱平衡,维持血压。③内分泌功能:肾脏通过分泌肾素参与血压调节等。

肾功能不全时,药物代谢和排泄会受到影响。对于同一药物在使用相同剂量的情况下,肾功能正常者使用可能是安全的,但对于肾功能不全者则可能引起药物蓄积而加重肾损害。肾功能不全者进行药物治疗时,不能简单地以疾病是否治愈作为判断用药是否合理的标准,还应考虑所用药物对肾脏有无损害,在品种和剂量的选择上应当慎重。肾功能不全者用药的基本原则和注意事项如下。

1. 明确疾病诊断和治疗目标 在治疗时,首先应明确疾病诊断,对疾病的病理生理过程及现状做出准确的分析,合理选择药物,既要针对适应证,又要排除禁忌证;其次应明确治疗需要达到的目标,是治标或治本,还是标本同治。治疗一段时间后,观察目标是否达到,以确定用药是否合理,是否需要调整,避免盲目用药。

2. 忌用有肾毒性的药物 肾脏是药物排泄的主要途径,肾功能不全者用药更应谨慎,对可能致肾损害的药物尽量不用;凡必须用者,应尽量采用对肾损伤较小的药物来替代,可短期或交替使用,切不可滥用。

3. 注意药物相互作用,避免产生新的肾损害 同时服用多种药物的患者,要注意药物之间的相互作用,警惕药物间的代谢产物形成新的肾损害。许多情况下,明确中药特别是复方药的肾损伤作用比较困难。所以我们需熟知并掌握能引起肾损害的常用药物及主要临床表现和病理改变,这对预防和及早发现药源性肾损害十分重要。

4. 坚持少而精的用药原则 肾功能不全者,往往出现多种并发症或合并其他疾病,可出现各种各样的临床症状和表现,治疗时应祛邪扶正并施。治疗中一定要对患者的疾病状态做一个全面的分析,选用少数几种切实有效的药物进行治疗。

5. 定期检查,及时调整治疗方案 对待肾功能不全者应始终负责,在治疗中必须严密观察病程发展、肾功能变化及药物不良反应的出现,及时调整剂量或更换治疗药物。一般情况下,如按肾功能损害程度递减药物剂量或延长给药间隔时间,可避免一般肾毒性药物对肾脏的进一步损害。

知识链接

运动员的中药运用

运动员因职业的特殊性,应避免使用含有兴奋性成分的药物。国家食品药品监督管理局在 2008 年公布了"含兴奋剂目录所列物质的中药品种名单",含有相应物质的中成药品种的说明书均应标注"运动员慎用"的警示语,主要包括含有麻黄碱成分(麻黄)的中成药、含有咖啡因成分(罂粟壳)的中成药、含有士的宁成分(马钱子)的中成药、含有去氢表雄酮成分(麝香)的中成药等。这些中药饮片或者中成药品种,运动员应避免使用。

目标测试

一、选择题

(一)单项选择题

1. 对哺乳期妇女使用中药,下列说法不正确的是(   )。

A. 哺乳期妇女应慎用中药

B. 最好不用乳汁中药物浓度大于乳母血中药物浓度的药物

C. 复方甘草口服液在乳汁中量少,新生儿不受影响,可以随意用

D. 对不易进入母乳的药物要选择性应用

E. 注意能通过母乳影响新生儿的药物

2. 某患儿,5 岁,从小体弱多病,便秘,家长希望用中药调理,请根据就诊情况选择用药。初诊见其舌苔黄腻,脉滑,宜选用的中药是(   )。

目标测试答案

A. 太子参、黄精　　　　　　B. 藿香、薏苡仁　　　　　　C. 菟丝子、肉苁蓉

D. 黄芪、苦参　　　　　　　E. 补骨脂、熟地黄

3. 题 2 中患儿经过一段时间调理,症状有所改善,但仍觉神疲乏力,易感冒,多汗,舌质淡,此时宜选用的中药是(　　)。

A. 太子参、黄芪　　　　　　B. 藿香、薏苡仁　　　　　　C. 白芍、稻芽

D. 麦芽、苦参　　　　　　　E. 补骨脂、熟地黄

(二)多项选择题

1. 老年慢性病患者长期服用中药应注意的事项有(　　)。

A. 从最小剂量开始服药

B. 为增强疗效,可加大服用剂量,并坚持长期服用

C. 辨证用药,严格掌握适应证

D. 服用多种药物时,注意药物相互作用,间隔服药

E. 对体质较弱的患者不随意加减

2. 肾脏是药物代谢和排泄的器官,肾功能不全时药物代谢和排泄均会受到影响,导致药物蓄积而加重肾损害,故肾功能不全者用药时的注意事项有(　　)。

A. 忌用有肾毒性的药物

B. 注意药物相互作用

C. 坚持少而精的用药原则

D. 定期检查,及时调整治疗方案

E. 坚持以疾病是否治愈作为判断终点

二、简答题

老年人运用中药时有哪些注意事项?

(徐　婵)

中药不良反应

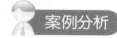

学习目标

（1）掌握中药不良反应的概念与分类。

（2）熟悉中药不良反应的产生原因。

（3）了解中药不良反应的监测与报告。

任务一　药物不良反应概述

PPT

案例分析

患者，男，58岁。因右肩肩周疼痛复发前往诊所就诊。经检查，该患者右肩肩周压痛感明显，并伴外感风寒症状，诊断为外感风寒诱发的风寒湿型肩周炎。以祛风除湿、活血通络兼温里散寒法治之，处方如下：制附子5 g，路路通30 g，海风藤15 g，防风10 g，秦艽10 g，泽兰10 g，当归15 g，威灵仙15 g，川芎10 g，姜黄10 g，虎杖10 g，伸筋草30 g，丝瓜络30 g，羌活10 g，生麻黄5 g，制马钱子（吞）0.5 g。患者服至第三剂时，出现了药物不良反应，症见意识模糊、呼吸困难、惊厥抽搐、牙关紧闭、颈肌强硬、角弓反张。请问出现这些不良反应的原因有哪些？

一、药物不良反应

药品不良反应是指合格药品在正常用法用量下出现的与用药目的无关的有害反应。几乎所有的药物都可以引起不良反应，只是反应的程度和发生率不同。

严重药品不良反应是指因使用药品引起以下损害情形之一的反应：导致死亡；危及生命；致癌、致畸、致出生缺陷；导致显著的或者永久的人体伤残或者器官功能损伤；导致住院或者住院时间延长；导致其他重要的医学事件，如不进行治疗可能出现上述情况的。

二、中药不良反应

中药不良反应是指在中医药理论指导下预防、诊断、治疗疾病或者调节生理功能过程中，患者接受正常剂量的药物治疗时出现的任何有伤害的、与用药目的无关的反应。引发不良反应的药物可以是中药饮片也可以是中成药。

三、中药不良反应分类

中药不良反应的基本类型根据分类方法的不同而有所不同。

1. 病因学分类

（1）与药物剂量有关的中药不良反应：一般由药物本身或药物代谢物引起，主要包括副作用、毒性作用、首剂效应、后遗作用等。

副作用是指治疗剂量下出现的与治疗目的无关的不适反应。

毒性作用是指剂量过大或药物在体内蓄积过多时发生的危害性反应,一般比较严重。

首剂效应是指首剂药物引起强烈效应的现象。

后遗作用是指停药后血药浓度降至阈浓度以下时残存的药理效应。

(2)与药物剂量无关的中药不良反应:一般与药物固有的正常药理作用无关,而与药物变性(如药物有效成分降解产生有害物质)和人体特异体质有关。主要包括特异质反应和变态反应。该类型与用药剂量无关,难以预测,常规的毒理学筛查也很难发现,发生率较低,但危险性大,致死率较高。

特异质反应是指少数特异体质患者对某些药物反应特别敏感,反应性质也可能与常人不同,与药物固有的药理作用基本一致,反应严重程度与剂量成正比。

变态反应又称过敏反应,因药物是抗原,可使机体产生抗体,当再次使用药物时,抗原和抗体结合,机体产生变态反应症状,甚至产生过敏性休克。

2. 病理学分类

(1)功能性改变:药物引起人体的器官或者组织功能发生改变。这种变化大多数是短暂的,停药后一般可以恢复正常。有些功能性改变如肝功能异常、肾功能异常等也可能十分严重。

(2)器质性改变:药物引起人体器官或组织出现病理性器质性改变。

PPT

任务二　中药不良反应的产生原因

一、药物和用药方式的因素

1. 基源与品种　中药品种繁多,来源复杂,存在同名异物、异物同名的情况。如五加皮在名称上有南五加皮(五加皮的习称)与北五加皮(香加皮的习称),前者来源于五加科植物细柱五加的干燥根皮,后者来源于夹竹桃科植物杠柳的根皮。两者均具有祛风湿、强筋骨的功效,但北五加皮还具有强心的作用,有毒,其用药剂量为 3～6 g。两者不能混用。

2. 药材产地　产自不同地方的中药,因其生长的自然条件有差别,其所含成分差异较大,从而导致其疗效和毒副作用有所差异。如常见的枸杞子,其主要产区为宁夏,因其生产较为集中,在种植栽培、采收加工等各环节都有一定的讲究,因此同种药材在该产区的品质佳、疗效好。而异地生产的药材往往在质量上有明显的差异。

3. 采收时间　中药的采收时间与药材的质量有密切的联系。在不同时期采收的中药,有效成分和有毒成分的含量各有不同,因而疗效和毒副作用也有差异。如槐米中的芦丁含量远高于开花后槐花中的芦丁含量。

4. 炮制工艺　炮制不仅可以增强疗效、改变药性,还能消除或缓和药物的峻烈性和毒性。如半夏生品有毒,使用白矾、石灰、甘草、生姜等辅料炮制,可以降低或消除其毒性作用。

5. 储存条件　药物储存是否得当,对药物的疗效和毒副作用影响很大。因中药中含有大量的淀粉、糖类、蛋白质、脂肪等物质,储存不当非常容易引起质量变化。如桃仁、柏子仁等易因储存不当发生霉变而产生黄曲霉毒素,具有致癌作用。

6. 用药剂量过大　中药的剂量使用范围比较大,在常规剂量下,发生不良反应的机会较少,但不可为强调疗效而随意加大用药剂量。大多数中药不良反应的产生与超剂量使用有关。

7. 用药疗程过长　中药具有疗效和毒性的双重性。有些中药长期使用,会引起中药不良反应或中药药源性疾病。

8. 辨证不准确　临床因辨证失准,寒热错用,攻补倒置而致的中药不良反应时有发生。如寒者用寒药犹如雪上加霜,易引发不良反应。

9. 配伍不当　中药汤剂配伍不合理、中西药的不合理联用,常引起中药不良反应。此外,药物误服、给药途径不正确也可引起中药不良反应。

二、人体因素

1. 生理因素

（1）特殊人群：不同年龄的患者对同一药物的反应差异很大，如老年人与小儿对药物的反应与一般成年人有区别。

（2）性别：性别对药物作用的影响主要体现在性激素的作用上，妇女一方面因体重差异，另一方面由于激素的影响，对药物的敏感性不同。

（3）个体差异：不同的个体对同一剂量的同一药物有不同反应，这种个体差异是由人体的生物学差异造成的。

2. 病理因素 人体在病理状态下，药物代谢、排泄会受影响，如肝、肾功能减退会延长中药在人体内的停留时间，容易引起中药不良反应。

任务三 中药不良反应监测与报告

PPT

一、药品不良反应监测方法

1. 自愿呈报系统 也称自愿呈报制度，是一种自愿而有组织的报告制度，是医师在诊治患者的过程中，认为患者的某些症状可能为某种药品所致时，即可填写药品不良反应报告表，按一定的程序呈报给监测机构。自愿呈报系统监测覆盖面大，监测范围广，简单易行，药品不良反应能得到早期警告，医师能及时得到反馈信息，进而调整治疗计划，更加合理地用药。

2. 集中监测系统 以医院为单位，由医师、护士、药师共同合作，在一定时间内根据详细的药品使用情况、药品不良反应的发生情况，有目的地针对某种或某类药品的不良反应的发生率、频度分布、引发因素等进行监测报告。

医院集中监测分为一般性全面监测和重点监测。一般性全面监测：在一定时间内对所有住院患者进行不良反应的全面监测，可以得到各种药品的不良反应情况及其发生率。重点监测：在一定时间内对所有住院患者使用某种药品所可能发生的不良反应进行统计，以查清某种药品的不良反应是否存在或其发生率。

二、药品不良反应监测报告监督系统

我国的药品不良反应监测报告监管系统，由国家药品不良反应监测中心及省、自治区、直辖市药品不良反应监测中心组成。

（1）国家药品不良反应监测中心负责全国药品不良反应报告和监测的技术工作，并履行以下主要职责。

①承担国家药品不良反应报告和监测资料的收集、评价、反馈和上报，以及全国药品不良反应监测信息网络的建设和维护。

②制定药品不良反应报告和监测的技术标准和规范，对地方各级药品不良反应监测机构进行技术指导。

③组织开展严重药品不良反应的调查和评价，协助有关部门开展药品群体不良事件的调查。

④发布药品不良反应警示信息。

⑤承担药品不良反应报告和监测的宣传、培训、研究和国际交流工作。

（2）省、自治区、直辖市药品不良反应监测中心负责本行政区域内的药品不良反应报告和监测的技术工作，并履行以下主要职责。

①承担本行政区域内药品不良反应报告和监测资料的收集、评价、反馈和上报，以及药品不良反应监测信息网络的维护和管理。

②对设区的市级、县级药品不良反应监测机构进行技术指导。

③组织开展本行政区域内严重药品不良反应的调查和评价,协助有关部门开展药品群体不良事件的调查。

④组织开展本行政区域内药品不良反应报告和监测的宣传、培训工作。

三、药品不良反应的监测报告范围

(1)新药监测期内的国产药品应当报告该药品的所有不良反应;其他国产药品,报告新的和严重的不良反应。

(2)进口药品自首次获准进口之日起5年内,报告该进口药品的所有不良反应;满5年的,报告新的和严重的不良反应。

(3)对中药的不良反应进行监测时,除对上市药品监测外,还应对中药材引起的身体伤害进行监测。

四、药品不良反应的报告程序

药品不良反应监测报告实行逐级、定期报告制度,必要时可越级报告。

药品生产、经营企业和医疗机构应当主动收集药品不良反应,获知或者发现药品不良反应后应当详细记录、分析和处理,填写药品不良反应/事件报告表并报告。

个人发现新的或者严重的药品不良反应,可以向经治医师报告,也可以向药品生产、经营企业或者当地的药品不良反应监测机构报告,必要时提供相关的病历资料。报告内容应当真实、完整、准确。

设区的市级、县级药品不良反应监测机构应当对收到的药品不良反应报告的真实性、完整性和准确性进行审核。严重药品不良反应报告的审核和评价应当自收到报告之日起3个工作日内完成,其他报告的审核和评价应当在15个工作日内完成。设区的市级、县级药品不良反应监测机构应当对死亡病例进行调查,详细了解死亡病例的基本信息、药品使用情况、不良反应发生及诊治情况等,自收到报告之日起15个工作日内完成调查报告,报同级药品监督管理部门和卫生行政部门,以及上一级药品不良反应监测机构。

省级药品不良反应监测机构应当在收到下一级药品不良反应监测机构提交的严重药品不良反应评价意见之日起7个工作日内完成评价工作。对死亡病例,事件发生地和药品生产企业所在地的省级药品不良反应监测机构应当及时根据调查报告进行分析、评价,必要时进行现场调查,并将评价结果报省级药品监督管理部门和卫生行政部门以及国家药品不良反应监测中心。

国家药品不良反应监测中心应当及时对死亡病例进行分析、评价,并将评价结果报国家市场监督管理总局和国家卫生健康委员会。

五、药品不良反应/事件报告表

药品不良反应/事件报告表见图5-4-1。

药品不良反应/事件报告表

首次报告□		跟踪报告□		编码:_____		
报告类型:新的□		严重□		一般□		
患者姓名:	性别:男□ 女□	出生日期: 年 月 日 或年龄:		民族:	体重(kg):	联系方式:
原患疾病:		医院名称: 病历号/门诊号:		既往药品不良反应/事件:有□ 无□ 不详□ 家族药品不良反应/事件:有□ 无□ 不详□		
相关重要信息:吸烟史□ 饮酒史□ 妊娠期□ 肝病史□ 肾病史□ 过敏史□____ 其他□____						

图5-4-1 药品不良反应事件报告表

药品	批准文号	商品名称	通用名称（含剂型）	生产厂家	生产批号	用法用量（次剂量、途径、日次数）	用药起止时间	用药原因
怀疑药品								
并用药品								

不良反应/事件名称：

不良反应/事件发生时间： 年 月 日

不良反应/事件过程描述（包括症状、体征、临床检验等）及处理情况（可附页）：

不良反应/事件的结果:痊愈□ 好转□ 未好转□ 不详□ 有后遗症□ 表现:_____

死亡□ 直接死因:_____ 死亡时间: 年 月 日

停药或减量后,反应/事件是否消失或减轻？ 是□ 否□ 不明□ 未停药或未减量□
再次使用可疑药品后是否再次出现同样反应/事件？ 是□ 否□ 不明□ 未再使用□

对原患疾病的影响:不明显□ 病程延长□ 病情加重□ 导致后遗症□ 导致死亡□

| 关联性评价 | 报告人评价:肯定□ 很可能□ 可能□ 可能无关□ 待评价□ 无法评价□ 签名: |
| | 报告单位评价:肯定□ 很可能□ 可能□ 可能无关□ 待评价□ 无法评价□ 签名: |

| 报告人信息 | 联系电话: | 职业:医生□ 药师□ 护士□ 其他□_____ |
| | 电子邮箱: | 签名: |

| 报告单位信息 | 单位名称: | 联系人: | 电话: | 报告日期: 年 月 日 |

| 生产企业请填写信息来源 | 医疗机构□ 经营企业□ 个人□ 文献报道□ 上市后研究□ 其他□_____ |

| 备注 | |

报告单位类别:医疗机构□ 经营企业□ 生产企业□ 个人□ 其他□_____

续图 5-4-1

1. 新的药品不良反应　药品说明书中未载明的不良反应。说明书中已有描述,但不良反应发生的性质、程度、后果或者频率与说明书描述不一致或者更严重的,按照新的药品不良反应处理。

2. 报告时限　新的、严重的药品不良反应应于发现或者获知之日起 15 日内报告,其中死亡病例须立即报告,其他药品不良反应在 30 日内报告。有随访信息的,应当及时报告。

3. 其他说明

(1)怀疑药品:患者使用的怀疑与不良反应发生有关的药品。

(2)并用药品:发生此药品不良反应时患者除怀疑药品外的其他用药情况,包括患者自行购买的药品或中草药等。

(3)用法用量:包括每次用药剂量、给药途径、每日给药次数,例如,5 mg,口服,每日 2 次。

4. 报告的处理　所有的报告将会录入数据库,专业人员会分析药品和不良反应/事件之间的关系。根据药品风险的普遍性或者严重程度,决定是否需要采取相关措施,如在药品说明书中加入警示信息,更新药品如何安全使用的信息等。在极少数情况下,当认为药品的风险大于效益时,药品也会撤市。

知识链接

药品不良反应信息通报制度

国家药品监督管理局定期通报国家药品不良反应报告和监测情况。自 2001 年起,国家药品监督管理局定期或不定期发布《药品不良反应信息通报》。药品不良反应报告的内容和统计资料是加强药品监督管理、指导合理用药的依据,不作为医疗事故、医疗诉讼和处理药品质量事故的依据。

→ 目标测试

目标测试答案

一、选择题

(一)单项选择题

1. 与剂量无关的不良反应是(　　)。

A. 副作用　　　　　　　　　B. 毒性作用　　　　　　　　　C. 首剂效应

D. 后遗作用　　　　　　　　E. 特异质反应

2. 与药物固有的药理作用无关的不良反应是(　　)。

A. 副作用　　　　　　　　　B. 毒性反应　　　　　　　　　C. 过敏反应

D. 继发反应　　　　　　　　E. 后遗效应

(二)多项选择题

1. 引起中药不良反应的药物和使用因素有(　　)。

A. 品种混乱　　　　　　　　B. 炮制不当　　　　　　　　　C. 剂量过大

D. 疗程过长　　　　　　　　E. 辨证不准

2. 发现不良反应病例,须用有效方式快速报告,最迟不超过 15 个工作日的是(　　)。

A. 可疑病例　　　　　　　　B. 严重病例　　　　　　　　　C. 所有病例

D. 新发现病例　　　　　　　E. 普通病例

二、简答题

常见的中药不良反应有哪些类型?

（徐　婵）

实训十 用药指导

【实训目的】

(1)熟悉用药指导的流程、注意事项。

(2)掌握用药指导的内容。

(3)能够模拟中药师给患者进行用药指导。

【实训器具与耗材】

(1)实训器具:中药处方、《中国药典》等。

(2)实训耗材:中药包装袋、包煎袋等。

【实训操作】

(1)处方的分析:

①学生分组,选择一张处方,找出处方中的特殊煎煮药物,在中药包装中勾选正确的煎煮方法。

②用《中国药典》,查询处方中每味药的性味归经、功能主治、用法用量、使用注意及储藏方法。

(2)模拟用药指导:

①讲解用法用量:一个同学模拟中药师,另一个同学模拟患者。中药师给患者发药,并讲解煎煮方法、一次服用量、一天服用几次。

②讲解注意事项:中药师给患者讲解用药注意事项,如服药之后的忌口食品,该做什么,不该做什么,需要注意哪些事情等。

【实训结果】

(1)列出处方中每味药的性味归经、功能主治、用法用量、使用注意及储藏方法。

(2)拍摄模拟用药指导的视频,并配上解说和字幕。

【实训评价】 教师按用药指导技能考核评分表评价。

用药指导技能考核评分表

项目	评价要求	分值	得分
处方分析	1.可以准确地识别处方中的特殊煎煮药物 2.可以整理查找出处方中每味药的性味归经、功能主治、用法用量、使用注意及储藏方法	10	
讲解用法用量	1.讲清煎煮方法、时间以及煎煮顺序 2.讲清一天的服用量(剂数)	15	
讲清注意事项	1.讲清处方中用药的要求 2.讲清用药禁忌及注意事项 3.用药指导全程语言通俗易懂	35	
视频结果	1.视频无理论性错误 2.画面清晰,语音清晰,语速适中,解说清楚有条理 3.字幕无错误	20	

项目	评价要求	分值	得分
实训态度	1.工作服、工作帽整洁无污物,佩戴整齐 2.对待作业认真、有耐心 3.实训前后工作环境保持整洁 4.实训态度认真严肃,无大声喧哗	20	
	总分	100	

（林华天）

现代中药智能调配

模块介绍

  在现代科学技术日新月异、各项新技术交叉融合的大背景下,中医药走向世界必须借助科技翅膀与其他行业融合发展。传统中药的调配与现代中药的调配有着巨大的差别。对现代中药智能调配的了解学习,有助于各项新技术与中医药的深度融合创新,为助力中医药走向世界奠定良好基础。

PPT

任务一 中药饮片智能调配

→ **学习目标**

(1)掌握中药饮片智能调配的流程。
(2)熟悉中药饮片智能调配的特点。
(3)了解中药饮片智能调配相关构件组成。

一、中药饮片智能调配设备准备

(一)中药饮片智能调配的特点

1.调配速度快,患者取药无须等待 中药房智能化设备及相关软件的应用,优化了中药饮片调配流程,调配效率大大提高。在保证各项运行指标正常的情况下,智能化调配设备可以全天工作,每1~2 min 即可完成一张常规处方的调配,每天调配处方的最大量可增至1000张左右。对中药饮片进行传统的人工调配时,一张常规处方平均需要花15 min 甚至更长时间,每天调配处方量40张左右。中药饮片智能调配的速度远远超过了传统的人工调配方式,极大地缩短了患者取药等待的时间,甚至患者无须等待即可取到医师开具的药物(表6-0-1)。

表 6-0-1 全自动中药饮片智能调配与人工调配对比

项目	人工调配		全自动中药饮片智能调配
	传统中药饮片	小包装中药饮片	全自动中药房
剂数	60剂	60剂	1800剂
时间	4 h	1.5 h	30分钟
调配准确率	99.5%	99.5%	100%
剂量误差率	正负5%	0	0
患者等候时间	30 min 以上	20 min 以上	无须等待
调配人员数量	20人以上	20人以上	2~3人

2.调配准确度高,无人为差错 传统中药饮片、小包装中药饮片等的调配需要足够多的专业人员,从药品入库到发药整个环节,需要调配人员细致认真工作,但是由于各项主观或者客观因素的存在,很难保证调配100%准确。而中药饮片智能调配从药品入库开始使用药品的条形码,每个药品都有唯一的药品条形码,每个加药通道对应唯一的药品条形码,采用机器自动识别核对所有上样品种,全过程由计算机控制,所以能保证全部药品的准确性。避免了人工调配时因药品名称、包装、规格相似而发生的差错,真正做到了调配人为误差率几乎为0。

3.调配效率高,药师工作强度轻 传统的中药饮片调配为了提高服务质量,缩短患者取药等候的时间,往往需要配备多名调配人员,调配时需要在药房来回取药和补药,劳动强度大,效率低且容易发生差错。采用中药饮片智能调配系统后,可以根据智能指示和智能标签,药师直接通过计算机系统核对药品、发放药品并及时有效指导患者合理用药。中药饮片智能调配不仅减少了调配人员的数量,降低了药师的工作强度,提高了工作效率,还能保证患者用药的安全性、合理性。

(二)调配构件组成

根据目前医疗机构中药房的现状,一般中药药房配备中药饮片全自动发药机、小包装中药饮片抓药机、冷门药品库、整包饮片储存架和有毒中药饮片管理柜等硬件系统以及相应的软件系统。

1.中药饮片全自动发药机 包括机架和发药单元,机架上设置多列发药单元,相邻发药单元之间有加药通道,发药单元包括储药盒、直线运动模组、翻转取药斗、直线送药器和集药通道等。发药单元分为数层,每一层均相对设置两列固定于机架上的储药盒,储药盒底部设有送药槽,直线送药器安装在送药槽上,送药槽下方对应设置直线运动模组,翻转取药斗安装在直线运动模组上,在机架前部固定集药通道,集药通道两侧对应每一层发药单元均设有多个进药口,集药通道底端有出药口,机架底部对应该出药口设有接药装置(图6-0-1、图6-0-2)。

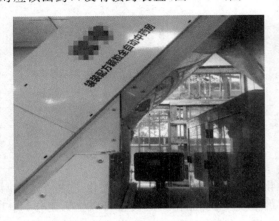
图6-0-1　中药饮片全自动发药机

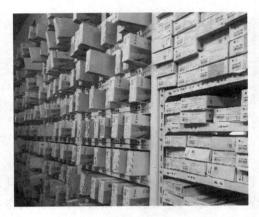
图6-0-2　集药通道

2. 小包装中药饮片抓药机　包括机械系统和控制系统两部分。其中机械系统由储备机组和固定仓组成。控制系统由主控计算机、备货计算机与窗口计算机组成。通过计算机软件系统的控制,机械臂可以自动调配中药饮片。

3. 冷门药品库　主要用来存放临床不常用的品种,根据每个医疗机构的用药特点储存相应的品种。

4. 整包饮片储存架　用来储存临床使用的整包的中药饮片。采用智能化设置,通过信号灯准确识别不同中药饮片的储存位置。

5. 有毒中药饮片管理柜　用来储存临床用毒性中药饮片。采用智能化设置,加装摄像头,必须通过两人不同指纹和密码才能开柜调配。

二、中药饮片智能调配

(一)处方生成

医疗机构医师开具电子处方,处方信息通过医院信息系统(HIS)传输至智能调配系统,智能调配系统接受处方信息并在中药饮片药房缓存。智能调配系统根据处方接收顺序进行自动审方,中药师再次审核确认后,发布中药饮片调配任务单,智能调配系统会根据药房不同工作状态进行任务分配与协调,实现药房多个系统的负载均衡。

(二)中药饮片智能调配的流程

1. 系统审方　对有配伍禁忌、妊娠禁忌、毒性药品超剂量、药品特殊处理有误等处方信息进行自动筛选,提示工作人员人工干预(图6-0-3)。

2. 自动调配　根据处方上药品信息,小包装中药饮片抓药机自动调配药品。

3. 自动包装　调配好的中药饮片自动按剂分装并密封。自动包装机控制系统见图6-0-4。

4. 自动喷码　封装好的药袋上自动喷印患者的姓名、性别、年龄等信息(图6-0-5)。

5. 自动核对　每个环节均有传感器,对设备动作结果进行核对,确保调配全过程准确无误。

中药饮片智能调配流程图见图6-0-6。

(三)复核发药

中药饮片全自动发药机包装完并核对完药品后,将药品传输至取药口,中药师再次核对药品(图6-0-7)。若取药正确,则扫描处方条形码,通过叫号系统发药;若取药有误,则返回主控平台进行取药纠错操作。

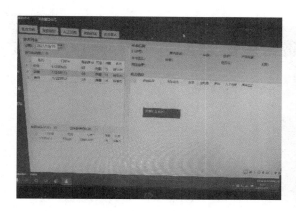

图 6-0-3　系统审方

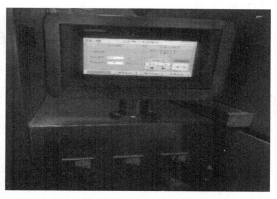

图 6-0-4　自动包装机控制系统

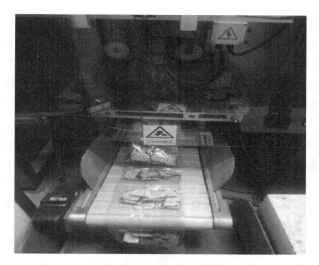

图 6-0-5　自动包装喷印

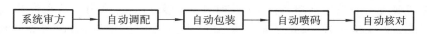

图 6-0-6　中药饮片智能调配流程图

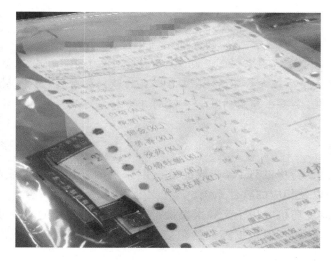

图 6-0-7　已包装中药饮片

任务二 中成药智能调配

PPT

(1)掌握中成药智能调配的流程。

(2)熟悉中成药智能调配的特点。

(3)了解中成药智能调配相关构件组成。

一、中成药智能调配设备准备

(一)中成药智能调配的特点

1. 调配准确,准确率几乎为100% 中成药智能调配系统通过全自动发药机红外线扫描药品的条形码,自动完成核对后,再自行入库。由于每个药品都有唯一的条形码,每个集药通道对应唯一的药品条形码,避免了不同厂家的相同药品品种,不同用药规格的相同药品品种以及药品名称极为相似的药品品种调配差错。同时调配一体机的每个品种药品均由红外线自动定位,精准快速。由于药品信息由计算机精准控制,人工进行复核,提高了发药的准确率,误差率几乎为0。

2. 调配速度快,提高了患者的满意度 中成药智能调配系统采用全自动发药机进行调配发药,每张常规处方调配时间在30 s以内,相比人工调配速度提高了数十倍。解决了患者排队取药等候时间长,药师指导用药时间短,取药时易产生医患纠纷等问题。全自动发药机等智能调配设备的使用,让患者几乎无须等待即可拿到药品,同时药师有充分的时间与患者沟通与交流,详细解答患者的提问,而这有助于提高患者用药安全和对医疗服务的满意度。

3. 有利于医疗机构对药品进行精细化管理 采用中成药智能调配系统后,药品有序摆放于各发药轨道,计算机采集上样药品各项信息,如药品名称、厂家、批号、有效期等,相比人工调配更有利于精细化管理。同时全自动发药机具有药品自动盘点功能,对于药品库存、使用量有明确的显示,可以根据缺药率自动排列缺失药品品种清单,有利于及时补充相关药品。采用全自动发药机可将处于发药轨道前端的药品优先发送给患者,因此保证了药品的"先进先出"的原则,从而有效控制了药品的效期管理。

知识链接

药品的精细化管理

精细化管理是源于发达国家(20世纪50年代的日本)的一种企业管理理念。医疗机构药品的精细化管理主要体现在如下方面:药品库存的精细化管理;效期药品的精细化管理;药品分类的精细化管理;安全合理用药处方系统的开发和应用等。

(二)调配构件组成

根据目前医疗机构门诊药房的现状,一般配备一定数量的快速发药机或高速发药机、智能调配机、智能药框等硬件系统以及相应的软件系统。

1. 快速发药机或高速发药机 用于高频次大批量药品存储与发放的专用发药系统。一般设置多个药槽,药槽的宽度不一,药师可以根据药品的包装大小合理分配药槽,单槽位发药速度每秒3盒左右,有效提高了药房的自动化水平。

2. 智能调配机 智能调配机药槽共4列,各分为上、中、下三层,每层再分3小层,共设9个药槽(药槽规格:长30.5 mm,宽19 mm,高13.7 mm),合计108个槽位。智能调配机的药槽可以放置异形包装、口服液、小剂量注射剂及需拆零药品等不适合加入发药机的品种;处方上的药品在智能调配机内时,智能调配机根据升降转动原理,将处方上的药品按顺序转动停留在取药窗口,并亮灯提示,以方便药师取药,确认取药完成后继续调配下一个药品,调配清单会显示每个药品所在机器的编号。处方调配完成后将智能药框放在整处方传送系统上传送至对应窗口。

3. 智能药框 内设电池芯片和指示灯,储存对应患者的处方信息,在特定的时间一个患者绑定一个智能药框,当患者刷卡取药时,对应的药框指示灯会发亮提示,方便药师寻框核对,取药结束时,智能药框将自动解除绑定。

二、中成药智能调配

(一)处方生成

通过智能调配系统的接口与医院信息系统(HIS)进行对接,医疗机构医师开具电子处方信息会传输到药房并缓存。药师审核处方后,智能调配系统会根据药房不同发药状态进行任务分配与协调,实现药房多个系统的负载均衡。

(二)中成药智能调配流程

根据处方上所列药品的信息,可以采用全自动调配或者半自动调配。若患者处方上的药品全部为整盒包装的药品,则可以采用快速发药机或高速发药机全自动调配。若患者处方上有部分药品不在快速发药机或高速发药机内,则智能调配系统完成部分药品的调配后,再通过传输轨道将药品传送到药师处,其他药品由药师人工手动完成,则为半自动调配。

1. 全自动调配流程 见图 6-0-8。

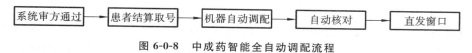

图 6-0-8　中成药智能全自动调配流程

2. 半自动调配流程 见图 6-0-9。

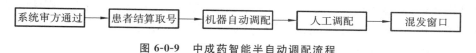

图 6-0-9　中成药智能半自动调配流程

(三)复核发药

根据调配的方式不同,发药分为直发窗口发药和混发窗口发药。

1. 直发窗口发药 药师通过读取患者就诊卡打印处方后,智能发药系统将调配好的药品直接传输到直发窗口智能药框,药师复核后再发药。

2. 混发窗口发药 药师通过读取患者就诊卡打印处方后,智能发药系统进入预调配模式将全自动发药机中药品调配后传输到混发窗口智能药框,等待药师将全部药品调配好后,复核发药。

任务三　"互联网+"中药智慧药房调配服务

PPT

> **学习目标**

(1)熟悉"互联网+"中药智慧药房调配服务的流程。

(2)了解"互联网+"中药智慧药房调配服务的模式。

一、"互联网+"中药智慧药房知识准备

(一)"互联网+"中药智慧药房简介

"互联网+"是指依托互联网信息技术实现互联网与传统产业的联合,以优化生产要素、更新业务体系、重构商业模式等途径来完成经济转型和升级的一种经济形态。在国家大力推进"互联网+医疗"的背景下,依托互联网技术与物联网平台的"智慧药房"应运而生。

2017年12月,国家中医药管理局发布的《关于推进中医药健康服务与互联网融合发展的指导意见》提出,探索和推广"智慧药房"建设,提供包括中药饮片、配方颗粒、中药煎煮、膏方制作、药品配送、用药咨询等药事服务。2018年7月,国家卫生健康委员会、国家中医药管理局发布了《关于深入开展"互联网+医疗健康"便民惠民活动的通知》(国卫规划发〔2018〕22号),鼓励有条件的机构推进"智慧药房"建设,实现处方系统与药房配药系统无缝对接,方便群众及时取药。线上处方经药师审核后,医疗机构、药品经营企业可委托符合条件的第三方机构配送。提供中医药服务的各级医疗机构要借助信息技术便捷实现中药饮片代煎、配送服务,解决患者排队久、煎药不便及取药难等问题。

智慧药房是指通过互联网、大数据、人工智能等创新技术,加速制药工业与零售终端从传统商业模式向创新产业模式的升级,以实现智慧化模式的药店。它可通过各大医院、社会医疗机构的技术系统对接,来获取电子处方,重新构建门店、供应链和消费者的连接,实现线上线下一体化运营。

(二)"互联网+"中药智慧药房调配特点

1. 创新就医流程,患者无须等待 患者若到医院就诊,智慧药房为患者省去了排队缴费、排队拿药和排队煎药三个环节,在医师开具处方后,患者可以自行离开。通过互联网缴费,药物可实现当日或次日送达,且免收快递费用。

2. 患者就医方便,全流程线上服务 患者可以采用线上就诊,在手机APP上预约挂号后,按约定的时间,在互联网上与医师面对面进行诊疗,就诊结束后,自动收到处方药品详细信息,支付完成后,即可在家等待快递送药上门。

3. 药品精细管理,质量可追溯 智慧药房采取药品信息化条形码智能管理,一旦电子处方开出,就会生成唯一条形码,实时记录,随时追溯,有效保证了药品的质量。

二、"互联网+"中药智慧药房模式

当前市场上出现的与互联网连接的智慧药房主要有三种模式:一是"互联网+"医疗机构模式,即中药饮片生产企业与医院合作,以医院处方为中心辅以煎药、配送一条龙服务;二是"互联网+"药店模式,这是一种以连接用户和药店为基础,以互联网机构为主体,通过专门的物流配送药物,执业药师线上指导用药的模式;三是"互联网+"医疗机构+药店模式,是以患者为中心的医药电商模式,一般一些大型连锁药店的电商采用这种模式。

(一)"互联网+"医疗机构模式

"互联网+"医疗机构模式,即利用互联网与医疗机构系统对接,实时接收患者处方,运用现代化煎药系统完成审方、调配、煎药、包装等环节,并通过市场化快递服务将煎好的中药送到患者家中。

服务流程如下:首先,医院通过智慧药房的系统,将患者的电子处方发送至企业,企业实时接收医疗机构发来的电子处方,而后由药师完成审方、调配,智能煎药中心完成煎煮、分剂量包装,然后由专业快递公司送货上门。

这种智慧药房共包括药品电子处方流转、审核、调剂以及智能化中药煎煮、安全快捷交付5大系统标准。对于患者来说,智慧药房把在医院繁杂的取药过程和回家后煎药的过程直接简化,像"收快递"一样方便。患者不仅省去在医院的取药轮候时间,还可以享受到更方便的就医取药服务。对于医院来说,这可以降低门诊药房服务压力(图6-0-10、图6-0-11)。

(二)"互联网+"药店模式

"互联网+"药店模式以连接患者和药店为基础,以互联网机构为主体,是一种在传统药店销售基

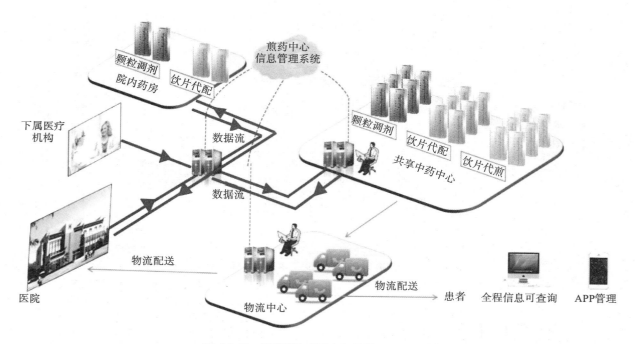

图 6-0-10 "互联网+"医疗机构模式布局图

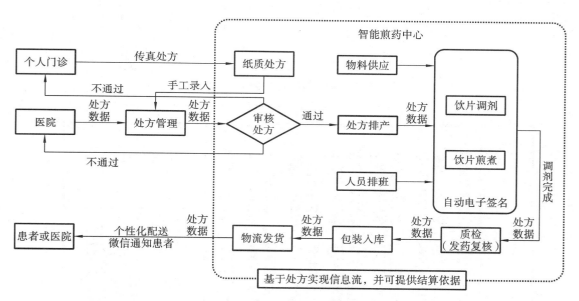

图 6-0-11 智慧药房业务流程

础之上加上互联网医药服务的模式,也是线上加线下新零售药店模式。患者通过网络或 App 下单后,执业药师会提供安全的用药指导,同时药店专业配送人员会免费送药上门,帮助用户通过更便捷的移动互联网享受到购药及健康咨询服务(图 6-0-12、图 6-0-13)。

(三)"互联网+"医疗机构+药店模式

"互联网+"医疗机构+药店模式是以患者为中心的医药电商模式。患者通过接受以互联网为载体和技术手段的健康教育、医疗信息查询、电子健康档案建立、疾病风险评估、在线疾病咨询、电子处方生成、远程会诊及远程治疗和康复等多种形式的健康医疗服务后,医师开具处方,由指定的药店执业药师审核处方,调配处方后提供安全的用药指导,同时药店专业配送人员会免费送药上门(图 6-0-14)。

在全球新冠疫情的影响下,"互联网+"也顺势迭代升级。基于物联网、云计算等高科技技术,建设信息完整、以人为中心的医养信息管理和服务体系,实现信息互联、共享协作、诊断科学等功能的智慧医疗势不可挡。智慧医疗也将被进一步细化。"未来智慧药房"将是开在群众家门口的智慧型私人医

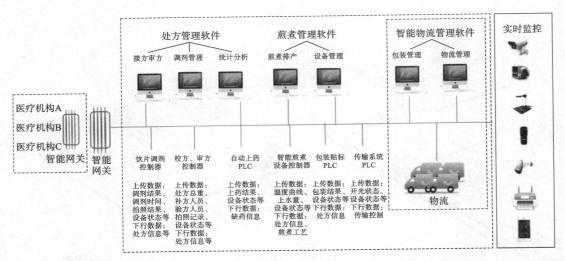

图 6-0-12 "互联网+"药店模式下中药饮片调剂煎煮系统

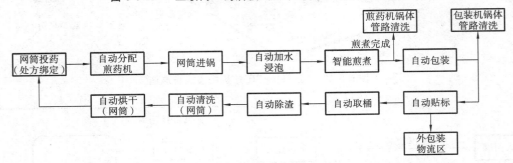

图 6-0-13 "互联网+"药店模式下中药饮片自动煎煮流程

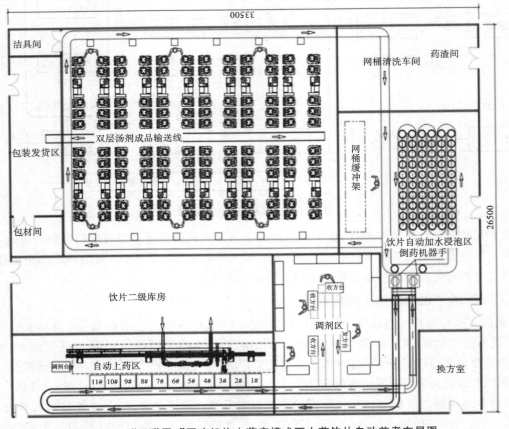

图 6-0-14 "互联网+"医疗机构+药店模式下中药饮片自动煎煮布局图

院。它可以把社会、医院、诊疗机构和药房连接在一起,形成强大的健康管理系统,可为用户提供"防、治、康、养"一条龙服务。

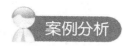

案例分析

老年人的购药模式

根据民政部公布的最新预测数据,到"十四五"期末,我国60岁及以上老年人口规模将达到3亿人,且有极大部分中老年人面临慢性病、亚健康的困扰。如此庞大的老年人群,是对我国医疗健康保障系统极大的考验。请你谈谈将来怎样的购药模式更适合老年人。

→ 目标测试

目标测试答案

一、单项选择题

1.下列不属于现代中药饮片智能调配特点的是(   )。

A.调配速度快   B.调配时间短   C.患者等待时间长

D.调配准确率高   E.药师劳动强度降低

2.现代中药饮片智能调配的流程不包括(   )。

A.系统审方   B.自动调配   C.自动包装

D.自动复核   E.自动计价

3.下列不属于现代中成药智能调配特点的是(   )。

A.调配速度快   B.调配时间短   C.患者等待时间短

D.调配准确率高   E.药师劳动强度增加

4.某互联网平台和某社会药房合作为患者服务的模式,属于(   )。

A."互联网+"医疗机构模式

B."互联网+"医疗机构+药店模式

C."互联网+"药店模式

D."互联网+"社会诊所模式

E."互联网+"社会诊所+药店模式

5.某互联网平台和某医疗机构合作为患者服务的模式,属于(   )。

A."互联网+"医疗机构模式

B."互联网+"医疗机构+药店模式

C."互联网+"药店模式

D."互联网+"社会诊所模式

E."互联网+"社会诊所+药店模式

二、简答题

1.现代中药饮片智能调配和传统中药饮片调配相比有何优点?

2.目前"互联网+"智慧药房的服务模式有哪些?

(梁　娜)

实训十一　智慧药房见习

【实训目的】

(1)熟悉目前常见的智慧药房模式。

(2)掌握不同模式智慧药房的调配流程。

【实训器具】　准备相机或者手机等录音录像设备、笔记本、笔等。

【实训操作】

(1)熟悉目前常见智慧药房模式。

①"互联网+"药店模式。

②"互联网+"医疗机构模式。

③"互联网+"医疗机构＋药店模式。

(2)不同模式智慧药房的调配服务流程。

①"互联网+"药店模式调配服务流程。

②"互联网+"医疗机构模式调配服务流程。

③"互联网+"医疗机构＋药店模式调配服务流程。

【实训结果】　画出不同模式智慧药房的调配服务流程图并相互交流评价。

【实训评价】　教师按智慧药房见习考核评分表评价。

智慧药房见习考核评分表

项目	评价要求	分值	得分
见习智慧 药房准备	1.对智慧药房有一定认知 2.准备相关见习设备物品	10	
智慧药房 模式探索	1."互联网+"药店模式 2."互联网+"医疗机构模式 3."互联网+"医疗机构＋ 药店模式 4.其他模式	20	
智慧药房 调配流程学习	1.掌握不同模式智慧药房的调配流程 2.能分析不同模式智慧药房的调配特点 3.能说出不同模式智慧药房的调配异同	30	
实训结果	1.智慧药房调配流程绘制信息准确 2.绘制图片清晰美观	20	
实训态度	1.工作服、工作帽整洁无污物,佩戴整齐 2.不留长指甲、不染指甲 3.实训态度认真严肃,无大声喧哗	20	
总分		100	

(梁　娜)

附　　录

附录 A　处方管理办法

第一章　总则

第一条　为规范处方管理,提高处方质量,促进合理用药,保障医疗安全,根据《执业医师法》《药品管理法》《医疗机构管理条例》《麻醉药品和精神药品管理条例》等有关法律、法规,制定本办法。

第二条　本办法所称处方,是指由注册的执业医师和执业助理医师(以下简称医师)在诊疗活动中为患者开具的、由取得药学专业技术职务任职资格的药学专业技术人员(以下简称药师)审核、调配、核对,并作为患者用药凭证的医疗文书。处方包括医疗机构病区用药医嘱单。

本办法适用于与处方开具、调剂、保管相关的医疗机构及其人员。

第三条　卫生部负责全国处方开具、调剂、保管相关工作的监督管理。

县级以上地方卫生行政部门负责本行政区域内处方开具、调剂、保管相关工作的监督管理。

第四条　医师开具处方和药师调剂处方应当遵循安全、有效、经济的原则。

处方药应当凭医师处方销售、调剂和使用。

第二章　处方管理的一般规定

第五条　处方标准(附件)由卫生部统一规定,处方格式由省、自治区、直辖市卫生行政部门(以下简称省级卫生行政部门)统一制定,处方由医疗机构按照规定的标准和格式印制。

第六条　处方书写应当符合下列规则:

(一)患者一般情况、临床诊断填写清晰、完整,并与病历记载相一致。

(二)每张处方限于一名患者的用药。

(三)字迹清楚,不得涂改;如需修改,应当在修改处签名并注明修改日期。

(四)药品名称应当使用规范的中文名称书写,没有中文名称的可以使用规范的英文名称书写;医疗机构或者医师、药师不得自行编制药品缩写名称或者使用代号;书写药品名称、剂量、规格、用法、用量要准确规范,药品用法可用规范的中文、英文、拉丁文或者缩写体书写,但不得使用"遵医嘱""自用"等含糊不清字句。

(五)患者年龄应当填写实足年龄,新生儿、婴幼儿写日、月龄,必要时要注明体重。

(六)西药和中成药可以分别开具处方,也可以开具一张处方,中药饮片应当单独开具处方。

(七)开具西药、中成药处方,每一种药品应当另起一行,每张处方不得超过5种药品。

(八)中药饮片处方的书写,一般应当按照"君、臣、佐、使"的顺序排列;调剂、煎煮的特殊要求注明在药品右上方,并加括号,如布包、先煎、后下等;对饮片的产地、炮制有特殊要求的,应当在药品名称之前写明。

(九)药品用法用量应当按照药品说明书规定的常规用法用量使用,特殊情况需要超剂量使用时,应当注明原因并再次签名。

(十)除特殊情况外,应当注明临床诊断。

(十一)开具处方后的空白处画一斜线以示处方完毕。

(十二)处方医师的签名式样和专用签章应当与院内药学部门留样备查的式样相一致,不得任意改动,否则应当重新登记留样备案。

第七条　药品剂量与数量用阿拉伯数字书写。剂量应当使用法定剂量单位:重量以克(g)、毫克(mg)、微克(μg)、纳克(ng)为单位;容量以升(L)、毫升(ml)为单位;国际单位(IU)、单位(U);中药饮片以克(g)为单位。

片剂、丸剂、胶囊剂、颗粒剂分别以片、丸、粒、袋为单位;溶液剂以支、瓶为单位;软膏及乳膏剂以支、盒为单位;注射剂以支、瓶为单位,应当注明含量;中药饮片以剂为单位。

第三章 处方权的获得

第八条 经注册的执业医师在执业地点取得相应的处方权。

经注册的执业助理医师在医疗机构开具的处方,应当经所在执业地点执业医师签名或加盖专用签章后方有效。

第九条 经注册的执业助理医师在乡、民族乡、镇、村的医疗机构独立从事一般的执业活动,可以在注册的执业地点取得相应的处方权。

第十条 医师应当在注册的医疗机构签名留样或者专用签章备案后,方可开具处方。

第十一条 医疗机构应当按照有关规定,对本机构执业医师和药师进行麻醉药品和精神药品使用知识和规范化管理的培训。执业医师经考核合格后取得麻醉药品和第一类精神药品的处方权,药师经考核合格后取得麻醉药品和第一类精神药品调剂资格。

医师取得麻醉药品和第一类精神药品处方权后,方可在本机构开具麻醉药品和第一类精神药品处方,但不得为自己开具该类药品处方。药师取得麻醉药品和第一类精神药品调剂资格后,方可在本机构调剂麻醉药品和第一类精神药品。

第十二条 试用期人员开具处方,应当经所在医疗机构有处方权的执业医师审核,并签名或加盖专用签章后方有效。

第十三条 进修医师由接收进修的医疗机构对其胜任本专业工作的实际情况进行认定后授予相应的处方权。

第四章 处方的开具

第十四条 医师应当根据医疗、预防、保健需要,按照诊疗规范、药品说明书中的药品适应证、药理作用、用法、用量、禁忌、不良反应和注意事项等开具处方。

开具医疗用毒性药品、放射性药品的处方应当严格遵守有关法律、法规和规章的规定。

第十五条 医疗机构应当根据本机构性质、功能、任务,制定药品处方集。

第十六条 医疗机构应当按照经药品监督管理部门批准并公布的药品通用名称购进药品。同一通用名称药品的品种,注射剂型和口服剂型各不得超过2种,处方组成类同的复方制剂1～2种。因特殊诊疗需要使用其他剂型和剂量规格药品的情况除外。

第十七条 医师开具处方应当使用经药品监督管理部门批准并公布的药品通用名称、新活性化合物的专利药品名称和复方制剂药品名称。

医师开具院内制剂处方时应当使用经省级卫生行政部门审核、药品监督管理部门批准的名称。

医师可以使用由卫生部公布的药品习惯名称开具处方。

第十八条 处方开具当日有效。特殊情况下需延长有效期的,由开具处方的医师注明有效期限,但有效期最长不得超过3天。

第十九条 处方一般不得超过7日用量;急诊处方一般不得超过3日用量;对于某些慢性病、老年病或特殊情况,处方用量可适当延长,但医师应当注明理由。

医疗用毒性药品、放射性药品的处方用量应当严格按照国家有关规定执行。

第二十条 医师应当按照卫生部制定的麻醉药品和精神药品临床应用指导原则,开具麻醉药品、第一类精神药品处方。

第二十一条 门(急)诊癌症疼痛患者和中、重度慢性疼痛患者需长期使用麻醉药品和第一类精神药品的,首诊医师应当亲自诊查患者,建立相应的病历,要求其签署《知情同意书》。

病历中应当留存下列材料复印件:

(一)二级以上医院开具的诊断证明;

(二)患者户籍簿、身份证或者其他相关有效身份证明文件;

(三)为患者代办人员身份证明文件。

第二十二条　除需长期使用麻醉药品和第一类精神药品的门(急)诊癌症疼痛患者和中、重度慢性疼痛患者外,麻醉药品注射剂仅限于医疗机构内使用。

第二十三条　为门(急)诊患者开具的麻醉药品注射剂,每张处方为一次常用量;控缓释制剂,每张处方不得超过7日常用量;其他剂型,每张处方不得超过3日常用量。

第一类精神药品注射剂,每张处方为一次常用量;控缓释制剂,每张处方不得超过7日常用量;其他剂型,每张处方不得超过3日常用量。哌醋甲酯用于治疗儿童多动症时,每张处方不得超过15日常用量。

第二类精神药品一般每张处方不得超过7日常用量;对于慢性病或某些特殊情况的患者,处方用量可以适当延长,医师应当注明理由。

第二十四条　为门(急)诊癌症疼痛患者和中、重度慢性疼痛患者开具的麻醉药品、第一类精神药品注射剂,每张处方不得超过3日常用量;控缓释制剂,每张处方不得超过15日常用量;其他剂型,每张处方不得超过7日常用量。

第二十五条　为住院患者开具的麻醉药品和第一类精神药品处方应当逐日开具,每张处方为1日常用量。

第二十六条　对于需要特别加强管制的麻醉药品,盐酸二氢埃托啡处方为一次常用量,仅限于二级以上医院内使用;盐酸哌替啶处方为一次常用量,仅限于医疗机构内使用。

第二十七条　医疗机构应当要求长期使用麻醉药品和第一类精神药品的门(急)诊癌症患者和中、重度慢性疼痛患者,每3个月复诊或者随诊一次。

第二十八条　医师利用计算机开具、传递普通处方时,应当同时打印出纸质处方,其格式与手写处方一致;打印的纸质处方经签名或者加盖签章后有效。药师核发药品时,应当核对打印的纸质处方,无误后发给药品,并将打印的纸质处方与计算机传递处方同时收存备查。

第五章　处方的调剂

第二十九条　取得药学专业技术职务任职资格的人员方可从事处方调剂工作。

第三十条　药师在执业的医疗机构取得处方调剂资格。药师签名或者专用签章式样应当在本机构留样备查。

第三十一条　具有药师以上专业技术职务任职资格的人员负责处方审核、评估、核对、发药以及安全用药指导;药士从事处方调配工作。

第三十二条　药师应当凭医师处方调剂处方药品,非经医师处方不得调剂。

第三十三条　药师应当按照操作规程调剂处方药品:认真审核处方,准确调配药品,正确书写药袋或粘贴标签,注明患者姓名和药品名称、用法、用量,包装;向患者交付药品时,按照药品说明书或者处方用法,进行用药交代与指导,包括每种药品的用法、用量、注意事项等。

第三十四条　药师应当认真逐项检查处方前记、正文和后记书写是否清晰、完整,并确认处方的合法性。

第三十五条　药师应当对处方用药适宜性进行审核,审核内容包括:

(一)规定必须做皮试的药品,处方医师是否注明过敏试验及结果的判定;

(二)处方用药与临床诊断的相符性;

(三)剂量、用法的正确性;

(四)选用剂型与给药途径的合理性;

(五)是否有重复给药现象;

(六)是否有潜在临床意义的药物相互作用和配伍禁忌;

(七)其他用药不适宜情况。

第三十六条　药师经处方审核后,认为存在用药不适宜时,应当告知处方医师,请其确认或者重新开具处方。

药师发现严重不合理用药或者用药错误,应当拒绝调剂,及时告知处方医师,并应当记录,按照有关规定报告。

第三十七条　药师调剂处方时必须做到"四查十对"：查处方，对科别、姓名、年龄；查药品，对药名、剂型、规格、数量；查配伍禁忌，对药品性状、用法用量；查用药合理性，对临床诊断。

第三十八条　药师在完成处方调剂后，应当在处方上签名或者加盖专用签章。

第三十九条　药师应当对麻醉药品和第一类精神药品处方，按年月日逐日编制顺序号。

第四十条　药师对于不规范处方或者不能判定其合法性的处方，不得调剂。

第四十一条　医疗机构应当将本机构基本用药供应目录内同类药品相关信息告知患者。

第四十二条　除麻醉药品、精神药品、医疗用毒性药品和儿科处方外，医疗机构不得限制门诊就诊人员持处方到药品零售企业购药。

第六章　监督管理

第四十三条　医疗机构应当加强对本机构处方开具、调剂和保管的管理。

第四十四条　医疗机构应当建立处方点评制度，填写处方评价表，对处方实施动态监测及超常预警，登记并通报不合理处方，对不合理用药及时予以干预。

第四十五条　医疗机构应当对出现超常处方3次以上且无正当理由的医师提出警告，限制其处方权；限制处方权后，仍连续2次以上出现超常处方且无正当理由的，取消其处方权。

第四十六条　医师出现下列情形之一的，处方权由其所在医疗机构予以取消：

（一）被责令暂停执业；

（二）考核不合格离岗培训期间；

（三）被注销、吊销执业证书；

（四）不按照规定开具处方，造成严重后果的；

（五）不按照规定使用药品，造成严重后果的；

（六）因开具处方牟取私利。

第四十七条　未取得处方权的人员及被取消处方权的医师不得开具处方。未取得麻醉药品和第一类精神药品处方资格的医师不得开具麻醉药品和第一类精神药品处方。

第四十八条　除治疗需要外，医师不得开具麻醉药品、精神药品、医疗用毒性药品和放射性药品处方。

第四十九条　未取得药学专业技术职务任职资格的人员不得从事处方调剂工作。

第五十条　处方由调剂处方药品的医疗机构妥善保存。普通处方、急诊处方、儿科处方保存期限为1年，医疗用毒性药品、第二类精神药品处方保存期限为2年，麻醉药品和第一类精神药品处方保存期限为3年。

处方保存期满后，经医疗机构主要负责人批准、登记备案，方可销毁。

第五十一条　医疗机构应当根据麻醉药品和精神药品处方开具情况，按照麻醉药品和精神药品品种、规格对其消耗量进行专册登记，登记内容包括发药日期、患者姓名、用药数量。专册保存期限为3年。

第五十二条　县级以上地方卫生行政部门应当定期对本行政区域内医疗机构处方管理情况进行监督检查。

县级以上卫生行政部门在对医疗机构实施监督管理过程中，发现医师出现本办法第四十六条规定情形的，应当责令医疗机构取消医师处方权。

第五十三条　卫生行政部门的工作人员依法对医疗机构处方管理情况进行监督检查时，应当出示证件；被检查的医疗机构应当予以配合，如实反映情况，提供必要的资料，不得拒绝、阻碍、隐瞒。

第七章　法律责任

第五十四条　医疗机构有下列情形之一的，由县级以上卫生行政部门按照《医疗机构管理条例》第四十八条的规定，责令限期改正，并可处以5000元以下的罚款；情节严重的，吊销其医疗机构执业许可证：

（一）使用未取得处方权的人员、被取消处方权的医师开具处方的；

（二）使用未取得麻醉药品和第一类精神药品处方资格的医师开具麻醉药品和第一类精神药品处方的；

（三）使用未取得药学专业技术职务任职资格的人员从事处方调剂工作的。

第五十五条　医疗机构未按照规定保管麻醉药品和精神药品处方，或者未依照规定进行专册登记的，按照《麻醉药品和精神药品管理条例》第七十二条的规定，由设区的市级卫生行政部门责令限期改正，给予警告；逾期不改正的，处 5000 元以上 1 万元以下的罚款；情节严重的，吊销其印鉴卡；对直接负责的主管人员和其他直接责任人员，依法给予降级、撤职、开除的处分。

第五十六条　医师和药师出现下列情形之一的，由县级以上卫生行政部门按照《麻醉药品和精神药品管理条例》第七十三条的规定予以处罚：

（一）未取得麻醉药品和第一类精神药品处方资格的医师擅自开具麻醉药品和第一类精神药品处方的；

（二）具有麻醉药品和第一类精神药品处方资格的医师未按照规定开具麻醉药品和第一类精神药品处方，或者未按照卫生部制定的麻醉药品和精神药品临床应用指导原则使用麻醉药品和第一类精神药品的；

（三）药师未按照规定调剂麻醉药品、精神药品处方的。

第五十七条　医师出现下列情形之一的，按照《执业医师法》第三十七条的规定，由县级以上卫生行政部门给予警告或者责令暂停六个月以上一年以下执业活动；情节严重的，吊销其执业证书：

（一）未取得处方权或者被取消处方权后开具药品处方的；

（二）未按照本办法规定开具药品处方的；

（三）违反本办法其他规定的。

第五十八条　药师未按照规定调剂处方药品，情节严重的，由县级以上卫生行政部门责令改正、通报批评，给予警告；并由所在医疗机构或者其上级单位给予纪律处分。

第五十九条　县级以上地方卫生行政部门未按照本办法规定履行监管职责的，由上级卫生行政部门责令改正。

第八章　附则

第六十条　乡村医生按照《乡村医生从业管理条例》的规定，在省级卫生行政部门制定的乡村医生基本用药目录范围内开具药品处方。

第六十一条　本办法所称药学专业技术人员，是指按照卫生部《卫生技术人员职务试行条例》规定，取得药学专业技术职务任职资格人员，包括主任药师、副主任药师、主管药师、药师、药士。

第六十二条　本办法所称医疗机构，是指按照《医疗机构管理条例》批准登记的从事疾病诊断、治疗活动的医院、社区卫生服务中心（站）、妇幼保健院、卫生院、疗养院、门诊部、诊所、卫生室（所）、急救中心（站）、专科疾病防治院（所、站）以及护理院（站）等医疗机构。

第六十三条　本办法自 2007 年 5 月 1 日起施行。《处方管理办法（试行）》（卫医发〔2004〕269 号）和《麻醉药品、精神药品处方管理规定》（卫医法〔2005〕436 号）同时废止。

附件　处方标准

一、处方内容

1. 前记：包括医疗机构名称，费别，患者姓名、性别、年龄、门诊或住院病历号，科别或病区和床位号、临床诊断、开具日期等。可添列特殊要求的项目。

麻醉药品和第一类精神药品处方还应当包括患者身份证明编号，代办人姓名、身份证明编号。

2. 正文：以 Rp 或 R（拉丁文 Recipe"请取"的缩写）标示，分列药品名称、剂型、规格、数量、用法用量。

3.后记:医师签名或者加盖专用签章,药品金额以及审核、调配、核对、发药药师签名或者加盖专用签章。

二、处方颜色

1.普通处方的印刷用纸为白色。

2.急诊处方印刷用纸为淡黄色,右上角标注"急诊"。

3.儿科处方印刷用纸为淡绿色,右上角标注 "儿科"。

4.麻醉药品和第一类精神药品处方印刷用纸为淡红色,右上角标注"麻、精一"。

5.第二类精神药品处方印刷用纸为白色,右上角标注"精二"。

附录 B 中药处方格式及书写规范

第一条 为规范中药处方管理,提高中药处方质量,根据《中华人民共和国药品管理法》《麻醉药品和精神药品管理条例》《处方管理办法》等国家有关法律法规,制定本规范。

第二条 本规范适用于与中药处方开具相关的中医医疗机构及其人员。

第三条 中药处方包括中药饮片处方、中成药(含医疗机构中药制剂,下同)处方,饮片与中成药应当分别单独开具处方。

第四条 国家中医药管理局负责全国中药处方书写相关工作的监督管理。

第五条 县级以上地方中医药管理部门负责本行政区域内中药处方书写相关工作的监督管理。

第六条 医疗机构药事管理委员会负责本医疗机构内中药处方书写的有关管理工作。

第七条 医师开具中药处方时,应当以中医药理论为指导,体现辨证论治和配伍原则,并遵循安全、有效、经济的原则。

第八条 中药处方应当包含以下内容:

(一)一般项目,包括医疗机构名称,费别,患者姓名、性别、年龄、门诊或住院病历号、科别或病区和床位号等。可添列特殊要求的项目。

(二)中医诊断,包括病名和证型(病名不明确的可不写病名),应填写清晰、完整,并与病历记载相一致。

(三)药品名称、数量、用量、用法,中成药还应当标明剂型、规格。

(四)医师签名和/或加盖专用签章、处方日期。

(五)药品金额,审核、调配、核对、发药药师签名和/或加盖专用签章。

第九条 中药饮片处方的书写,应当遵循以下要求:

(一)应当体现"君、臣、佐、使"的特点要求;

(二)名称应当按《中华人民共和国药典》规定准确使用,《中华人民共和国药典》没有规定的,应当按照本省(区、市)或本单位中药饮片处方用名与调剂给付的规定书写;

(三)剂量使用法定剂量单位,用阿拉伯数字书写,原则上应当以克(g)为单位,"g"(单位名称)紧随数值后;

(四)调剂、煎煮的特殊要求注明在药品右上方,并加括号,如打碎、先煎、后下等;

(五)对饮片的产地、炮制有特殊要求的,应当在药品名称之前写明;

(六)根据整张处方中药味多少选择每行排列的药味数,并原则上要求横排及上下排列整齐;

(七)中药饮片用法用量应当符合《中华人民共和国药典》规定,无配伍禁忌,有配伍禁忌和超剂量使用时,应当在药品上方再次签名;

(八)中药饮片剂数应当以"剂"为单位;

(九)处方用法用量紧随剂数之后,包括每日剂量、采用剂型(水煎煮、酒泡、打粉、制丸、装胶囊等)、每剂分几次服用、用药方法(内服、外用等)服用要求(温服、凉服、顿服、慢服、饭前服、饭后服、空腹服等)等内容,例如:"每日 1 剂,水煎 400 ml,分早晚两次空腹温服";

（十）按毒麻药品管理的中药饮片的使用应当严格遵守有关法律、法规和规章的规定。

第十条　中成药处方的书写，应当遵循以下要求：

（一）按照中医诊断（包括病名和证型）结果，辨证或辨证辨病结合选用适宜的中成药；

（二）中成药名称应当使用经药品监督管理部门批准并公布的药品通用名称，院内中药制剂名称应当使用经省级药品监督管理部门批准的名称；

（三）用法用量应当按照药品说明书规定的常规用法用量使用，特殊情况需要超剂量使用时，应当注明原因并再次签名；

（四）片剂、丸剂、胶囊剂、颗粒剂分别以片、丸、粒、袋为单位，软膏及乳膏剂以支、盒为单位，溶液制剂、注射剂以支、瓶为单位，应当注明剂量；

（五）每张处方不得超过 5 种药品，每一种药品应当分行顶格书写，药性峻烈的或含毒性成分的药物应当避免重复使用，功能相同或基本相同的中成药不宜叠加使用；

（六）中药注射剂应单独开具处方。

第十一条　民族药处方格式及书写要求参照本规范执行。

第十二条　本规范由国家中医药管理局负责解释。

附件 1

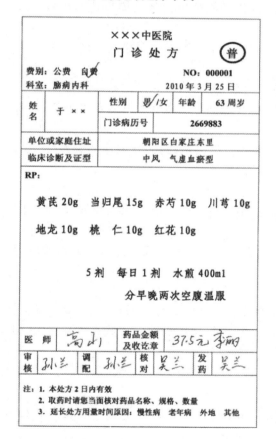

中药饮片处方举例

附件 2

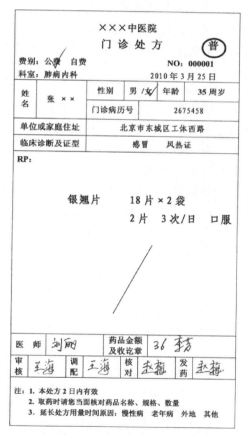

中成药处方举例

附录 C　医疗机构中药煎药室管理规范

第一章　总则

第一条　为加强医疗机构中药煎药室规范化、制度化建设，保证中药煎药质量，根据有关法律、行政法规的规定,制定本规范。

第二条　本规范适用于开展中药煎药服务的各级各类医疗机构。

第二章　设施与设备要求

第三条　中药煎药室(以下称煎药室)应当远离各种污染源,周围的地面、路面、植被等应当避免对煎药造成污染。

第四条　煎药室的房屋和面积应当根据本医疗机构的规模和煎药量合理配置。工作区和生活区应当分开,工作区内应当设有储藏(药)、准备、煎煮、清洗等功能区域。

第五条　煎药室应当宽敞、明亮,地面、墙面、屋顶应当平整、洁净、无污染、易清洁,应当有有效的通风、除尘、防积水以及消防等设施,各种管道、灯具、风口以及其他设施应当避免出现不易清洁的部位。

第六条　煎药室应当配备完善的煎药设备设施,并根据实际需要配备储药设施、冷藏设施以及量杯(筒)、过滤装置、计时器、储药容器、药瓶架等。

第七条　煎药工作台面应当平整、洁净。

煎药容器应当以陶瓷、不锈钢、铜等材料制作的器皿为宜,禁用铁制等易腐蚀器皿。

储药容器应当做到防尘、防霉、防虫、防鼠、防污染。用前应当严格消毒,用后应当及时清洗。

第三章　人员要求

第八条　煎药室应当由具备一定理论水平和实际操作经验的中药师具体负责煎药室的业务指导、质量监督及组织管理工作。

第九条　煎药人员应当经过中药煎药相关知识和技能培训并考核合格后方可从事中药煎药工作。

煎药工作人员需有计划地接受相关专业知识和操作技能的岗位培训。

第十条　煎药人员应当每年至少体检一次。传染病、皮肤病等患者和乙肝病毒携带者、体表有伤口未愈合者不得从事煎药工作。

第十一条　煎药人员应当注意个人卫生。煎药前要进行手的清洁,工作时应当穿戴专用的工作服并保持工作服清洁。

第四章　煎药操作方法

第十二条　煎药应当使用符合国家卫生标准的饮用水。待煎药物应当先行浸泡,浸泡时间一般不少于 30 分钟。

煎煮开始时的用水量一般以浸过药面 2～5 厘米为宜,花、草类药物或煎煮时间较长的应当酌量加水。

第十三条　每剂药一般煎煮两次,将两煎药汁混合后再分装。

煎煮时间应当根据方剂的功能主治和药物的功效确定。一般药物煮沸后再煎煮 20～30 分钟;解表类、清热类、芳香类药物不宜久煎,煮沸后再煎煮 15～20 分钟;滋补药物先用武火煮沸后,改用文火慢煎 40～60 分钟。药剂第二煎的煎煮时间应当比第一煎的时间略缩短。

煎药过程中要搅拌药料 2～3 次。搅拌药料的用具应当以陶瓷、不锈钢、铜等材料制作的棍棒为宜,搅拌完一药料后应当清洗再搅拌下一药料。

第十四条　煎药量应当根据儿童和成人分别确定。儿童每剂一般煎至 100～300 毫升,成人每剂一般煎至 400～600 毫升,一般每剂按两份等量分装,或遵医嘱。

第十五条　凡注明有先煎、后下、另煎、烊化、包煎、煎汤代水等特殊要求的中药饮片,应当按照要求或医嘱操作。

(一)先煎药应当煮沸 10～15 分钟后,再投入其他药料同煎(已先行浸泡)。

(二)后下药应当在第一煎药料即将煎至预定量时,投入同煎 5～10 分钟。

(三)另煎药应当切成小薄片,煎煮约 2 小时,取汁;另炖药应当切成薄片,放入有盖容器内加入冷水(一般为药量的 10 倍左右)隔水炖 2～3 小时,取汁。此类药物的原处方如系复方,则所煎(炖)得的药汁还应当与方中其他药料所煎得的药汁混匀后,再行分装。某些特殊药物可根据药性特点具体确定煎(炖)药时间(用水适量)。

(四)溶化药(烊化)应当在其他药煎至预定量并去渣后,将其置于药液中,微火煎药,同时不断搅拌,待需溶化的药溶解即可。

(五)包煎药应当装入包煎袋闭合后,再与其他药物同煎。包煎袋材质应符合药用要求(对人体无害)并有滤过功能。

(六)煎汤代水药应当将该类药物先煎 15~25 分钟,去渣、过滤、取汁,再与方中其他药料同煎。

(七)对于久煎、冲服、泡服等有其他特殊煎煮要求的药物,应当按相应的规范操作。

先煎药、后下药、另煎或另炖药、包煎药、煎汤代水药在煎煮前均应当先行浸泡,浸泡时间一般不少于 30 分钟。

第十六条　药料应当充分煎透,做到无糊状块、无白心、无硬心。

煎药时应当防止药液溢出、煎干或煮焦。煎干或煮焦者禁止药用。

第十七条　内服药与外用药应当使用不同的标识区分。

第十八条　煎煮好的药液应当装入经过清洗和消毒并符合盛放食品要求的容器内,严防污染。

第十九条　使用煎药机煎煮中药,煎药机的煎药功能应当符合本规范的相关要求。应当在常压状态煎煮药物,煎药温度一般不超过 100℃。煎出的药液量应当与方剂的剂量相符,分装剂量应当均匀。

第二十条　包装药液的材料应当符合药品包装材料国家标准。

第五章　煎药室的管理

第二十一条　煎药室应当由药剂部门统一管理。药剂部门应有专人负责煎药室的组织协调和管理工作。

第二十二条　药剂部门应当根据本单位的实际情况制定相应的煎药室工作制度和相关设备的标准化操作程序(SOP),工作制度、操作程序应当装订成册并张挂在煎药室的适宜位置,严格执行。

第二十三条　煎药人员在领药、煎药、装药、送药、发药时应当认真核对处方(或煎药凭证)有关内容,建立收发记录,内容真实、记录完整。

每方(剂)煎药应当有一份反映煎药各个环节的操作记录。记录应保持整洁,内容真实、数据完整。

第二十四条　急煎药物应在 2 小时内完成,要建立中药急煎制度并规范急煎记录。

第二十五条　煎药设备设施、容器使用前应确保清洁,要有清洁规程和每日清洁记录。用于清扫、清洗和消毒的设备、用具应放置在专用场所妥善保管。

煎药室应当定期消毒。洗涤剂、消毒剂品种应定期更换,符合《食品工具、设备用洗涤卫生标准》(GB14930.1)和《食品工具、设备用洗涤消毒剂卫生标准》(GB14930.2)等有关卫生标准和要求,不得对设备和药物产生腐蚀和污染。

第二十六条　传染病病人的盛药器具原则上应当使用一次性用品,用后按照医疗废物进行管理和处置。不具备上述条件的,对重复使用的盛药器具应加强管理,固定专人使用,且严格消毒,防止交叉污染。

第二十七条　加强煎药的质量控制、监测工作。药剂科负责人应当定期(每季度至少一次)对煎药工作质量进行评估、检查,征求医护人员和住院病人意见,并建立质量控制、监测档案。

第六章　附则

第二十八条　本规范自发布之日起施行,国家中医药管理局于 1997 年印发的《中药煎药室管理规范》同时废止。

第二十九条　本规范由国家中医药管理局负责解释。

附录 D　处方药与非处方药分类管理办法（试行）

第一条　为保障人民用药安全有效、使用方便，根据《中共中央、国务院关于卫生改革与发展的决定》，制定处方药与非处方药分类管理办法。

第二条　根据药品品种、规格、适应证、剂量及给药途径不同，对药品分别按处方药与非处方药进行管理。

处方药必须凭执业医师或执业助理医师处方才可调配、购买和使用；非处方药不需要凭执业医师或执业助理医师处方即可自行判断、购买和使用。

第三条　国家药品监督管理局负责处方药与非处方药分类管理办法的制定。各级药品监督管理部门负责辖区内处方药与非处方药分类管理的组织实施和监督管理。

第四条　国家药品监督管理局负责非处方药目录的遴选、审批、发布和调整工作。

第五条　处方药、非处方药生产企业必须具有药品生产企业许可证，其生产品种必须取得药品批准文号。

第六条　非处方药标签和说明书除符合规定外，用语应当科学、易懂，便于消费者自行判断、选择和使用。非处方药的标签和说明书必须经国家药品监督管理局批准。

第七条　非处方药的包装必须印有国家指定的非处方药专有标识，必须符合质量要求，方便储存、运输和使用。每个销售基本单元包装必须附有标签和说明书。

第八条　根据药品的安全性，非处方药分为甲、乙两类。

经营处方药、非处方药的批发企业和经营处方药、甲类非处方药的零售企业必须具有药品经营企业许可证。

经省级药品监督管理部门或其授权的药品监督管理部门批准的其他商业企业可以零售乙类非处方药。

第九条　零售乙类非处方药的商业企业必须配备专职的具有高中以上文化程度，经专业培训后，由省级药品监督管理部门或其授权的药品监督管理部门考核合格并取得上岗证的人员。

第十条　医疗机构根据医疗需要可以决定或推荐使用非处方药。

第十一条　消费者有权自主选购非处方药，并须按非处方药标签和说明书所示内容使用。

第十二条　处方药只准在专业性医药报刊进行广告宣传，非处方药经审批可以在大众传播媒介进行广告宣传。

第十三条　处方药与非处方药分类管理有关审批、流通、广告等具体办法另行制定。

第十四条　本办法由国家药品监督管理局负责解释。

第十五条　本办法自 2000 年 1 月 1 日起施行。

附录 E　医院中药饮片管理规范

第一章　总则

第一条　为加强医院中药饮片管理，保障人体用药安全、有效，根据《中华人民共和国药品管理法》及其《实施条例》等法律、行政法规的有关规定，制定本规范。

第二条　本规范适用于各级各类医院中药饮片的采购、验收、保管、调剂、临方炮制、煎煮等管理。

第三条　按照麻醉药品管理的中药饮片和毒性中药饮片的采购、存放、保管、调剂等，必须符合《麻醉药品和精神药品管理条例》《医疗用毒性药品管理办法》和《处方管理办法》等的有关规定。

第四条　县级以上卫生、中医药管理部门负责本行政区域内医院的中药饮片管理工作。

第五条　医院的中药饮片管理由本单位法定代表人全面负责。

第六条　中药饮片管理应当以质量管理为核心，制定严格的规章制度，实行岗位责任制。

第二章　人员要求

第七条　二级以上医院的中药饮片管理由单位的药事管理委员会监督指导,药学部门主管,中药房主任或相关部门负责人具体负责。药事管理委员会的人员组成和职责应当符合《医疗机构药事管理办法》的规定。一级医院应当设专人负责。

第八条　直接从事中药饮片技术工作的,应当是中药学专业技术人员。三级医院应当至少配备一名副主任中药师以上专业技术人员,二级医院应当至少配备一名主管中药师以上专业技术人员,一级医院应当至少配备一名中药师或相当于中药师以上专业技术水平的人员。

第九条　负责中药饮片验收的,在二级以上医院应当是具有中级以上专业技术职称和饮片鉴别经验的人员;在一级医院应当是具有初级以上专业技术职称和饮片鉴别经验的人员。

第十条　负责中药饮片临方炮制工作的,应当是具有三年以上炮制经验的中药学专业技术人员。

第十一条　中药饮片煎煮工作应当由中药学专业技术人员负责,具体操作人员应当经过相应的专业技术培训。

第十二条　尚未评定级别的医院,按照床位规模执行相应级别医院的人员要求。

第三章　采购

第十三条　医院应当建立健全中药饮片采购制度。

采购中药饮片,由仓库管理人员依据本单位临床用药情况提出计划,经本单位主管中药饮片工作的负责人审批签字后,依照药品监督管理部门有关规定从合法的供应单位购进中药饮片。

第十四条　医院应当坚持公开、公平、公正的原则,考察、选择合法中药饮片供应单位。严禁擅自提高饮片等级、以次充好,为个人或单位牟取不正当利益。

第十五条　医院采购中药饮片,应当验证生产经营企业的药品生产许可证或药品经营许可证、企业法人营业执照和销售人员的授权委托书、资格证明、身份证,并将复印件存档备查。

购进国家实行批准文号管理的中药饮片,还应当验证注册证书并将复印件存档备查。

第十六条　医院与中药饮片供应单位应当签订"质量保证协议书"。

第十七条　医院应当定期对供应单位供应的中药饮片质量进行评估,并根据评估结果及时调整供应单位和供应方案。

第四章　验收

第十八条　医院对所购的中药饮片,应当按照国家药品标准和省、自治区、直辖市药品监督管理部门制定的标准和规范进行验收,验收不合格的不得入库。

第十九条　对购入的中药饮片质量有疑义需要鉴定的,应当委托国家认定的药检部门进行鉴定。

第二十条　有条件的医院,可以设置中药饮片检验室、标本室,并能掌握《中华人民共和国药典》收载的中药饮片常规检验方法。

第二十一条　购进中药饮片时,验收人员应当对品名、产地、生产企业、产品批号、生产日期、合格标识、质量检验报告书、数量、验收结果及验收日期逐一登记并签字。

购进国家实行批准文号管理的中药饮片,还应当检查核对批准文号。

发现假冒、劣质中药饮片,应当及时封存并报告当地药品监督管理部门。

第五章　保管

第二十二条　中药饮片仓库应当有与使用量相适应的面积,具备通风、调温、调湿、防潮、防虫、防鼠等条件及设施。

第二十三条　中药饮片出入库应当有完整记录。中药饮片出库前,应当严格进行检查核对,不合格的不得出库使用。

第二十四条　应当定期进行中药饮片养护检查并记录检查结果。养护中发现质量问题,应当及时上报本单位领导处理并采取相应措施。

第六章　调剂与临方炮制

第二十五条　中药饮片调剂室应当有与调剂量相适应的面积,配备通风、调温、调湿、防潮、防虫、防鼠、除尘设施,工作场地、操作台面应当保持清洁卫生。

第二十六条 中药饮片调剂室的药斗等储存中药饮片的容器应当排列合理,有品名标签。药品名称应当符合《中华人民共和国药典》或省、自治区、直辖市药品监督管理部门制定的规范名称。标签和药品要相符。

第二十七条 中药饮片装斗时要清斗,认真核对,装量适当,不得错斗、串斗。

第二十八条 医院调剂用计量器具应当按照质量技术监督部门的规定定期校验,不合格的不得使用。

第二十九条 中药饮片调剂人员在调配处方时,应当按照《处方管理办法》和中药饮片调剂规程的有关规定进行审方和调剂。对存在"十八反""十九畏"、妊娠禁忌、超过常用剂量等可能引起用药安全问题的处方,应当由处方医师确认("双签字")或重新开具处方后方可调配。

第三十条 中药饮片调配后,必须经复核后方可发出。二级以上医院应当由主管中药师以上专业技术人员负责调剂复核工作,复核率应当达到100%。

第三十一条 医院应当定期对中药饮片调剂质量进行抽查并记录检查结果。中药饮片调配每剂重量误差应当在±5%以内。

第三十二条 调配含有毒性中药饮片的处方,每次处方剂量不得超过二日极量。对处方未注明"生用"的,应给付炮制品。如在审方时对处方有疑问,必须经处方医生重新审定后方可调配。处方保存两年备查。

第三十三条 罂粟壳不得单方发药,必须凭有麻醉药处方权的执业医师签名的淡红色处方方可调配,每张处方不得超过三日用量,连续使用不得超过七天,成人一次的常用量为每天3～6克。处方保存三年备查。

第三十四条 医院进行临方炮制,应当具备与之相适应的条件和设施,严格遵照国家药品标准和省、自治区、直辖市药品监督管理部门制定的炮制规范炮制,并填写"饮片炮制加工及验收记录",经医院质量检验合格后方可投入临床使用。

第七章 煎煮

第三十五条 医院开展中药饮片煎煮服务,应当有与之相适应的场地及设备,卫生状况良好,具有通风、调温、冷藏等设施。

第三十六条 医院应当建立健全中药饮片煎煮的工作制度、操作规程和质量控制措施并严格执行。

第三十七条 中药饮片煎煮液的包装材料和容器应当无毒、卫生、不易破损,并符合有关规定。

第八章 罚则

第三十八条 对违反本规范规定的直接负责的主管人员和其他直接责任人,由卫生、中医药管理部门给以通报批评,并根据情节轻重,给以行政处分;情节严重,构成犯罪的,依法追究刑事责任。

第三十九条 对违反本规范规定的医院,卫生、中医药管理部门应当给以通报批评。

第四十条 违反《中华人民共和国药品管理法》及其《实施条例》、《医疗机构管理条例》及其《实施细则》等法律、行政法规规章的,按照有关规定予以处罚。

第九章 附则

第四十一条 其他医疗机构的中药饮片管理和各医疗机构的民族药饮片管理,由省、自治区、直辖市卫生、中医药管理部门依照本规范另行制定。

第四十二条 乡村医生自采、自种、自用中草药按照《关于加强乡村中医药技术人员自种、自采、自用中草药管理的通知》的有关规定执行。

第四十三条 本规范自发布之日起施行,1996年8月1日国家中医药管理局发布的《医疗机构中药饮片质量管理办法(试行)》同时废止。

第四十四条 本规范由国家中医药管理局、卫生部负责解释。

(林华天)

主要参考文献

［1］ 张晓乐.现代调剂学［M］.北京：北京大学医学出版社，2011.
［2］ 裴慧荣，黄欣碧.中药调剂技术［M］.北京：中国医药科技出版社，2013.
［3］ 黄欣碧，傅红.中药调剂技术［M］.3 版.北京：中国医药科技出版社，2021.
［4］ 赵宝林，易东阳.中药调剂技术［M］.2 版.北京：中国中医药出版社，2018.
［5］ 蒋爱品.中药调剂技术［M］.北京：中国中医药出版社，2016.
［6］ 管金发，杜明华.中药调剂技术［M］.北京：化学工业出版社，2020.
［7］ 翟华强，董志颖，郑敏霞.中药调剂学［M］.2 版.北京：中国中医药出版社，2020.
［8］ 翟华强，王燕平，翟胜利.中药调剂学实用手册［M］.北京：中国中医药出版社，2016.